V. Bikas, R. Böhmer-Breuer (Hrsg.)

Prüfung Pflegefachperson schriftlich – Tag 1

Verena Bikas, Roland Böhmer-Breuer (Hrsg.)

Prüfung Pflegefachperson schriftlich – Tag 1

Mit Beiträgen von: Verena Bikas, Fürth; Roland Böhmer-Breuer, Ilshofen; Erik Herrmann, Görlitz; Maren Höpfner, Lohmar; Anke Knebel, Zittau; Christina Krebs, Regensburg; Nadine Regnet, Neumarkt

ELSEVIER

Elsevier GmbH, Bernhard-Wicki-Str. 5, 80636 München, Deutschland
Wir freuen uns über Ihr Feedback und Ihre Anregungen an kundendienst@elsevier.com

ISBN 978-3-437-25039-2
eISBN 978-3-437-05477-8

1. Auflage 2024

Wichtiger Hinweis
Die medizinischen Wissenschaften unterliegen einem sehr schnellen Wissenszuwachs. Der stetige Wandel von Methoden, Wirkstoffen und Erkenntnissen ist allen an diesem Werk Beteiligten bewusst. Sowohl der Verlag als auch die Autorinnen und Autoren und alle, die an der Entstehung dieses Werkes beteiligt waren, haben große Sorgfalt darauf verwandt, dass die Angaben zu Methoden, Anweisungen, Produkten, Anwendungen oder Konzepten dem aktuellen Wissensstand zum Zeitpunkt der Fertigstellung des Werkes entsprechen.
Der Verlag kann jedoch keine Gewähr für Angaben zu Dosierung und Applikationsformen übernehmen. Es sollte stets eine unabhängige und sorgfältige Überprüfung von Diagnosen und Arzneimitteldosierungen sowie möglicher Kontraindikationen erfolgen. Jede Dosierung oder Applikation liegt in der Verantwortung der Anwenderin oder des Anwenders. Die Elsevier GmbH, die Autorinnen und Autoren und alle, die an der Entstehung des Werkes mitgewirkt haben, können keinerlei Haftung in Bezug auf jegliche Verletzung und/oder Schäden an Personen oder Eigentum, im Rahmen von Produkthaftung, Fahrlässigkeit oder anderweitig übernehmen.

Für die Vollständigkeit und Auswahl der aufgeführten Medikamente übernimmt der Verlag keine Gewähr.
Geschützte Warennamen (Warenzeichen) werden in der Regel besonders kenntlich gemacht (®). Aus dem Fehlen eines solchen Hinweises kann jedoch nicht automatisch geschlossen werden, dass es sich um einen freien Warennamen handelt.

Bibliografische Information der Deutschen Nationalbibliothek
Die Deutsche Nationalbibliothek verzeichnet diese Publikation in der Deutschen Nationalbibliografie; detaillierte bibliografische Daten sind im Internet über https://www.dnb.de abrufbar.

25 26 27 28 6 5 4 3

In ihren Veröffentlichungen verfolgt die Elsevier GmbH das Ziel, genderneutrale Formulierungen für Personengruppen zu verwenden. Um jedoch den Textfluss nicht zu stören sowie die gestalterische Freiheit nicht einzuschränken, wurden bisweilen Kompromisse eingegangen. Selbstverständlich sind **immer alle Geschlechter** gemeint.

Planung: Regina Pappers, München
Projektmanagement: Martina Gärtner, München
Redaktion: Christine Bier, Nußloch; Ulrike Frühwald, Hamburg
Herstellung: Kadja Gericke, Dürnau
Satz: Thomson Digital, Noida/Indien;
Druck und Bindung; Drukarnia Dimograf Sp. z o. o., Bielsko-Biała/Polen
Fotos/Zeichnungen: Heike Hübner, Berlin
Umschlaggestaltung: FAVORITBÜRO München
Umschlagherstellung: SpieszDesign, Neu-Ulm
Titelillustrationen: shutterstock

Aktuelle Informationen finden Sie im Internet unter **www.elsevier.de**

Vorwort

2020 kam es durch die Einführung des Pflegeberufegesetzes (PflBG) zu einigen Veränderungen für die Pflegeausbildung und die zukünftige Ausrichtung der Pflege. Inzwischen sind die ersten Jahrgänge mit ihrer Ausbildung in der Pflege fertig und arbeiten bereits als generalistische Pflegefachpersonen in verschiedenen Einrichtungen des Gesundheitswesens wie z.B. in Krankenhäusern, Pflegeeinrichtungen und bei ambulanten Pflegediensten.

Die Anforderungen an diesen Veränderungsprozess waren herausfordernd und konnten nur gelingen, weil alle Akteure der Pflegeausbildung ein gemeinsames Ziel hatten – eine qualitative Pflegeausbildung für zukünftige Pflegefachpersonen.

Für die Pflegeschulen und ihre Akteure bedeutete das Pflegeberufegesetz erhebliche Veränderungen in der Art des Unterrichts, der Themenwahl und der Vorbereitung auf Leistungsnachweise und Abschlussprüfungen. Die Rahmenpläne der Fachkommission nach § 53 PflBG zielen auf Kompetenzorientierung und lebenslanges Lernen ab. In der Ausbildung sollen die für ein professionelles Pflegehandeln in Pflegesituationen sowie für die eigene Weiterentwicklung erforderlichen Kompetenzen aufgebaut werden (§ 5 Abs. 1 PflBG).

Die im Ausbildungsziel nach § 5 PflBG festgelegten Kompetenzen werden in den Anlagen 1–5 der Ausbildungs- und Prüfungsverordnung für die Pflegeberufe (PflAPrV) weiter konkretisiert. Kompetenzen werden hier anforderungsorientiert formuliert und deutlich auf komplexe Pflege- und Berufssituationen ausgerichtet. So spiegeln diese sich in den curricularen Einheiten, entsprechenden Handlungsmustern, zentralen Situationsmerkmalen, Lern- und Arbeitsaufgaben sowie beispielhaften Lernsituationen der Rahmenpläne wider.

Für die Vorbereitung auf schriftliche Leistungsnachweise sowie Abschlussprüfungen bedeutet dies eine andere Art des Unterrichtens und Lernens. Denn die Fragestellungen sind komplexer geworden und werden zunehmend höher bepunktet. Gleichzeitig wird bei der Beantwortung von Prüfungsfragen von den Lernenden eine höhere Verknüpfungsfähigkeit erwartet, und das überwiegende Aufzählen und Nennen wird immer seltener gefordert. Vielmehr müssen sich die angehenden Pflegefachpersonen nun auch schriftlich symptomorientiert mit komplexen Pflegesituationen und den aus Krankheitsbildern resultierenden Pflegediagnosen sowie den Abläufen des Pflegeprozesses auseinandersetzen und diese anhand pflegetheoretischer und wissenschaftlicher Ansätze bewerten.

Die Idee dieses Buchs bzw. dieser Buchreihe ist, Ihnen als Lernenden konkrete Fallsituationen für die Vorbereitung auf die schriftlichen Abschlussprüfungen der generalistischen Pflegeausbildung zu liefern, damit Sie die Bearbeitung von Fallsituationen üben können. Dazu gibt es wertvolle Tipps, damit die Beantwortung der komplexen Fragestellungen bald zur Routine wird.

Wir wünschen allen angehenden Pflegefachpersonen viel Spaß beim Üben, viel Erfolg bei den Abschlussprüfungen und viel Freude im Beruf.

Im Januar 2024
Verena Bikas
Roland Böhmer-Breuer, Erik Herrmann,
Nadine Regnet

Benutzerhinweise

In diesem Buch finden Sie Prüfungsbeispiele, wie sie Ihnen in einer echten Prüfung begegnen können. Die Namen, Orte und Situationen sind alle realitätsnah, aber erfunden. Ähnlichkeiten mit echten Personen oder Begebenheiten sind rein zufällig.

Für das gezielte Lernen weisen die folgenden Symbole auf das Setting des Falls hin bzw. auf die Person, um die es geht:

Ⓚ Kind

Ⓔ Erwachsener Mensch

Ⓐ Älterer Mensch

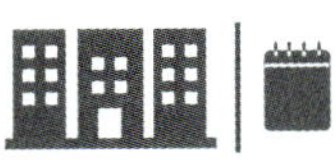
Stationäre Langzeitpflege

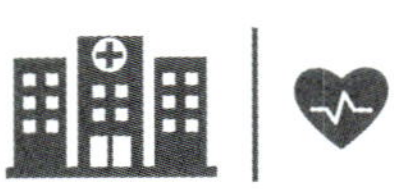
Stationäre Akutpflege

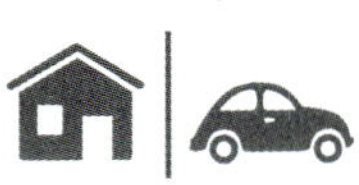
Ambulante Pflege

Kapitel 17 enthält den Erwartungshorizont, also die „Lösungen" zu den Fällen in den Kapiteln 4–16. In der Randspalte finden Sie Hinweise zu den genutzten Operatoren und den Kompetenzschwerpunkt, der besprochen wird.

Fallsituation

Ein Fall, wie er Ihnen auch in einer echten Prüfung begegnen kann.

ACHTUNG

Weist auf wichtige Themen hin.

IMPULS

Hier finden Sie Anregungen zum Weiterdenken, zum Verknüpfen des Gelernten oder auch weiterführende Inhalte zum Thema.

LERNTIPP ODER TIPP

Tipps und Tricks zum besseren Lernen oder für die Praxis.

Fehler gefunden?

An unsere Inhalte haben wir sehr hohe Ansprüche. Trotz aller Sorgfalt kann es jedoch passieren, dass sich ein Fehler einschleicht oder fachlich-inhaltliche Aktualisierungen notwendig geworden sind.
Sobald ein relevanter Fehler entdeckt wird, stellen wir eine Korrektur zur Verfügung. Mit diesem QR-Code gelingt der schnelle Zugriff.

https://else4.de/978-3-437-25039-2

Wir sind dankbar für jeden Hinweis, der uns hilft, dieses Werk zu verbessern. Bitte richten Sie Ihre Anregungen, Lob und Kritik an folgende E-Mail-Adresse: kundendienst@elsevier.com

Abkürzungen

ABDA	Arzneimittelkommission der Deutschen Apotheker
ABEDL	Strukturmodell nach Monika Krohwinkel; Aktivitäten, soziale Beziehungen und existenzielle Erfahrungen des Lebens
ACE	Angiotensin Converting Enzyme (Angiotensin-Umwandlungs-Enzym)
AG	Arbeitsgemeinschaft
App	Application Software
Art.	Artikel
AWMF	Arbeitsgemeinschaft der Wissenschaftlichen Medizinischen Fachgesellschaften
AZ	Allgemeinzustand
BÄK	Bundesärztekammer
Bds.	beidseitig
BfArM	Bundesinstitut für Arzneimittel und Medizinprodukte
BGB	Bürgerliches Gesetzbuch
BGBl	Bundesgesetzblatt
BMG	Bundesministerium für Gesundheit
BMI	Body-Mass-Index
BZ	Blutzucker
BZgA	Bundeszentrale für gesundheitliche Aufklärung
COPD	chronic obstructive pulmonary disease; chronisch obstruktive Lungenerkrankung
DNQP	Deutsches Netzwerk für Qualitätsentwicklung in der Pflege
EEE	Einrichtungseinheitlicher Eigenanteil
EinSTEP	Einführung des Strukturmodells zur Entbürokratisierung der Pflegedokumentation
EMG	Elektromyografie
ERC	European Resuscitation Council Reanimationsleitlinie
GCS	Glasgow Coma Scale
HMV	Herzminutenvolumen
ICN	International Council of Nurses
ISNA	International Snoezelen Association
IVA	integrative Validation nach Richard®
KBV	Kassenärztliche Bundesvereinigung
KHK	koronare Herzkrankheit
MDK	Medizinischer Dienst der Krankenversicherungen
KUS-Skala	kindliche Unbehagens- und Schmerzskala
n. ä. A.	nach ärztlicher Angabe
NRS	numerische Rating-Skala
NVL	Nationale VersorgungsLeitlinien
NYHA	New York Heart Association
o. Ä	oder Ähnliches
OP	Operation
PC	Personal Computer
PDCA	Plan-Do-Check-Act
PDL	Pflegedienstleitung
PEG-Sonde	Perkutane endoskopische Gastrostomie-Sonde
PflAPrV	Ausbildungs- und Prüfungsverordnung für die Pflegeberufe (Pflegeberufe-Ausbildungs- und -Prüfungsverordnung)
paVK	periphere arterielle Verschlusskrankheit
RR	Riva Rocci
SGB	Sozialgesetzbuch
SHT	Schädel-Hirn-Trauma
SIS	Strukturierte Informationssammlung
SMART	S = spezifisch M = messbar A = akzeptiert R = realistisch T = terminiert
SOK	selektive Optimierung mit Kompensation
SSRI	selektive Serotonin-Wiederaufnahmehemmer
StGB	Strafgesetzbuch
s. u.	siehe unten
UN	United Nations
V. a.	Verdacht auf
v. a.	vor allem
VRS	verbale Rating-Skala
WHO	World Health Organization
Z. n.	Zustand nach

Inhaltsverzeichnis

I Wissenswertes für die Prüfungsvorbereitung zur Pflegefachperson

KAPITEL

1

Roland Böhmer-Breuer, Erik Herrmann, Nadine Regnet

Prüfungstag 1

Nun sind Sie fast am Ziel Ihrer dreijährigen Ausbildung zur Pflegefachfrau/zum Pflegefachmann. Angetrieben durch Neugierde, Motivation, Problemstellungen, aber auch den einen oder anderen Fehler. Bei der Bewältigung des letzten Wegabschnitts – der Abschlussprüfung – will Sie die Buchreihe „Prüfung Pflegefachperson" unterstützen. Dieser Band bereitet Sie intensiv auf den **ersten Prüfungstag der schriftlichen Prüfung** vor.

1.1 Abschlussprüfungen der Ausbildung zur Pflegefachfrau/zum Pflegefachmann

Die Ausbildung zur Pflegefachfrau/zum Pflegefachmann dauert drei Jahre, setzt sich aus praktischen, theoretischen und fachpraktischen Inhalten zusammen und schließt mit drei **Prüfungsteilen** ab:

- Einer schriftlichen Prüfung in drei Teilen (Aufsichtsarbeiten am ersten, zweiten und dritten Prüfungstag)
- Einer praktischen Prüfung
- Einer mündlichen Prüfung

Die Rahmenbedingungen für diese Prüfungen sind deutschlandweit durch die Ausbildungs- und Prüfungsverordnung für die Pflegeberufe (Abschnitt 2 [§§ 9–24] PflAPrV) geregelt. Die Ausgestaltung der Prüfung kann jedoch von Bundesland zu Bundesland variieren, da die Bundesländer über unterschiedliche Umsetzungsverordnungen verfügen.

1.2 Kompetenzorientierte schriftliche Abschlussprüfung

Kompetenzorientierung

Kompetenz zeigt sich in der **Bewältigung von Handlungsanforderungen** und spiegelt die **Verbindung von Wissen und Können** wider. Der Kompetenzbegriff verbindet also verschiedene Komponenten [2]:

- Wissen
- Fähigkeiten
- Erfahrungen

- Werte
- Realisierungswillen

Geprüft wird, ob die oder der Auszubildende über diese Komponenten verfügt und sie so miteinander verknüpfen kann, dass sie/er die Handlungsanforderung bewältigen, d.h. in einer bestimmten Situation kompetent handeln kann.

LERNTIPP

Kompetenzorientierung bedeutet, Kenntnisse, Fertigkeiten und Fähigkeiten zu eigenem, kreativem Handeln zu verknüpfen und bei Lernanlässen anzuwenden. Herausfordernde Aufgaben führen zu der Notwendigkeit, Gelerntes praktisch und effektiv umzusetzen.
Um die Prüfung bestehen zu können, ist es unerlässlich,
- entsprechende Kompetenzen aufgebaut zu haben,
- kognitiv aktiviert zu werden (z.B. durch herausfordernde Aufgabenstellungen), um die Kompetenzen abzurufen und mit den in der Fallsituation geschilderten Handlungsanlässen zu verknüpfen, und
- die Lösungen gemäß den vorgegebenen Operatoren (➤ 2.2) zu formulieren.

Rahmenbedingungen

Die prinzipielle Gestaltung der schriftlichen Abschlussprüfungen ist in § 14 PflAPrV festgelegt. Folgende Punkte werden darin konkret geregelt:
- In den drei schriftlichen Prüfungen zu prüfende Kompetenzen (➤ Tab. 1.1)
- Varianz in Altersstufe, sozialem und kulturellem Umfeld sowie Versorgungsbereichen
- Ablauf und Umfang der schriftlichen Prüfung
- Erarbeitung der Prüfungsaufgaben, Aufsicht, Kontrolle
- Notenbildung und Bestehenskriterium (25 % Vornote, 75 % Durchschnitt der Prüfungsnoten; jede Aufsichtsarbeit muss mit mindestens „ausreichend“ bestanden werden)

Tab. 1.1 Schriftlich zu prüfende Kompetenzen nach § 14 (1) PflAPrV

Prüfungstag 1	Prüfungstag 2	Prüfungstag 3
• Prozessgestaltung einschließlich Interaktion in akuten und dauerhaften Pflegesituationen (I.1, II.1) • Einbeziehung von lebensweltlichen Aspekten und pflegerischen Aufgaben im Zusammenhang mit der Lebensgestaltung sowie unter Berücksichtigung von Autonomieerhalt und Entwicklungsförderung der zu pflegenden Menschen (I.5, I.6) • Ausgewählte Kompetenzbedingungen des KB IV (= Das eigene Handeln auf der Grundlage von Gesetzen, Verordnungen und ethischen Leitlinien reflektieren und begründen)	• Pflegeprozessgestaltung bei Menschen mit gesundheitlichen Problemlagen unter besonderer Berücksichtigung von Gesundheitsförderung und Prävention in Verbindung mit verschiedenen Schwerpunkten und Gesichtspunkten von Beratung (I.2, II.2) • Pflegewissenschaftliche Begründung von Handlungsentscheidungen (V.1)	• Pflegeprozesssteuerung in kritischen und krisenhaften Pflegesituationen (I.3, I.4) • Pflegeprozessgestaltung in Verbindung mit der eigenständigen Durchführung ärztlicher Anordnungen (III.2) • Ethische Entscheidungsprozesse (II.3)

Tab. 1.2 Für die jeweilige Spezialisierung/Ausbildungsform geltende PflAPrV-Anlage

Spezialisierung im dritten Ausbildungsdrittel	Anlage
Keine bzw. Pflegefachfrau/-mann	Anlage 2
Gesundheits- und Kinderkrankenpflege	Anlage 3
Altenpflege	Anlage 4
Hochschulische Pflegeausbildung	Anlage 5

Die konkrete Formulierung der einzelnen Kompetenzen ist den Anlagen 2–5 PflAPrV zu entnehmen.

Welche Kompetenzen in den Prüfungen abgefragt werden, ist davon abhängig, ob in allen drei Ausbildungsdritteln generalistisch ausgebildet wurde oder im dritten Ausbildungsdrittel eine Spezialisierung mit der jeweiligen fachlichen Vertiefung erfolgte oder ob eine hochschulische Pflegeausbildung absolviert wurde (➤ Tab. 1.2).

Da sich die meisten Auszubildenden für den Abschluss Pflegefachfrau/Pflegefachmann entscheiden, wurde bei der Auswahl der Inhalte in diesem Buch bevorzugt auf Anlage 2 Bezug genommen. Die in den Spezialisierungen geforderten Kompetenzen sind vergleichbar, haben jedoch einen Bezug auf die entsprechenden Altersspezialisierungen (Anlage 3, 4 PflAPrV). Auch die Kompetenzübersicht (Anlage 5 PflAPrV) für die hochschulische Pflegeausbildung entspricht weitgehend der Anlage 2.

1.3 Kompetenzschwerpunkte und Einzelkompetenzen des ersten Prüfungstags

Wie aus ➤ Tab. 1.1 hervorgeht, werden am ersten Prüfungstag Fallsituationen aus akuten und dauerhaften Pflegesituationen bearbeitet, die **lebensweltliche und lebensgestaltende Aspekte** insbesondere unter dem Aspekt der **Förderung von Autonomie und Entwicklung** beinhalten. Darüber hinaus spielen **Gesetze, Verordnungen** und **ethische Leitlinien** eine Rolle. Die relevanten Kompetenzschwerpunkte mit den zugehörigen Einzelkompetenzen finden sich in ➤ Tab. 1.3. Sie geben dezidierte Hinweise auf mögliche Handlungszusammenhänge in den Fallsituationen sowie auf passende Aufgabenstellungen.

Tab. 1.3 An Prüfungstag 1 schriftlich zu prüfende Kompetenzschwerpunkte und Einzelkompetenzen (Anlage 2 PflAPrV)

Nr.	Kompetenz
I.1	**Die Pflege von Menschen aller Altersstufen verantwortlich planen, organisieren, gestalten, durchführen, steuern und evaluieren.** Die Absolventinnen und Absolventen a) verfügen über ein breites Verständnis von spezifischen Theorien und Modellen zur Pflegeprozessplanung und nutzen diese zur Steuerung und Gestaltung von Pflegeprozessen bei Menschen aller Altersstufen, b) übernehmen Verantwortung für die Organisation, Steuerung und Gestaltung des Pflegeprozesses bei Menschen aller Altersstufen, c) nutzen allgemeine und spezifische Assessmentverfahren bei Menschen aller Altersstufen und beschreiben den Pflegebedarf unter Verwendung von pflegediagnostischen Begriffen, d) schätzen diverse Pflegeanlässe und den Pflegebedarf bei Menschen aller Altersstufen auch in instabilen gesundheitlichen und vulnerablen Lebenssituationen ein, e) handeln die Pflegeprozessgestaltung mit den zu pflegenden Menschen aller Altersstufen und gegebenenfalls ihren Bezugspersonen aus, setzen gesicherte Pflegemaßnahmen ein und evaluieren gemeinsam die Wirksamkeit der Pflege, f) nutzen analoge und digitale Pflegedokumentationssysteme, um ihre Pflegeprozessentscheidungen in der Pflege von Menschen aller Altersstufen selbstständig und im Pflegeteam zu evaluieren, g) entwickeln mit Menschen aller Altersstufen und ihren Bezugspersonen und dem sozialen Netz altersentsprechende, lebensweltorientierte Angebote zur Auseinandersetzung mit und Bewältigung von Pflegebedürftigkeit und ihren Folgen, h) stimmen die Pflegeprozessgestaltung auf die unterschiedlichen ambulanten und stationären Versorgungskontexte ab.
I.5	**Menschen aller Altersstufen bei der Lebensgestaltung unterstützen, begleiten und beraten.** Die Absolventinnen und Absolventen a) erheben soziale, familiale und biografische Informationen sowie Unterstützungsmöglichkeiten durch Bezugspersonen und soziale Netzwerke bei Menschen aller Altersstufen und identifizieren Ressourcen und Herausforderungen in der Lebens- und Entwicklungsgestaltung, b) entwickeln gemeinsam mit Menschen aller Altersstufen und ihren Bezugspersonen Angebote zur sinnstiftenden Aktivität, zur kulturellen Teilhabe, zum Lernen und Spielen und fördern damit die Lebensqualität und die soziale Integration, c) berücksichtigen bei der Planung und Gestaltung von Alltagsaktivitäten die diversen Bedürfnisse und Erwartungen, die kulturellen und religiösen Kontexte, die sozialen Lagen, die Entwicklungsphase und Entwicklungsaufgaben von Menschen aller Altersstufen, d) beziehen freiwillig Engagierte zur Unterstützung und Bereicherung der Lebensgestaltung in die Versorgungsprozesse von Menschen aller Altersstufen ein.

Tab. 1.3 An Prüfungstag 1 schriftlich zu prüfende Kompetenzschwerpunkte und Einzelkompetenzen (Anlage 2 PflAPrV) *(Forts.)*

Nr.	Kompetenz
I.6	**Entwicklung und Autonomie in der Lebensspanne fördern.** Die Absolventinnen und Absolventen a) wahren das Selbstbestimmungsrecht der zu pflegenden Menschen aller Altersstufen, insbesondere auch, wenn sie in ihrer Selbstbestimmungsfähigkeit eingeschränkt sind, b) unterstützen Menschen aller Altersstufen mit angeborener oder erworbener Behinderung bei der Wiederherstellung, Kompensation und Adaption eingeschränkter Fähigkeiten, um sie für eine möglichst selbständige Entwicklung, Lebensführung und gesellschaftliche Teilhabe zu befähigen, c) tragen durch rehabilitative Maßnahmen und durch die Integration technischer Assistenzsysteme zum Erhalt und zur Wiedererlangung der Alltagskompetenz von Menschen aller Altersstufen bei und reflektieren die Potenziale und Grenzen technischer Unterstützung, d) fördern und gestalten die Koordination und Zusammenarbeit zwischen familialen Systemen sowie den sozialen Netzwerken und den professionellen Pflegesystemen in der pflegerischen Versorgung von Menschen aller Altersstufen, e) stimmen die Interaktion sowie die Gestaltung des Pflegeprozesses auf den individuellen Entwicklungsstand der zu pflegenden Menschen aller Altersstufen ab und unterstützen entwicklungsbedingte Formen der Krankheitsbewältigung.
II.1	**Kommunikation und Interaktion mit Menschen aller Altersstufen und ihren Bezugspersonen personen- und situationsbezogen gestalten und eine angemessene Information sicherstellen.** Die Absolventinnen und Absolventen a) machen sich eigene Deutungs- und Handlungsmuster in der pflegerischen Interaktion mit Menschen aller Altersstufen und ihren Bezugspersonen und mit ihren unterschiedlichen, insbesondere kulturellen und sozialen, Hintergründen bewusst und reflektieren sie, b) gestalten kurz- und langfristige professionelle Beziehungen mit Menschen aller Altersstufen und ihren Bezugspersonen, die auch bei divergierenden Sichtweisen oder Zielsetzungen und schwer nachvollziehbaren Verhaltensweisen von Empathie, Wertschätzung, Achtsamkeit und Kongruenz gekennzeichnet sind, c) gestalten die Kommunikation von Menschen aller Altersstufen und ihren Bezugspersonen in unterschiedlichen Pflegesituationen unter Einsatz verschiedener Interaktionsformen und balancieren das Spannungsfeld von Nähe und Distanz aus, d) gestalten pflegeberufliche Kommunikationssituationen mit zu pflegenden Menschen aller Altersstufen und deren Bezugspersonen auch bei divergierenden Zielsetzungen oder Sichtweisen verständigungsorientiert und fördern eine beteiligungsorientierte Entscheidungsfindung, e) erkennen Kommunikationsbarrieren bei zu pflegenden Menschen aller Altersstufen, insbesondere bei spezifischen Gesundheitsstörungen oder Formen von Behinderungen, und setzen unterstützende und kompensierende Maßnahmen ein, um diese zu überbrücken, f) reflektieren sich abzeichnende oder bestehende Konflikte in pflegerischen Versorgungssituationen mit Menschen aller Altersstufen und entwickeln Ansätze zur Konfliktschlichtung und -lösung, auch unter Hinzuziehung von Angeboten zur Reflexion professioneller Kommunikation, g) reflektieren Phänomene von Macht und Machtmissbrauch in pflegerischen Handlungsfeldern der Versorgung von zu pflegenden Menschen aller Altersstufen.

Tab. 1.3 An Prüfungstag 1 schriftlich zu prüfende Kompetenzschwerpunkte und Einzelkompetenzen (Anlage 2 PflAPrV) *(Forts.)*

Nr.	Kompetenz
IV	**Das eigene Handeln auf der Grundlage von Gesetzen, Verordnungen und ethischen Leitlinien reflektieren und begründen.** 1. Die Qualität der pflegerischen Leistungen und der Versorgung in den verschiedenen Institutionen sicherstellen. Die Absolventinnen und Absolventen a) integrieren erweiterte Anforderungen zur internen und externen Qualitätssicherung in das Pflegehandeln und verstehen Qualitätsentwicklung und -sicherung als rechtlich verankertes und interdisziplinäres Anliegen in Institutionen des Gesundheitswesens, b) wirken an Maßnahmen der Qualitätssicherung sowie -verbesserung mit, setzen sich für die Umsetzung evidenzbasierter und/oder interprofessioneller Leitlinien und Standards ein und leisten so einen Beitrag zur Weiterentwicklung einrichtungsspezifischer Konzepte, c) bewerten den Beitrag der eigenen Berufsgruppe zur Qualitätsentwicklung und -sicherung und erfüllen die anfallenden Dokumentationsverpflichtungen auch im Kontext von interner und externer Kontrolle und Aufsicht, d) überprüfen regelmäßig die eigene pflegerische Praxis durch kritische Reflexionen und Evaluation im Hinblick auf Ergebnis- und Patientenorientierung und ziehen Schlussfolgerungen für die Weiterentwicklung der Pflegequalität. 2. Versorgungskontexte und Systemzusammenhänge im Pflegehandeln berücksichtigen und dabei ökonomische und ökologische Prinzipien beachten. Die Absolventinnen und Absolventen a) üben den Beruf im Rahmen der gesetzlichen Vorgaben sowie unter Berücksichtigung ihrer ausbildungs- und berufsbezogenen Rechte und Pflichten eigenverantwortlich aus, b) erfassen den Einfluss gesamtgesellschaftlicher Veränderungen, ökonomischer Anforderungen, technologischer sowie epidemiologischer und demografischer Entwicklungen auf die Versorgungsverträge und Versorgungsstrukturen im Gesundheits- und Sozialsystem, c) erkennen die Funktion der Gesetzgebung im Gesundheits- und Sozialbereich zur Sicherstellung des gesellschaftlichen Versorgungsauftrags in stationären, teilstationären und ambulanten Handlungsfeldern, d) reflektieren auf der Grundlage eines breiten Wissens ihre Handlungs- und Entscheidungsspielräume in unterschiedlichen Abrechnungssystemen, e) wirken an der Umsetzung von Konzepten und Leitlinien zur ökonomischen und ökologischen Gestaltung der Einrichtung mit.

1.4 Gestaltung der Einzelprüfungen

Varianz in den Fallsituationen

In den einzelnen Fallsituationen der Prüfungen ist eine **Varianz bestimmter Parameter** festgelegt (§ 14 PflAPrV). Damit sollen eine Doppelung der Altersstufe, des Umfelds und des Versorgungsbereichs (beispielsweise zwei Fallsituationen mit Kindern in der stationären Akutpflege) vermieden und die Prüfungen möglichst breit angelegt werden.

Zur leichteren Orientierung sind daher in allen drei Bänden zur schriftlichen Prüfung der Reihe „Prüfung Pflegefachperson" den jeweiligen Kapitelnummern dieselbe Altersstufe und derselbe Versorgungsbereich zugeordnet. Für eine komplette Prüfungssimulation (➤ 2.5) sind daher Kapitel unterschiedlicher Nummerierung zu bearbeiten, z.B. aus „Prüfungstag 1" Kapitel 4, aus „Prüfungstag 2" Kapitel 5 und aus „Prüfungstag 3" Kapitel 6.

Bundeslandspezifische Besonderheiten

Die einzelnen Bundesländer haben die Möglichkeit, im Rahmen der Vorgaben der PflAPrV **unterschiedliche Einzelprüfungen** zu gestalten. Generell gilt dabei, dass bei einer schriftlichen Prüfung von 120 Minuten 20 Minuten für die Vor- und Nachbereitung der Prüfung genutzt werden (Durchlesen der Aufgabenstellung, Kontrolle des Erarbeiteten). Die meisten Bundesländer legen diesem Konstrukt eine Fallsituation mit maximal 100 zu erreichenden Punkten zugrunde, in einigen Bundesländern sind jedoch in 120 Minuten zwei Fälle, die mit je 50 Punkten bewertet werden, zu bearbeiten.

Zudem geben einige Bundesländer die Gewichtung der zu prüfenden Kompetenzbereiche vor. So ist z.B. in Baden-Württemberg folgende Verteilung vorgesehen [1]:

- 50 % der Prüfungszeit für das Lösen von Aufgaben aus dem Kompetenzbereich I
- 30 % der Prüfungszeit für das Lösen von Aufgaben aus dem Kompetenzbereich II
- 20 % der Prüfungszeit für das Lösen von Aufgaben aus den Kompetenzbereichen III, IV oder V

Um den unterschiedlichen Vorgaben der Bundesländer gerecht zu werden, enthalten die Kapitel 4–9 in allen drei Bänden zur schriftlichen Prüfung der Reihe „Prüfung Pflegefachperson" zwei Fallsituationen mit je 50 Punkten und einer Bearbeitungszeit von je 60 Minuten und die Kapitel 10–15 je eine Fallsituation mit 100 Punkten und einer Bearbeitungszeit von 120 Minuten.

LITERATUR

1. Becker S et al. Leitfaden zur Erstellung von Prüfungsaufgaben für die zentrale schriftliche Abschlussprüfung an Berufsfachschulen für Pflege nach der Pflegeberufe- Ausbildungs- und Prüfungsverordnung vom 2.10.2018. 2023. Aus: www.schule-bw.de/faecher-und-schularten/berufliche-schularten/berufsfachschule/sozialpflegerischer-bereich/dreijbfsaltenpflegehilfe/leitfaden-schriftliche-abschlusspruefung-berufsfeld-pflege_vers05.pdf/@@download/file/leitfaden-schriftliche-abschlusspruefung-berufsfeld-pflege_vers05.pdf (letzter Zugriff: 3.9.2023).
2. Bohrer A et al. Kompetenzorientierte schriftliche Prüfungen gestalten – eine Handreichung für Lehrerinnen und Lehrer an Pflegeschulen. 2021. Aus: www.pflege-ndz.de/files/content-asset/publikationen/BR_Neksa_2.pdf.pdf (letzter Zugriff: 14.9.2023).
3. Niedersächsisches Kultusministerium. Qualitätsmerkmal 2.1 Kompetenzorientierung 2023. Aus: www.mk.niedersachsen.de/startseite/schule/schulqualitat/orientierungsrahmen_schulqualitat_in_niedersachsen/lehren_und_lernen/kompetenzorientierung/kompetenzorientierung-129111.html (letzter Zugriff: 3.10.2023).

KAPITEL

2 Bearbeiten von Fallsituationen

Roland Böhmer-Breuer, Erik Herrmann, Nadine Regnet

Die schriftlichen Prüfungen sind als **Fallsituationen** mit darauf bezogenen Aufgabenstellungen konzipiert. Sie sollen die **berufliche Realität abbilden** und gleichzeitig Möglichkeiten schaffen, dass Auszubildende unterschiedliche **Kompetenzen** (analog zu den Kompetenzschwerpunkten und Einzelkompetenzen der PflAPrV) **zeigen** können. Damit haben die Fallsituationen nie nur Realcharakter, sondern sind auch pädagogisch-didaktisch aufbereitet.

Das Abprüfen anhand von Fallsituationen ist keine reine Wissensabfrage, und das Lernen anhand von Fallsituationen alles andere als das Pauken von Fakten. Bei dieser Prüfungsform bzw. Lernmethode wird viel mehr gefordert, denn hier wird professionelles pflegerisches Handeln geübt, für das sowohl die Anwendung des notwendigen Regelwissens als auch ein Fallverständnis erforderlich ist. Denn Fallverständnis (oder Falllogik) bedingt, die **pflegerischen Handlungsanlässe** aus der Fallsituation und gelerntes **Regelwissen** aufeinander zu beziehen und anzuwenden [3].

2.1 Charakteristik von Fallsituationen

Diese pädagogisch-didaktische Aufbereitung bedingt die spezielle Charakteristik der Fallsituationen, die sich durch folgende Aspekte auszeichnet:
Fallsituationen

- geben Informationen über Sachverhalte, Aktionen und Verhaltensweisen,
- stellen Situationen im lebendigen Zusammenhang dar und eröffnen den Blick auf das Erleben und individuelle Deutungsmuster,
- sind episodisch und nicht sachlogisch aufgebaut,
- sind möglicherweise lückenhaft und erfordern Analyse-, Interpretations- und Transferfähigkeiten,
- können vor dem Hintergrund von Modellen und Theorien erschlossen und gedeutet werden,
- sollen im Rahmen der schriftlichen Prüfungen geschlossen sein und alle relevanten Informationen für die Aufgabenbearbeitung bereitstellen,
- sollen so formuliert sein, dass einerseits das fachliche Niveau ausreichend abgebildet ist, andererseits die Aufgaben auch für Menschen mit Migrationshintergrund verständlich und lösbar sind,
- bilden den Ausgangspunkt für Aufgabenstellungen im Sinne der vorgegebenen Kompetenzschwerpunkte.

2.2 Aufbau von Fallsituationen

Jede Fallsituation in Teil II dieses Buchs ist wie folgt aufgebaut:
- Situationsbeschreibung mit den zu erreichenden Gesamtpunkten (50 oder 100 Punkte)
- Aufgaben mit Angabe der jeweils zu erreichenden Punkte

Situationsbeschreibung

Jede Fallsituation enthält **Informationen** zu den Akteuren, dem Setting, den Handlungsanlässen und den weiteren Umständen:
- **Akteure:** z.B. zu pflegender Mensch, für dessen Versorgung zuständige Pflegefachperson, Angehörige, Arzt, Therapeutin …
- **Setting:** z.B. Klinik (stationäre Akutversorgung), Pflegeeinrichtung (stationäre Langzeitversorgung), Häuslichkeit (ambulante Langzeitversorgung), Rehabilitationseinrichtung …
- **Handlungsanlässe:** z.B. Schmerz, Verwirrtheit, Sturz(risiko), Verbandwechsel, Beratungsbedarf …
- **Weitere Umstände:** Erleben der betroffenen Personen, besondere Herausforderungen (personeller Engpass, Notfallversorgung, Arztferne etc.) …

Aufgaben

Die zu bearbeitenden Aufgaben, die sich auf die Fallsituation beziehen, werden mittels bestimmter **Operatoren** formuliert. Zusätzlich wird die zu erreichende Punktzahl angegeben.

Operatoren

Operatoren sind Verben, die in Aufgabenstellungen eine Information zur erwarteten Lösung vermitteln, was Umfang und Darstellung angeht. Die in den Aufgaben zu Fallsituationen genutzten Operatoren variieren in den einzelnen Bundesländern und werden in den Pflegeschulen gemäß den jeweiligen länderspezifischen Besonderheiten bekannt gegeben. Meist werden die Operatoren unterschiedlichen Anforderungsbereichen zugeordnet, z.B. [5]:
- **Anforderungsbereich I:** Wiedergeben und Beschreiben von Inhalten und Materialien **(Reproduktionsleistungen)**
- **Anforderungsbereich II:** Erklären mit eigenen Worten, Bearbeiten und Ordnen bekannter Sachverhalte sowie angemessene Anwendung gelernter Inhalte und Methoden auf andere Sachverhalte **(Reorganisations- und Transferleistungen)**
- **Anforderungsbereich III:** Reflexiver Umgang mit neuen Problemstellungen, eingesetzten Methoden und gewonnenen Erkenntnissen, um zu Begründungen, Urteilen und Handlungsoptionen zu gelangen **(Reflexion und Problemlösung)**

➢ Tab. 2.1 gibt einen Überblick über häufig vorkommende Operatoren.

Tab. 2.1 Operatoren (angelehnt an [2])

Operator	Beschreibung	Beispiel
Anforderungsbereich I		
Beschreiben	Wiedergabe von wesentlichen Informationen/ Sachverhalten in eigenen Worten, strukturiert und fachsprachlich korrekt	Beschreiben Sie Frau M.s Pflegebedarf. Nutzen Sie dafür Monika Krohwinkels Modell der fördernden Prozesspflege am Beispiel der ABEDL „sich pflegen"
(Be-)Nennen, angeben, aufführen, aufzählen	Wiedergabe bzw. komprimierte Darstellung fachlicher und fachsprachlich korrekter Informationen oder Fakten ohne Kommentar	Nennen Sie drei Argumente für eine Diabetesschulung von Frau M.
Definieren	Erklärung eines Sachbegriffs unter Verwendung von Fachbegriffen	Definieren Sie den Begriff „Familiensystem"
Eingehen	Darstellung von Inhalten eines bestimmten Themas	Gehen Sie auf die Bedeutung des Blutzuckermessens beim Krankheitsbild Diabetes mellitus ein
Erfassen	Benennen bestimmter Inhalte ohne Begründung	Erfassen Sie in der Situation passende Maßnahmen der Ersten Hilfe
Ergänzen	Erweiterung einer Vorgabe	Ergänzen Sie die in der Fallsituation beschriebenen Pflegeassessments
Identifizieren	Erfassung von Sachverhalten oder Strukturen/ Merkmalen in Texten	Identifizieren Sie zwei kommunikationsfördernde Faktoren in der Fallsituation
Vervollständigen	Ergänzung einer Vorlage durch sachgerechte Angaben	Vervollständigen Sie die beigefügte Übersicht über die Kontinenzprofile
Anforderungsbereich II		
Ableiten	Entwicklung von eigenen Schlussfolgerungen auf der Grundlage vorhandener bzw. bekannter Ergebnisse	Leiten Sie aus den Vitalwerten in der Fallsituation zwei relevante Pflegeinterventionen ab
Begründen	Entwicklung und Darstellung komplexer Grundgedanken, argumentativ schlüssig und im Zusammenhang	Begründen Sie anhand von ethischen Leitlinien, weshalb die Autonomie von Kindern im Krankenhaus gefördert werden sollte
Darstellen	Strukturierte Wiedergabe eines Sachverhalts durch Text bzw. grafische Mittel, sodass Beziehungen bzw. Entwicklungen verdeutlicht werden	Stellen Sie fünf mögliche Folgen einer Hyperglykämie dar
Einbeziehen	In-Verbindung-Bringen und Nutzen eines fachlichen Hintergrunds	Beziehen Sie ein Auffindeschema in die Beschreibung der Erste-Hilfe-Maßnahmen mit ein
Empfehlen	Begründete Ausführung zu einer Fragestellung, die sich aus einer bestimmten Perspektive ergibt	Empfehlen Sie Frau M. passende pflegerische Maßnahmen für ihre derzeitige Situation
Erarbeiten, Herausarbeiten	Extraktion bestimmter Sachverhalte aus gegebenen Materialien, Herstellen von Zusammenhängen	Erarbeiten Sie alle relevanten Ressourcen, über die Finn verfügt, aus der Fallsituation
Erklären	Herstellen von Begründungszusammenhängen, kausalen Schlussfolgerungen Begründetes Herstellen von Zusammenhängen verschiedener Informationen durch eigenes Wissen und eigene Einsichten (z. B. Theorien, Modelle, Gesetze, Regeln)	Erklären Sie die Entstehung eines Dekubitus bei Frau M.

Tab. 2.1 Operatoren (angelehnt an [2]) *(Forts.)*

Operator	Beschreibung	Beispiel
Erläutern	Verdeutlichung eines Sachverhalts durch zusätzliche Informationen oder Beispiele	Erläutern Sie anhand der Pflegetheorie von Orem Herrn M.s Pflegeabhängigkeit
Formulieren	Veranschaulichung eines Ergebnisses, eines Standpunkts oder einer Frage in eigenen Worten, knapp und präzise	Formulieren Sie drei Argumente für die Förderung des Rooming-ins bei Kleinkindern in Krankenhaus
Vergleichen	Gegenüberstellen von Sachverhalten, um Gemeinsamkeiten, Ähnlichkeiten und Unterschiede herauszuarbeiten	Vergleichen Sie die Validation nach Feil mit der Integrativen Validation® nach Richard
Zuordnen	Herstellung von Ordnung aufgrund der Gemeinsamkeiten von Inhalten	Ordnen Sie die folgenden Begriffe [...] den drei Kategorien der Sturzrisikofaktoren [...] zu
Anforderungsbereich III		
Beurteilen	Prüfung von Aussagen, Behauptungen, Vorschläge oder Maßnahmen auf ihre Stichhaltigkeit bzw. Angemessenheit, dabei Nennung der angewandten Kriterien (keine persönliche Stellungnahme)	Beurteilen Sie die geplanten prophylaktischen Maßnahmen vor dem Hintergrund des Kriteriums der Intensität
Bewerten	Einschätzung von Aussagen, Behauptungen, Vorschlägen oder Maßnahmen in Bezug auf vorhandene Wertkategorien oder wissenschaftliche Beurteilungskriterien	Bewerten Sie das Verhalten des Betreuers in der Fallsituation auf dem Hintergrund geltender rechtlicher Bestimmungen
Diskutieren	Entwicklung einer (Pro-und-Kontra-) Argumentation zu einer Problemstellung, die zu einer begründeten Bewertung führt	Diskutieren Sie den sozialrechtlichen Grundsatz „Rehabilitation vor Pflege"
Entwickeln	Erstellung eines konkreten Lösungsmodells oder einer Gegenposition zu einem Sachverhalt oder einer Problemstellung	Entwickeln Sie ein Konzept zur Begleitung und Betreuung von demenzkranken Menschen im Krankenhaus
Reflektieren	Überdenken und Überprüfen von Behauptungen und Entwickeln eigener logischer Schlussfolgerungen	Reflektieren Sie, ob sich Frau M. in der Handlungssituation richtig verhalten hat

Punkte

Die maximal zu erreichende Gesamtpunktzahl ist der Marginalie (Randspalte) zu entnehmen. Bei zwei oder mehr Aufgabenteilen, die in der Regel auch mit zwei oder mehreren Operatoren eingeleitet werden, wird hinter dem jeweiligen Aufgabenteil die Teilpunktzahl angegeben.

2.3 Bearbeiten von Fallsituationen

Am Beispiel einer verkürzten Fallsituation wird im Folgenden aufgezeigt, welche Aspekte der Aufgabenstellung wichtig sind und wie sich die Anforderungen der Aufgabe in verschiedenen Aspekten erschließen lässt. Die gründliche Analyse der jeweiligen Aufgabenstellung ist entscheidend für eine passgenaue Lösung. Dabei spielen die Aspekte

- **Fachlichkeit** (Ist die Lösung fachlich/inhaltlich korrekt?)
- **Aufforderung** (Was genau wird verlangt?)
- **Ökonomie** (Wie viel Aufwand erfordert die Aufgabe im Zusammenhang mit der Punktzahl?)
- **Situationsbezug** (Welche Informationen aus der Fallsituation sind relevant?)

eine bedeutende Rolle. Lernende, die diese Aspekte berücksichtigen, schaffen sich eine gute Ausgangsbasis, um die Prüfung optimal anzugehen.

Beispiel

Fallsituation

Wie gestaltet sich die Pflege bei Herrn Angerer?

Als Pflegefachperson im städtischen Pflegeheim Untertor erfahren Sie bei der Übergabe, dass gestern der 87-jährige Bewohner Heinz Angerer neu aufgenommen wurde. Ihre Kollegin Stefanie berichtet anhand der Aufnahmeunterlagen: „Herr Heinz Angerer kam gestern in unsere Einrichtung. Er leidet seit 15 Jahren an Morbus Parkinson, inzwischen hat sich eine mittelschwere Demenz ausgebildet. Er wurde vor 2 Wochen ins Krankenhaus eingeliefert, weil er zu Hause eine Pneumonie bekommen hatte. Der hochfieberhafte Infekt hat ihn geschwächt, dazu nahm durch die fremde Umgebung seine Desorientierung zu. Inzwischen ist sein Zustand wieder stabil, er bekam Antibiotika und Flüssigkeit. Er ist bei einem BMI von 19 kachektisch und weist am Kreuzbein eine 2 x 2 cm große, nicht wegdrückbare Rötung auf. Die Tochter, Frau Schuster, ist seine Betreuerin und unsere Ansprechpartnerin für alles. Außerdem ist Herr Angerer trotz seiner Demenz gut zugänglich und compliant, allerdings häufig unruhig.“

Sie überlegen sich, welche Pflegerisiken aufgrund dieser Informationen zu erwarten sind und welche Pflegemaßnahmen vermutlich erforderlich sein werden.

AUFGABE 1
4 Punkte

Erfassen Sie zwei zentrale pflegerische Probleme bei Herrn Angerer (2 P.) und formulieren Sie jeweils ein passendes Pflegeziel (2 P.).

LERNTIPP

Diese Aufgabe bringt in zwei Aufgabenteilen insgesamt 4 Punkte und stammt aus dem Kompetenzschwerpunkt I.1 (Anlage 2 PflAPrV). Der Operator „Erfassen Sie" lässt Halbsätze zu, der Operator „formulieren Sie" bedeutet, den Sachverhalt in treffender Weise auszudrücken. Der Bezug zwischen den Teilaufgaben („passend") muss deutlich werden.

AUFGABE 2
5 Punkte

Erläutern Sie anhand des Dekubitusrisikos, wie ein Pflegerisiko prinzipiell eingeschätzt werden kann.

LERNTIPP

Diese Aufgabe bringt insgesamt 5 Punkte und kann dem Kompetenzschwerpunkt I.1 (Anlage 2 PflAPrV) zugeordnet werden. Der Operator „Erläutern Sie" fordert eine systematische und ausführliche Erklärung, die Informationen aus der Fallsituation verwendet.

AUFGABE 3
6 Punkte

Herr Angerer ist häufig unruhig. Entwickeln Sie drei Ideen für Pflegeangebote (3 P.), die sich positiv auf seine Unruhe auswirken und begründen Sie sie (3 P.).

LERNTIPP

Diese Aufgabe bringt in zwei Aufgabenteilen insgesamt 6 Punkte und zielt auf den Kompetenzschwerpunkt I.5 (Anlage 2 PflAPrV) ab. Der Operator „Entwickeln Sie" fordert eine detaillierte Beantwortung in ganzen Sätzen. Der Operator „begründen Sie" verlangt den Bezug auf theoretische Hintergründe und die Fallsituation.

AUFGABE 4
5 Punkte

Auch bei Menschen mit Demenz soll die Autonomie gefördert werden. Nennen Sie fünf Beispiele für autonomiefördernde Interventionen in der Pflege.

LERNTIPP

Diese Aufgabe wird durch einen hinführenden Satz eingeleitet. Die Aufgabe bringt insgesamt 5 Punkte und zielt auf den Kompetenzschwerpunkt I.6 (Anlage 2 PflAPrV) ab. Der Operator „Nennen Sie" erfordert lediglich stichpunktartige Antworten ohne Erläuterungen.

AUFGABE 5
5 Punkte

Nennen Sie das Kommunikationsmodell, das speziell bei Menschen mit Demenz angewandt werden kann (1 P.). Erläutern Sie die vier Schritte dieses Modells (4 P.).

LERNTIPP

Die Aufgabe bringt in zwei Aufgabenteilen insgesamt 5 Punkte und zielt auf den Kompetenzschwerpunkt II.1 (Anlage 2 PflAPrV) ab. Der Operator „Nennen Sie" erfordert lediglich den passenden Begriff, während der Operator „Erläutern Sie" eine ausführliche Darstellung der Teilschritte erfordert.

AUFGABE 6
5 Punkte

Herrn Angerers Tochter ist auch seine Betreuerin. Erläutern Sie den Begriff (Ziel, Rechtsgrundlage, Zuständigkeiten, Verfahren, Kontrollinstanz).

LERNTIPP

Die Aufgabe gliedert sich in fünf Teilaspekte und bringt insgesamt 5 Punkte. Sie zielt auf den Kompetenzbereich IV (Anlage 2 PflAPrV) ab. Der Operator „Erläutern Sie" erfordert eine systematische, ausführliche Darstellung der Teilschritte.

2.4 Erwartungshorizont

Die Erwartungshorizonte in Teil III dieses Buchs dienen zum Abgleich der Lösungen zu den einzelnen Aufgaben und sind folgendermaßen aufgebaut:

- Wiederholung der Aufgabe mit Angabe der **Gesamtpunktzahl**
- **Kasten** in der Randspalte zu jeder Aufgabe
  - spiegelt bei mehrteiligen Aufgaben die Aufgabenteile wider,
  - nennt die Zuordnung des Kompetenzbereichs bzw. -schwerpunkts für die jeweilige Aufgabe,
  - beschreibt, was unter den jeweiligen Operatoren wie *nennen, analysieren, beschreiben, erklären usw.* gemeint ist.
- **Lösungen**
- **Impulskästen,** die ggf. unter den Lösungsvorschlägen zu finden sind. Sie geben/vermitteln:
  - **Hinweise** (Kasten „Achtung")
  - **Tipps, Lerntipps** (Kasten „Tipp", „Lerntipp")
  - **Transferwissen** (Kasten „Impuls")

Die jeweiligen Lösungen stellen Beispiele dar. Das bedeutet, dass andere Lösungen ebenfalls richtig sein können. In vielen Fällen sind daher mehr Lösungsvorschläge aufgelistet als verlangt wurden. Die erwartete Anzahl an Lösungen lässt sich teilweise aus der Aufgabenstellung, teilweise auch anhand der Punktanzahl für diese Aufgabe ableiten.

2.5 Simulieren einer Prüfungssituation

ACHTUNG
Ein guter Zeitpunkt für die Bearbeitung von Fallsituationen und damit die Simulation einer Prüfungssituation ist die letzte Phase der Prüfungsvorbereitung (➤ Tab. 3.1), wenn das nötige Wissen zu einem Thema vorhanden ist und komplexe Zusammenhänge verstanden wurden.

- Wählen Sie vorab geeignete Fallsituationen zu allen drei Prüfungstagen aus.
- Nutzen Sie eine Uhr oder einen Wecker, um die Bearbeitungszeit zu begrenzen.
- Bearbeiten Sie die Fallsituation unter Prüfungsbedingungen, d.h., ohne in den Erwartungshorizont zu schauen.
- Erst wenn die Zeit abgelaufen ist oder Ihnen wirklich nichts mehr zu dieser Fallsituation einfällt, ziehen Sie den Erwartungshorizont zurate. Überprüfen Sie mit dessen Hilfe Ihre Lösungen und holen Sie sich dort ggf. weitere Anregungen. Großteils ist der Erwartungshorizont so verfasst, dass es Spielräume gibt.
- Notieren Sie sich die Themen, in welchen Sie noch Lücken haben, und erarbeiten Sie sich noch benötigtes Wissen nach der Lernmethode Ihrer Wahl (➤ Tab. 3.1).

LITERATUR

1. Arbeitshilfe: Lernsituationen entwickeln. Ein Vorschlag des Servicenetzwerks Altenpflegeausbildung. Arbeitshilfe 7.3(2). INBAS, Institut für Gerontologische Forschung. 2010. Aus: www.pflegeausbildung.net/fileadmin/de.altenpflegeausbildung/content.de/user_upload/Arbeitshilfe_7.3_2.pdf (letzter Zugriff: 13.9.2023).
2. Becker S, et al. Leitfaden zur Erstellung von Prüfungsaufgaben für die zentrale schriftliche Abschlussprüfung an Berufsfachschulen für Pflege nach der Pflegeberufe- Ausbildungs- und Prüfungsverordnung vom 2.10.2018. 2023. Aus: www.schule-bw.de/faecher-und-schularten/berufliche-schularten/berufsfachschule/sozialpflegerischer-bereich/dreijbfsaltenpflegehilfe/leitfaden-schriftliche-abschluss-pruefung-berufsfeld-pflege_vers05.pdf/@@download/file/leitfaden-schriftliche-abschlusspruefung-berufsfeld-pflege_vers05.pdf (letzter Zugriff: 3.9.2023).
3. Bohrer A, et al. Kompetenzorientierte schriftliche Prüfungen gestalten – eine Handreichung für Lehrerinnen und Lehrer an Pflegeschulen. 2021. Aus: www.pflege-ndz.de/files/content-asset/publikationen/BR_Neksa_2.pdf.pdf (letzter Zugriff: 21.6.2023).
4. Hundenborn G. Fallorientierte Didaktik in der Pflege. Grundlagen und Beispiele für Ausbildung und Prüfung. PoD. München: Elsevier, 2006.
5. Ministerium für Kultus, Jugend und Sport Baden-Württemberg. Bildungspläne Baden-Württemberg. 4. Operatoren. 2016. Aus: www.bildungsplaene-bw.de/,Lde/LS/BP2016BW/ALLG/GYM/G/OP (letzter Zugriff: 3.9.2023).
6. Micucci S, Schmid N. PflegeHeute. Lernen mit Fällen. Pflegesituationen für die Ausbildung. 2. A. München: Elsevier, 2023.
7. Schewior-Popp S. Lernsituationen planen und gestalten. 2. A. Stuttgart: Thieme, 2014.
8. Stiehl J. Prüfungsvorbereitung in der Pflege: Mit Fallbeispielen praxisnah lernen. Strikt generalistisch und kompetenzorientiert vorbereiten (Pflege Praxis). Hannover: Schlütersche, 2022.

KAPITEL

3

Roland Böhmer-Breuer, Erik Herrmann, Nadine Regnet

Effektives kompetenzorientiertes Lernen

Kompetenzorientiertes Prüfungslernen bedeutet nicht nur, theoretisches Wissen zu verinnerlichen, sondern auch, dieses Wissen auf Fallsituationen aus der Praxis anzuwenden. Auszubildende müssen bei der kompetenzorientierten Prüfungsmethode beispielsweise zeigen, wie sie

- komplexe Probleme lösen,
- Prioritäten setzen,
- in Stresssituationen korrekt handeln.

Damit Sie diesen Anforderungen gerecht werden, bekommen Sie in diesem Kapitel Tipps zum effektiven Lernen auf kompetenzorientierte Prüfungen (➤ 3.1). Eine Übersicht über die Lerninhalte der schriftlichen Prüfung am ersten Prüfungstag finden Sie in ➤ 3.2, wo die entsprechenden Kompetenzbereiche aufgegliedert und Schwerpunkte herausgearbeitet wurden.

3.1 Effektive Prüfungsvorbereitung

3.1.1 Lernumfeld

Schreibtisch

Ein aufgeräumter Schreibtisch bietet Platz zum Lernen und wirkt sich positiv auf die Lernmotivation aus, verhindert Ablenkung durch herumliegende Gegenstände wie Zeitschriften, Handys oder Spiele und spart Zeit.

Die zu erledigenden Aufgaben können auf der einen Seite des Schreibtischs abgelegt werden. Erledigte Lernaufgaben kommen auf die andere Seite. Im Verlauf des Lernens wandern die Unterlagen des Lernstapels. So erlebt man den Lernfortschritt unmittelbar.

Sitzgelegenheit

Bequemes Sitzen fördert das Lernen. Eine unbequeme Haltung lenkt unweigerlich ab. Die Sitzgelegenheit sollte weder wackeln noch knarren noch instabil sein. Verstellbare Stühle, Sitzkeile und -bälle erleichtern das Lernen, weil man darauf seine Sitzposition leicht auspendeln muss. Die körperliche Aktivität hält wach und fördert so die Aufmerksamkeit. Diese Art des Sitzens liegt allerdings nicht jedem.

Licht

Das Licht kommt im Idealfall von der der Schreibhand gegenüberliegenden Seite: bei Rechtshändern also von links – und umgekehrt. Sonst wird die Schreibfläche verschattet. Der Arbeitsplatz sollte hell und blendfrei ausgeleuchtet sein, andernfalls ermüdet man schneller.

Materialien

Alle Materialien (z. B. Stifte, Speichermedien, Getränke) sind sinnvollerweise griffbereit am Arbeitsplatz. Suchen wegen mangelnder Vorbereitung ist Zeitverschwendung.

Raum

Der Raum sollte so gestaltet sein, dass man sich beim Lernen und Arbeiten darin wohlfühlt. Hierbei sind persönliche Vorlieben zu berücksichtigen (z. B. Raumtemperatur, Pflanzen, Musik, Duft, Kerze). Alles, was ablenken könnte, sollte möglichst hinter dem Rücken des Lernenden stehen, während alles, was beim Lernen unterstützt, in der Blickrichtung untergebracht ist.

Wissensmanagement

Das eigene **Wissen** systematisch verfügbar zu machen und zu halten ist eine besonders wichtige Aufgabe. Hierzu zählen:
- Die übersichtliche und strukturierte Verwaltung von Unterrichtsunterlagen in Papier- oder elektronischer Form
- Die Zugänglichkeit von wesentlichem Wissen in Büchern (analog und/oder digital)
- Das schnelle Auffinden einschlägiger Seiten im Internet (z. B. mittels Lesezeichen)
- Die Unterscheidung der Zuverlässigkeit von Wissensquellen

3.1.2 Planung

Kurzfristiges panikartiges Lernen vor Prüfungen ist nicht optimal, da man weniger Erlerntes im Langzeitgedächtnis behält und Zeitdruck unnötigen Stress verursacht. Sehr viel wirksamer sind eine systematische Planung und Vorbereitung:
- **Langfristige Planung:** Einen Überblick über die Rahmenbedingungen (z. B. Verordnungen, Bestimmungen) der Prüfungen und die von der Schule gegebenen Informationen (z. B. Eingrenzung der Lerninhalte) gewinnen.
- **Mittelfristige Planung:** Relevante Inhalte ermitteln und die entsprechenden Unterlagen zusammenführen. Genau herausfinden, was man bereits kann und wo Defizite bestehen. Prüfungsinhalte so aufbereiten, dass optimales Lernen möglich wird (z. B. mit geeigneten Lernstrategien).

- **Kurzfristige Planung:** Inhalte mit Bedeutung versehen und sie mit eigenen Erfahrungen verknüpfen. Systematisch lernen und versuchen, den Lernstoff zu verstehen und zu durchdringen. Eigene Wissensdefizite erkennen und ausgleichen. Zeit für eine Gesamtwiederholung einplanen.

3.1.3 Lernmethoden und -tipps

Vereinfacht ausgedrückt bedeutet **Lernen für Prüfungen,** dass die Lerninhalte so weit gefestigt werden, dass sie auch in einer Stresssituation verfügbar sind. Inhalte werden also nicht einfach nur verinnerlicht, sie sollen auch durch unterschiedliche Mechanismen und Techniken bei unterschiedlichen Aufgabenstellungen abrufbar sein. Durch mehrkanaliges Lernen steigt auch der Lernerfolg. Das bedeutet, dass beim Lernen mehrere Sinne aktiv sein sollen, was z.B. durch eine Kombination von Anschauen, Lesen, Hören, Sprechen und Schreiben erzielt wird.

Zudem lernt jeder Mensch anders und muss die für sich geeignetsten Lernmethoden bzw. die günstigste Kombination mehrerer Methoden herausfinden, z.B.:

- Häufige Wiederholung (mehrere Male lesen, vorlesen lassen/hören)
- Logische Reihung der Inhalte
- Mnemotechniken (z. B. Loci-Technik)
- Vergegenwärtigung von Praxissituationen (z.B.: Wie sieht die Krankheit bei meinem Bewohner aus?)
- Lernen in Lerngruppen
- Einhaltung von Denkrichtungen und Denkfiguren: deduktiv, induktiv, analog/assoziativ

LERNTIPP

Für die Prüfungsvorbereitung eignet sich z.B. die **Loci-Technik,** auch Technik der Orte oder Routen-Methode genannt. Mit dieser Technik verknüpft der Lernende die zu behaltenden Begriffe mit Stationen eines ihm bekannten Wegs (z.B. dem Weg zur Arbeit oder zur Schule) oder auch mit einem realen oder fiktiven Raum. Geht der Lernende dann den Weg in seiner Vorstellung ab, fällt ihm die Erinnerung an die Einzelbegriffe meist deutlich leichter. Der Grund dafür ist die innere Ordnung durch Bilder und Assoziationen, die das Abrufen von Wissen erleichtert.

Modell des kompetenzzentrierten Prüfungslernens

Das Modell des kompetenzzentrierten Prüfungslernens nimmt die Kompetenzorientierung der neuen Pflegeausbildung als Ausgangspunkt und ermöglicht das Filtern von erlernten Unterrichtsinhalten und erworbenen Kompetenzen zur Prüfungsvorbereitung.

Ausgangspunkt des Lernens sind die für die jeweilige Prüfung angegebenen Kompetenzen. Diese werden als **Lernfilter** genutzt. Folgende Vorgehensweise empfiehlt sich:

1. Kompetenzen des entsprechenden Prüfungstags auflisten
2. Schwerpunkte aus den Kompetenzen filtern

3. Lernsituationen aus der eigenen theoretischen Ausbildung nach den Kompetenzen für die vorzubereitende Prüfung filtern. Das bedeutet: Lernsituationen ohne Bezug zunächst übergehen, später mit passenden Kompetenzen näher betrachten, nachlesen, ggf. überarbeiten
4. Bei Bedarf Auflistung von Erkenntnissen aus den eigenen Lernsituationen
5. Zusätzlicher Abgleich mit Erfahrungen aus der berufspraktischen Ausbildung in den verschiedenen Praxiseinsätzen
6. Üben mit beispielhaften Prüfungssituationen → Anwendung der erworbenen Kompetenzen
7. Bei Bedarf Vertiefung des Wissens und der persönlichen Kompetenzen durch Erweiterung dieser, z. B. durch Nachlesen in den Expertenstandards o. Ä.

Lerntipps

In ➢ Tab. 3.1 sind einige gehirngerechte Lerntipps zusammengestellt.

Tab. 3.1 Lerntipps (in Anlehnung an [3], [8])

Lerntipp	Beschreibung
Lernplan erstellen/ Themenübersicht/Global Picture	• Schaffen eines ersten Überblicks (Global Picture = das große Ganze) in Anlehnung an Inhalte und Anforderungen der Prüfung → *Was will ich wie und wann lernen?* – Kernthemen – Zusammenhänge – Kontext • Lernblöcke bilden und Lernplan erstellen
Warm-up	• Vor jeder Lernaktivität gedankliches Aufwärmen • Vorwissen aktivieren • 15 Minuten lang schriftlich Inhalte sammeln und in Beziehung zueinander setzen
Lernstoff aufbereiten = Lernstoff verarbeiten	• Strukturieren • Verbalisieren • Reduzieren
Lernstoff strukturieren	Das Gehirn liebt es übersichtlich: • Inhalte strukturieren, Kategorien bilden • Zusammenhänge herausstellen • Lernen mit Mindmaps
Lernstoff „kodieren", also lernen	• Die „Kodierung" (Lernen) erfolgt bereits während der Aufbereitung und Strukturierung → Inhalte werden verknüpft • Gehirngerechtes Lernen wird erreicht durch – Strukturierung (s. o.) – „Netzwerken": Zusammenhänge und Querverbindungen herstellen, z. B. durch Mindmaps • Auswendiglernen, wenn überhaupt, nur in „Miniportionen"

Tab. 3.1 Lerntipps (in Anlehnung an [3], [8]) *(Forts.)*

Lerntipp	Beschreibung
Lernmethoden wechseln	Gehirnaktivierende Lernmethoden: • 3-2-1-Methode (3 Themen bearbeiten, die man gut beherrscht, 2 Themen identifizieren, in denen man noch nicht so sicher ist, und 1 Prüfungsaufgabe bearbeiten. Diese Methode unter Einbeziehung anderer Methoden, mittels derer diese Themen visualisiert werden, anwenden) • Erstellen und Betrachten von Mindmaps (ggf. Lernlandkarten) • Lernen mit Karteikarten • Lernzettel in Form eines Spickzettels schreiben • Lernen in einer Gruppe mit Frage-Antwort-Spiel • Realistische Simulation einer Prüfungssituationen bezüglich – Thema – zeitlichen Umfangs – inhaltlichen Umfangs – Räumlichkeit/Arbeitsatmosphäre
Lernstoff festigen, trainieren, wiederholen	• Lernstoff reduzieren (verdichten), z.B. mittels Anfertigung von Checklisten, Zusammenstellen von Schlag-/Schlüsselwörtern, Visual Codes (Zentralbegriffe mit Bildern verknüpfen) • Lernstoff regelmäßig wiederholen (Ca. sechs Wiederholungen sind nötig, bis der Stoff im Langzeitgedächtnis abgespeichert ist) • Wiederholungssequenzen z.B. nach – einer Minute – einer Stunde – einem Tag – einer Woche – einem Monat – einem halben Jahr
Prüfungssituation simulieren	Spezielle Vorbereitung: • **Schriftliche Prüfung** – Schriftliche Bearbeitung von Fallsituationen – Einhaltung des Zeitrahmens • Mündliche Prüfung – Mündliche Bearbeitung von Fallsituationen – Am besten mit einem Lernpartner als „Prüfer" • Praktische Prüfung – Gedankliche Vorbereitung – Schriftliche Ausarbeitung von Pflegetechniken, z.B. als Checkliste – Ggf. Simulieren der Prüfungssituation im Skillslab
Schöpferische Pausen	• Für die Abspeicherung des Gelernten ist die Phase nach der Lernphase entscheidend – die Pause • Pausen haben Einprägungswirkung, deshalb Pause, Ruhe, Entspannung einplanen • Bei besonders schwierigem Stoff nach der **5–10–20-Minuten-Methode** verfahren: Nach jedem Lernblock von 5 Minuten Dauer wird eine Pause eingelegt: – 1. Pause = 5 Minuten – 2. Pause = 10 Minuten – 3. Pause = 20 Minuten Nach 60 Minuten ist die Lerneinheit abgeschlossen

3.1.4 Vorgehen in der schriftlichen Prüfung

Die **Zeit,** die für die schriftlichen Prüfungen veranschlagt ist, beinhaltet ausdrücklich auch eine Vor- und eine Kontrollphase (➤ Kap. 11.4). Demnach ist es sinnvoll, sich die Zeit für die Prüfung einzuteilen, was z.B. bei einer Fallsituation mit 120 Minuten Bearbeitungszeit folgendermaßen aussehen könnte:

- **Ca. 5–10 Minuten:** Gründliche Lektüre der Fallsituation und der Aufgabenstellungen. Dabei können bereits beim Lesen Anmerkungen oder spontane Einfälle kurz skizziert und die Reihenfolge der Aufgabenbearbeitung festgelegt werden.
- **Ca. 100 Minuten:** Hauptbearbeitungszeit (ggf. mit Konzept). Die Reihenfolge der zu bearbeitenden Aufgaben kann selbst entschieden werden. Wichtig sind hier die Aspekte:
  - Auswahl der Aufgaben, die am einfachsten und ohne großen Zeitaufwand zu lösen sind. Am besten mit diesen beginnen
  - Kennzeichnen, welche Lösung zu welcher Aufgabe gehört
  - Kennzeichnen, welche Aufgabe schon bearbeitet wurde
- **Ca. 10 Minuten:** Überprüfen der niedergeschriebenen Ergebnisse

Auch eine auf dem ersten Blick nicht lösbare Aufgabe ist kein Grund, sich aus der Ruhe bringen zu lassen. Folgende Tipps können bei einer **Blockade** helfen:

- **Konzept erstellen:** Ideen und Formulierungen können als Konzept kurz skizziert werden. Dies bringt häufig Klarheit in die Gedanken.
- **Mindmapping nutzen:** Mindmapping hilft bei der Systematisierung von Gedanken. Durch die Visualisierung kann scheinbar Vergessenes wieder zurückgeholt werden.
- **Spontane Einfälle auswerten:** Gedanken, die einem beim ersten Durchlesen der Aufgabe durch den Kopf gingen, können bei Blockaden ausgewertet werden.
- **Praxiserfahrungen:** Bei Blockaden hilft es häufig, wenn das in der Praxis erworbene Wissen ausgewertet wird. Praxiswissen ist meistens stärker im Gehirn verankert und kann auch bei Stress abgerufen werden.
- **Creative Writing:** Bei einer Blockade hilft es auch, ein leeres Blatt Papier zu nehmen und einfach drauflos zu schreiben. Notiert wird alles, was einem durch den Kopf geht. Ziel ist, wieder in einen Schreibfluss zu kommen.
- **Prüfungsaufgaben auswerten:** Oft werden in Fallsituationen oder Aufgabenstellungen Informationen ungewollt mitgeteilt. Diese können für die eigene Aufgabenbearbeitung genutzt werden.

3.2 Inhalte an Prüfungstag 1 gemäß den zu prüfenden Kompetenzschwerpunkten

Um sich eine adäquate Lernstrategie zurechtzulegen, ist es nötig, sich einen Überblick über die relevanten Inhalte und Anforderungen der Prüfung zu machen (➤ Tab. 1.1). In ➤ Tab. 3.2, ➤ Tab. 3.3 und ➤ Tab. 3.4 sind mögliche Inhalte und Themen aus der Kompetenzvorgabe für den ersten Prüfungstag aufgelistet.

Tab. 3.2 Aus den Kompetenzschwerpunkten I.1 und II.1 (Anlage 2 PflAPrV) abgeleitete mögliche Prüfungsinhalte

Prozessgestaltung einschließlich Interaktion in akuten und dauerhaften Pflegesituationen
• Biopsychosoziale Konzepte – Gesundheit – Krankheit – Behinderung – Pflegebedürftigkeit • Pflegemodelle und -theorien – Roper, Logan, Tierney – Krohwinkel – Orem – Friedemann – Böhm • Systematische, theoriegeleitete Pflegeanamnese – Aktivitäten, Beziehungen und existenzielle Erfahrungen des Lebens (ABEDL) – Strukturierte Informationssammlung (SIS©) – Grundlegende Bedingungsfaktoren nach Orem – NANDA-Pflegediagnosen • Pflegeprozessplanung (Fiechter/Meier oder WHO) • Evaluation im Kontext der Pflegeprozessplanung • Prophylaxen (z. B. Dekubitus, Intertrigo, Pneumonie, Sturz …) • Krankheitsbezogene Anforderungen und Belastungen • Pflegeaspekte bei akuten und chronischen Erkrankungen • Krankheitsverlaufskurve nach Corbin und Strauss • Coping • Kommunikationsmodelle – Schulz von Thun – Rogers – Watzlawick • Kommunikationsbarrieren und -förderer • Professionelle Nähe und Distanz • Altersgerechte Kommunikation und Interaktion • Konflikte und Konfliktmanagement • Feedback • ______________________ • ______________________ • ______________________

Tab. 3.3 Aus den Kompetenzschwerpunkten I.5 und I.6 (Anlage 2 PflAPrV) abgeleitete mögliche Prüfungsinhalte

Einbeziehung von lebensweltlichen Aspekten und pflegerischen Aufgaben im Zusammenhang mit der Lebensgestaltung sowie unter Berücksichtigung von Autonomieerhalt und Entwicklungsförderung der zu pflegenden Menschen
• Sozialisation, soziale Netzwerke – Verwandtschaft – Freundschaft – Nachbarschaft • Lebensweltorientierung – Wohnen und Wohnumfeld – Assistenzsysteme – Alltagsstrukturierung und Alltagsaktivitäten • Teilhabe, Lebensqualität, soziale Integration • Coping • Persönlichkeit – Person – Persönlichkeit – Selbst – Identität – Geschlecht, geschlechtliche Identität • Aktivitäten und Autonomie – Selbstständigkeit – Entscheidungsautonomie • Lebensaltersbezogene Entwicklung – Lebens- und Entwicklungsphasen – Biografie – Entwicklungsaspekte in verschiedenen Settings • Rehabilitationsziele – Restitution – Kompensation – Adaption • Kultur – Enkulturation – Kultursensibilität • Rituale • __________ • __________ • __________

Tab. 3.4 Aus dem Kompetenzbereich IV (Anlage 2 PflAPrV) abgeleitete mögliche Prüfungsinhalte

Das eigene Handeln auf der Grundlage von Gesetzen, Verordnungen und ethischen Leitlinien reflektieren und begründen
• Berufsgesetze • Arbeitsrecht • Betreuungsrecht • Haftungsrecht • Medizinprodukterecht, Arzneimittelrecht, Betäubungsmittelrecht • Sozialrecht – SGB V – SGB IX – SGB XI – SGB XII • ICN-Ethikkodex für Pflegefachpersonen • Orientierungshilfen des Deutschen Ethikrats • Priorisierung und Triageentscheidungen • __________ • __________ • __________

LITERATUR

1. Borgiel U. Altenpflege heute. 4. A. München: Elsevier, 2021.
2. Hardeland H. „Lernen, wie geht das?" – 40 Lernstrategiekarten zum eigenständigen Lernen. Weinheim: Beltz, 2022.
3. Krengel M. Bestnote. Lernerfolg verdoppeln, Prüfungsangst halbieren. 4. A. Berlin: Eazybookz, 2014.
4. Metzig W, Schuster M: Lernen zu lernen: Lernstrategien wirkungsvoll einsetzen. 10. A. Berlin: Springer, 2020.
5. Schneider K, et al. Schriftliche Abschlussprüfung in der generalistischen Pflegeausbildung – Teil 3. Prüfungsbereich 2. Unterricht Pflege. 2023; 28(1).
6. Stickel-Wolf C, Wolf J. Wissenschaftliches Arbeiten und Lerntechniken: Erfolgreich studieren – gewusst wie! 10. A. Berlin: Springer, 2022.
7. Stiehl J. Prüfungsvorbereitung in der Pflege. Hannover: Schlütersche, 2022.
8. Wuttig B. Praktische Tipps für einfacheres Lernen. Die Bibliothek im Kopf. Praktische Tipps für einfacheres Lernen. Rettungs-Magazin. 2012; 3/4: 66–70. Aus: www.hanna-hardeland.de/wp-content/uploads/wuttigmedia_Rettungsmagazin_Bibliothek_im_Kopf_hardeland.pdf (letzter Zugriff: 22.6.2023).

II

Jetzt geht´s los – Realitätscheck Prüfung üben. Situationen mit 50 Punkten in 2 x 60 Minuten

KAPITEL

4

Maren Höpfner

Erstes Prüfungsbeispiel

4.1 Ⓐ Fallsituation: Stationäre Langzeitpflege (50 Punkte)

Älterer Mensch

Fallsituation

„Wäre ich mal eher ins St. Katharina gezogen"

Rico Röhl ist 72 Jahre alt und lebt schon seit einem Jahr im St. Katharina. Da er keine Bezugspersonen mehr hat und seine Erkrankungen ihm immer mehr zu schaffen gemacht haben, hat er sich überlegt, in die stationäre Langzeitpflege zu ziehen. Angefangen hat seine „Zuckerkrankheit", mit starkem Durstgefühl und einer hohen Ausscheidung pro Tag. Als dann noch Schwindel hinzukamen ist er zum Hausarzt gefahren. Dieser hat mithilfe einer Blutabnahme einen Diabetes mellitus Typ 2 diagnostiziert. Neben der Gabe oraler Antidiabetika ist auch eine Insulingabe als Therapieoption erforderlich. Da Herr Röhl sehr abgelegen im Wald gewohnt hat und die Besuche seiner Nachbarn immer weniger wurden, war er mit der Medikation überfordert und nahm diese nur unregelmäßig ein. Das führte zu einer Retinopathie, Nephropathie und Polyneuropathie. Als der Hausarzt Herrn Röhl erneut ermahnte, besser auf sich aufzupassen, war das für ihn der ausschlaggebende Punkt, endlich umzuziehen. Der Medizinische Dienst hatte ihm bereits Pflegegrad 2 genehmigt.

Sie betreuen Herrn Röhl seit dem Einzug und kennen den Bewohner gut. Er ist Ihnen freundlich zugewandt und immer offen für Neues. Sein Hobby Kreuzworträtsel zu lösen, bringt Sie immer wieder auf neue Gesprächsthemen. Zudem nimmt Herr Röhl gerne an den Gemeinschaftsaktivitäten teil und nutzt vor allem die sportlichen Programmpunkte im Haus. Seit dem Einzug ist Herr Röhl aufgeblüht, froh über die vielen Kontakte und Hilfe bei der Unterstützung seiner Medikation. Nur der Wald fehlt ihm sehr. Heute findet die hausärztliche Visite statt und Sie als Bezugspflegekraft von Herrn Röhl begleiten diese. Im letzten Monat sind die Blutzuckerwerte deutlich besser geworden, sodass der Hausarzt eine Umstellung der Medikation vorschlägt. Das Insulin wird pausiert und Herr Röhl wird mit den oralen Diabetikern und einer Ernährungsumstellung neu eingestellt. Der Hausarzt bittet Sie gemeinsam mit Herrn Röhl ein Informationsgespräch zum Thema Ernährung zu führen. Bevor Sie sein Zimmer verlassen, schaut Herr Röhl sie fragend an: *„Pflegefachmann Schmidt, ich bin wirklich stolz, was ich hier alles erreicht habe. Durch die ganzen Aktivitäten habe ich auch ordentlich Gewicht verloren. Frau Neubauer aus dem Nachbarzimmer, mit der ich immer viel unternehme, ist ebenfalls beeindruckt. Aber da fällt mir noch was ein, können Sie sich meinen kleinen Zeh anschauen, da ist eine kleine Wunde entstanden und die heilt irgendwie nicht richtig. Und meinen Sie, dass eine erneute Diabetesschulung für mich sinnvoll wäre?“*

4.2 Aufgaben

Geben Sie an, wofür die Abkürzung SIS® steht (1 P.) und nennen Sie drei der sechs möglichen Themenbereiche (3 P.).

AUFGABE 1
4 Punkte

Wählen Sie drei mögliche Themenbereiche (s. Aufgabe 1) aus und arbeiten Sie anschließend für Herrn Röhl mit jeweils zwei Aspekten eine pflegefachliche Einschätzung aus (6 P.).

AUFGABE 2
6 Punkte

Begründen Sie, welchem Pflegeproblem Sie bei Herrn Röhl die höchste Priorität einräumen (4 P.) und erläutern Sie vier Pflegemaßnahmen, welche das Pflegeproblem minimieren können (4 P.).

AUFGABE 3
8 Punkte

Nennen Sie vier Ressourcen von Herrn Röhl (4 P.).

Bewerten Sie zudem die Ressourcen bezogen auf die Fallsituation (4 P.).

AUFGABE 4
8 Punkte

Erklären Sie Herrn Röhl in einem Informationsgespräch, worauf er bei der Ernährung achten sollte. Geben Sie ihm fünf wichtige Informationen an die Hand (6 P.).

AUFGABE 5
6 Punkte

Nennen Sie drei Spätfolgen, welche unter dem Themenschwerpunkt Makroangiopathie bei Herrn Röhl noch entstehen könnten (3 P.).

AUFGABE 6
3 Punkte

Stellen Sie mit zwei Aspekten dar, wofür die Pflegeversicherung bei einer vollstationären Pflege Geld bezahlt (2 P.) und wie viel sie bei Herrn Röhl pro Monat übernimmt (2 P.).

AUFGABE 7
4 Punkte

Geben Sie an, ab welchen Werten man von einer Hyperglykämie (2 P.) und wann man von einem diabetischen Koma spricht (2 P.). Nennen Sie anschließend fünf Symptome, welche Sie Herrn Röhl aufzeigen, damit er diese Gefahr frühzeitiger erkennen kann (5 P.).

AUFGABE 8
9 Punkte

„Und meinen Sie, dass eine erneute Diabetesschulung für mich sinnvoll wäre?“ (Zeile 38 f.). Beantworten Sie die Frage von Herrn Röhl und begründen Sie Ihre Antwort (2 P.).

AUFGABE 9
2 Punkte

Erwachsener

4.3 Ⓔ Fallsituation: Ambulante Langzeitpflege (50 Punkte)

Fallsituation

„Den Kinobesuch hätte ich mir sparen können"

Elena Martínez ist 45 Jahre alt und leidet seit 15 Jahren an multipler Sklerose (sekundäre-progrediente Form). Seit 5 Jahren verlaufen die Schübe immer schwerer. Seit dem letzten Schub ist sie auf einen Rollstuhl angewiesen, welcher sie in ihrem Alltag stark einschränkt. Zudem hat Elena Martínez eine Blasenentleerungsstörung entwickelt. Nach der Stabilisierung des Schubs (vor 3 Wochen) wurde beim niedergelassenen Neurologen auf eine verlaufsmodifizierte Therapie umgestellt. Nun erhält Frau Martínez zum ersten Mal Interferon subkutan und Immunsuppressiva. Der Neurologe hat ihr zudem nahegelegt, einen Schwerbehindertenausweis zu beantragen.

Seit fünf Jahren sind Sie mit Ihrem ambulanten Langzeitpflegeteam Avento für Elena Martínez zuständig. Als Sie das Haus von Frau Martínez betreten, sitzt diese weinend am Tisch. Sie gehen direkt auf ihre Kundin zu und versuchen sie mit einem Witz aufzumuntern und lachen am Ende lauthals auf. Frau Martínez schaut sie mit Tränen in den Augen an. *„Lassen Sie es gut sein, Pflegefachfrau Anna, mir ist heute nicht zum Lachen. Gestern wollte mir meine Freundin Katharina eine Freude machen und hat mich zum Kinobesuch eingeladen. Doch aufgrund von Treppen sind wir nicht ins Kino gekommen und ich habe mich ziemlich ausgeschlossen gefühlt. Zudem hat der Neurologe gesagt, ich soll mir einen Schwerbehindertenausweis ausstellen lassen. Meinen Sie, ich kann weiterhin als Assistenz der Geschäftsleitung arbeiten?"*

Sie sind heute bei ihr eingeplant worden, da Sie Frau Martínez in der s. c.-Injektion anleiten sollen, damit Sie in Zukunft die neuen Medikamente selbstständig verabreichen kann. Anschließend steht noch die Förderung der Bewegung im Vordergrund. Trotz der Sorgen, die die Kundin geäußert hat, legen Sie mit der Anleitungssituation los. Sie führen ihre Aufgaben gewissenhaft durch und verabschieden sich mit den Worten: *„Ach, Frau Martínez, nehmen Sie es nicht so schwer, mit dem Schwerbehindertenausweis bekommen Sie immerhin überall einen Parkplatz."*

4.4 Aufgaben

AUFGABE 1
8 Punkte

Begründen Sie, warum die Förderung der Bewegung in der pflegerischen Versorgung von Frau Martínez im Vordergrund steht (2 P.). Nennen Sie anschließend sechs pflegerische Maßnahmen, die Sie bei Frau Martínez im Rahmen der multiplen Sklerose einsetzen können (6 P.).

AUFGABE 2
6 Punkte

Bei Frau Martínez und bei Menschen mit besonderen Herausforderungen kommt es bedingt durch die Rollstuhlpflicht zu vielen Veränderungen. Ermitteln Sie sechs Einschränkungen (6 P.).

AUFGABE 3
4 Punkte

Geben Sie vier zentrale Begriffe und Konzepte der UN-Behindertenrechtskonvention wieder (4 P.).

AUFGABE 4
3 Punkte

Erklären Sie, drei Pflegemaßnahmen bei Glukokortikoiden, welche im Rahmen der krankheitsbezogenen Besonderheiten eingeleitet werden müssen (3 P.).

AUFGABE 5
5 Punkte

Nennen Sie das neu aufgetretene Pflegeproblem von Frau Martínez (1 P.) und entwickeln Sie vier Pflegemaßnahmen, welche Sie mit ihr besprechen (4 P.).

AUFGABE 6
14 Punkte

Entwickeln Sie eine Anleitungssituation für Frau Martínez für eine s. c.-Injektion. Gehen Sie zunächst mit vier Aspekten auf die Vorbereitung ein (4 P.), anschließend führen Sie sechs Aspekte der Durchführung auf (6 P.) und schließen die Aufgabe mit vier Aspekten der Nachbereitung (4 P.).

AUFGABE 7
4 Punkte

Nennen Sie vier weitere Berufsgruppen, welche in der dauerhaften Therapie und Unterstützung hinzugezogen werden können (4 P.).

AUFGABE 8
4 Punkte

Analysieren Sie zwei Kommunikationssituationen aus dem Fall im Rahmen der Qualitätskontrolle (4 P.).

AUFGABE 9
2 Punkte

„Meinen Sie, ich kann weiterhin als Assistenz der Geschäftsleitung arbeiten gehen?" (Zeile 21 f.). Interpretieren Sie diese Aussage (2 P.).

Mögliche Lösungen zu diesen Aufgaben finden Sie im Erwartungshorizont ➤ 17.1

KAPITEL

5

Maren Höpfner

Zweites Prüfungsbeispiel

5.1 Ⓐ Fallsituation: Stationäre Langzeitpflege (50 Punkte)

Älterer Mensch

Fallsituation

„Er wird nicht mehr der alte sein"

Otto Petermann ist 82 Jahre alt, hat den Pflegegrad 3 und lebt seit ein paar Tagen in der stationären Langzeitpflege „Sonnenschein". Nach einem Schlaganfall mit einer Hemiparese rechts und einer ausgeprägten globalen Aphasie war ein Leben allein zuhause in seiner Etagenwohnung nicht mehr möglich.

Pflegefachmann Jens Ströhmer betreut ihn seit dem Einzug. In der Pflegeprozessplanung steht die Förderung der Mobilität und der Kommunikationsfähigkeit im Vordergrund. Heute früh betreut Jens Ströhmer gemeinsam mit der Auszubildenden Marie Sluscaryk Herrn Petermann. Die morgendliche Mobilisation dauert lange und erfordert viel Unterstützung und Steuerung durch Jens. Marie hat direkt Ideen, wie die Pflegesituation verändert werden kann, da sie das Konzept Bobath im Theorieunterricht kennengelernt hat.

Herr Petermann kann sich nicht verständlich machen. Marie bemerkt, dass Jens vor der Zahnpflege das Zähneputzen mit Mimik und Gestik vormacht. Der antwortet darauf: *„Kamm, Kamm"*. Zum Frühstück wird Herr Petermann in den Gemeinschaftsraum gebracht und das Frühstück wird ihm mundgerecht zubereitet. So kann er mit der linken Hand die Nahrung selbstständig zu sich nehmen. Durch die globale Aphasie hat er wenig Anschluss gefunden, denn die anderen Bewohner verstehen ihn nicht.

Nach der Versorgung des Bewohners spricht Marie Jens Ströhmer auf die eben erlebte Pflegesituation an: *„Jens, wir haben gerade das Bobath-Konzept im Unterricht gehabt. Könnten wir Herrn Petermanns Transfer nicht entsprechend gestalten? Das wäre bestimmt nützlich."* Jens gefällt die Idee. Er kennt den Namen Bobath, hat sich dann aber nicht weiter mit dem Konzept beschäftigt. *„Heute Mittag kommt die Tochter von Herrn Petermann. Da können wir Informationen sammeln und deine Ideen direkt in die Pflegeprozessplanung einbauen"*. Gegen Mittag erscheint wie geplant die Tochter von Herrn Petermann. Sie ist bereits den Tränen nahe und beginnt das Gespräch: *„Ach herrjeh, mein Vater wird nie wieder der alte sein. Ich bin einfach überfordert mit der Situation. Wer kann denn noch helfen?"*

5.2 Aufgaben

AUFGABE 1
6 Punkte

Ermitteln Sie für Herrn Petermann eine Pflegeplanung, indem Sie ein Pflegeproblem (1 P.), eine Ressource (1 P.) und zwei passende Pflegemaßnahmen erarbeiten (4 P.).

AUFGABE 2
5 Punkte

Nennen Sie eine Pflegetheorie bzw. ein Pflegemodell zur Steuerung des Pflegeprozesses bei Herrn Petermann (1 P.) und begründen Sie Ihre Auswahl anhand von vier Aspekten (4 P.).

AUFGABE 3
13 Punkte

Definieren Sie den Begriff Aphasie (1 P.). Vergleichen Sie die vier möglichen Aphasieformen mit jeweils einem Merkmal (8 P.) und planen Sie vier Maßnahmen, die Herrn Petermann im Alltag helfen können, mit der Aphasie besser umzugehen (4 P.).

AUFGABE 4
2 Punkte

Warum haben Personen, die eine Schädigung der linken Gehirnhälfte haben, ihre Defizite an der rechten Körperhälfte und umgekehrt (2 P.)?

AUFGABE 5
2 Punkte

Listen Sie zwei weitere Berufsgruppen auf, welche Herrn Petermann bei der Förderung seiner Autonomie helfen können (2 P.).

AUFGABE 6
8 Punkte

Zählen Sie zwei Ziele auf, welche das Bobath-Konzept verfolgt (2 P.). Beschreiben Sie drei Maßnahmen, wie der Transfer und die Mobilisation nach Bobath konkret bei Herrn Petermann umgesetzt werden kann (6 P.).

AUFGABE 7
8 Punkte

Herr Petermann hat Anspruch auf einen Pflegegrad. Stellen Sie mit jeweils zwei Merkmalen die beiden Begriffe Pflegegeld und Pflegesachleistungen gegenüber (4 P.). Definieren Sie zusätzlich den Begriff Entlastungsbetrag (2 P.) und benennen Sie den Geldbetrag, welchen man für den Verbrauch von Pflegehilfsmitteln erhalten kann (2 P.).

AUFGABE 8
6 Punkte

„Ich bin einfach überfordert mit der Situation meines Vaters." (Zeile 32 f.). Interpretieren Sie diese Aussage auf dem Hintergrund des Krankheitsbilds von Herrn Petermann (6 P.).

Erwachsener

5.3 Ⓔ Fallsituation: Stationäre Akutpflege (50 Punkte)

Fallsituation

„Jetzt auch noch das, meine Nieren sind nun auch kaputt"

Susanne Brinkmann (61 Jahre alt) leidet schon seit Jahren an einer arteriellen Hypertonie und am Diabetes mellitus Typ 2. Die Haus- und Fachärzte haben Sie immer wieder darauf hingewiesen, wie wichtig es ist, dass Sie die Medikamente korrekt einnimmt und die Therapiepläne einhält. Frau Brinkmann ist selbstständig als Immobilienmaklerin in Lübeck und arbeitet viel. Da vergisst Sie des Öfteren ihre Medikamente einzunehmen und ernährt sich zeitweise ungesund. Das Sportprogramm bleibt auch immer wieder auf der Strecke. In den letzten Wochen hat sich der Gesundheitszustand von Frau Brinkmann deutlich verschlechtert. Als Sie ihrem Hausarzt die Symptome mitteilt, schickt dieser sie direkt ins nächstliegende Krankenhaus. Seine Vermutung, Frau Brinkmann hat zusätzlich eine chronische Nierenerkrankung entwickelt. Diese soll zunächst stationär behandelt und therapiert werden.

Sie arbeiten als Pflegefachperson auf der nephrologischen Station und sind für die Neuaufnahme von Frau Brinkmann zuständig. Frau Brinkmann zeigt einen reduzierten Allgemeinzustand auf. Sie ist sehr müde, hat Kopfschmerzen sowie starken Juckreiz und zeigt eine deutliche Ödembildung an den Beinen. Zudem hat sie seit Tagen keinen Appetit und muss sich häufig erbrechen. Die ersten diagnostischen Maßnahmen sind bereits in der Ambulanz gelaufen und die Nephrologen vermuten ebenfalls eine chronische Nierenerkrankung. Als Sie fürs Anamnesegespräch das Zimmer betreten, liegt Frau Brinkmann aufgelöst im Bett. Die Nachbarpatientin unterhält sich währenddessen weiter mit Ihrem Ehemann. Frau Brinkmann sieht Sie an und beginnt das Gespräch *„Ach nee, ich mag keine weiteren Fragen beantworten. Eben hat der Arzt mir gesagt, dass ich eine dauerhafte Dialysetherapie benötige. Zusätzlich muss ich meine Ernährung und auch meine Flüssigkeitszufuhr umstellen. Wo soll das alles hinführen?"*

Sie setzen sich zu Frau Brinkmann ans Bett und beruhigen Sie zunächst. Als erstes messen Sie erneut die Vitalparameter. Folgende Werte können Sie ermitteln: Körpergröße 1,50 m und 75 kg, Puls 98 Schläge/Min, Blutdruck 170/95 mmHg, Blutzucker 198 mg/dl. In dieser Zeit hat sich Frau Brinkmann beruhigt und so können Sie doch noch das Anamnesegespräch durchführen. Während des Gesprächs baut Frau Brinkmann zu Ihnen Vertrauen auf. Als Ihnen das Aufnahmegespräch gelungen ist, bieten Sie Ihr ein Informationsgespräch am nächsten Tag zum Thema Ernährung und Flüssigkeitszufuhr bei dialysepflichtigen Personen an. Dankbar lächelt Frau Brinkmann Sie an und willigt ein. Als Sie gerade das Zimmer verlassen wollen, dreht sich Frau Brinkmann nochmals zu Ihnen um: *„Ach, bevor ich es vergesse: Können Sie mir Morgen dann die verschiedenen Dialyseverfahren erläutern. Und was hat der Arzt eigentlich mit einer Shuntanlage gemeint, die er am liebsten Morgen machen möchte?"*

5.4 Aufgaben

AUFGABE 1
15 Punkte

Arbeiten Sie bitte drei Pflegeprobleme mit jeweils einem geeigneten Pflegeziel und je zwei entsprechenden Pflegemaßnahmen für Frau Brinkmann aus (15 P.).

AUFGABE 2
4 Punkte

Wählen Sie für Frau Brinkmann eine der von Ihnen geplanten Pflegeprobleme mit Pflegemaßnahmen aus, welcher Sie die höchste Priorität einräumen (2 P.). Begründen Sie Ihre Auswahl (2 P.).

AUFGABE 3
4 Punkte

Frau Brinkmann bittet Sie, die verschiedenen Nierenersatztherapien zu erläutern. Unterscheiden Sie mit jeweils zwei Merkmalen die zwei Therapieformen (Hämodialyse und Peritonealdialyse), welche bei einer chronischen Nierenerkrankung angewendet werden können (4 P.).

AUFGABE 4
8 Punkte

Erklären Sie Frau Brinkmann vier Pflegemaßnahmen, welche Sie bei einer zukünftigen Shuntanlage und Shuntpflege unbedingt berücksichtigen sollte (8 P.).

AUFGABE 5
5 Punkte

Geben Sie fünf Aussagen an, wie ein strukturiertes Informationsgespräch korrekt durchgeführt werden kann (5 P.).

AUFGABE 6
6 Punkte

Erläutern Sie jeweils drei Tipps zum Thema Ernährung (3 P.) und Flüssigkeitshaushalt/-zufuhr (3 P.) während einer Dialysetherapie, welche Sie Frau Brinkmann im Informationsgespräch mitgeben können.

AUFGABE 7
4 Punkte

Erörtern Sie zwei Maßnahmen zur Qualitätsverbesserung in der vorliegenden Fallsituation (je 2 P.).

AUFGABE 8
4 Punkte

„Wo soll das alles hinführen?" (Zeile 29). Setzen Sie sich mit dieser Aussage auseinander und geben Sie zwei verschiedene Interpretationen an (4 P.).

Mögliche Lösungen zu diesen Aufgaben finden Sie im Erwartungshorizont ➤ 17.2

KAPITEL

6 Drittes Prüfungsbeispiel

Maren Höpfner

6.1 Ⓚ Fallsituation: Stationäre Akutpflege (50 Punkte)

Kind

Fallsituation

„So sollte die Familienfeier nicht enden"

Attila Demir (fünf Jahre alt) und seine Familie haben sich schon seit Wochen auf die Feier zum 70. Geburtstags des Opas gefreut. Sämtliche Verwandtschaft reist extra für dieses Ereignis an. Der Großvater hat ein schönes Lokal in Köln angemietet und die Enkel können sich draußen auf einem anliegenden Spielplatz mit Klettergerüsten austoben. Attila Demir ist mit seinen drei Geschwistern und sechs Cousins nach dem Nachtisch direkt zum Spielplatz gerannt. Als sie gerade Fangen spielen, klettert Attila überstürzt auf das Klettergerüst, schaut am höchsten Punkt nach hinten, wie weit sein Cousin noch entfernt ist, hält sich nicht richtig fest und stürzt drei Meter tief mit dem Kopf zuerst auf den harten Boden.

Die Eltern von Attila hören den lauten Aufprall und den schrillen Aufschrei Ihres Sohnes im Restaurant und rennen direkt zum Spielplatz. Der Vater wählt währenddessen schon den Notruf. Als die Eltern am Klettergerüst und den geschockten Geschwistern und Cousins ankommen, liegt Attila bewusstlos am Boden. Attila Demir wird mit dem Rettungswagen und seiner Mutter in das nächstgelegene Kinderkrankenhaus gefahren. Nach über 60 Minuten kommt Attila wieder zu sich. Er weiß zunächst nicht, wo er sich befindet, und klagt über starke Kopfschmerzen, Schwindel und Sehstörungen mit Doppelbildern. Ängstlich fragt er seine Mutter, was denn passiert sei.

In der Notaufnahme kümmern sich direkt die Ärzte und Pflegefachpersonen um Attila. Bei ihm wird ein gedecktes Schädel-Hirn-Trauma diagnostiziert. Bedingt durch die lange Bewusstlosigkeit und nur 10 Punkte auf der Glasgow Coma Scale (GCS) wird das SHT als Gehirnprellung/mittelschweres SHT 2. Grades vom Kinderarzt eingeteilt.

Aufgrund der Diagnose wird Attila Demir stationär auf Ihrer Station aufgenommen. Sie sind für sein Zimmer zuständig und betreuen Attila am nächsten Morgen. Als Sie die Zimmertür öffnen, sehen Sie direkt, dass Attila an der Venenverweilkanüle am rechten Handrücken eine Beule entwickelt hat. Er liegt in einer erhöhten Oberkörperposition. Durch die angeordnete eingeschränkte Bettruhe und die immer wieder auftretende Bewusstseinsstörung von Attila helfen Sie ihm heute nur beim nötigsten. Attila wirkt wach ist aber immer wieder desorientiert. In der Akutphase wurde vom Arzt „Minimal Handling“ angeordnet. Während der Versorgung hat Attila immer wieder mit Kreislaufproblemen zu kämpfen, wobei das Monitoring nicht richtig angeschlossen ist. Zudem merken Sie, dass sich Attila zunehmend erbricht. Der Arzt hat in der Nacht bis auf weiteres Nahrungskarenz angeordnet. Attila wirkt an diesem Morgen sehr müde. Die ständigen GCS-Erhebungen und Pupillenkontrollen haben ihn die Nacht über kaum schlafen lassen.

Gegen Mittag kommt die Mutter zu Besuch, da Sie nicht mit aufgenommen wurde. Sie ist ganz aufgeregt und steht noch immer unter Schock. Sie kommt aufgelöst auf Sie zu und fragt: *„Der Kinderarzt hat mir eben erklärt, dass sie für Attila frühzeitig eine umfassende Rehabilitationsmaßnahme organisieren und direkt an den stationären Aufenthalt hier anschließen. Wird mein Junge denn wieder der alte werden?“.*

6.2 Aufgaben

AUFGABE 1
12 Punkte

Nennen Sie den Namen des Pflegemodells von Roper, Tierney und Logan (1 P.) und geben Sie die fünf zentralen Konzepte des Pflegemodells an (5 P.). Abschließend nennen Sie sechs der zwölf Lebensaktivitäten aus dem Pflegemodell (6 P.).

AUFGABE 2
10 Punkte

Entwickeln Sie für Attila Demir zwei Pflegeprobleme (2 P.) mit jeweils einer Ressource (2 P.) und einem Pflegeziel (2 P.) sowie zwei Pflegemaßnahmen (4 P.).

AUFGABE 3
2 Punkte

Definieren Sie den Begriff „Minimal Handling" (2 P.).

AUFGABE 4
7 Punkte

Die Pupillenkontrolle ist die wichtigste neurologische Kontrolle bei einem SHT. Legen Sie mit vier Schritten dar, wie eine Pupillenkontrolle durchgeführt wird (4 P.) und führen Sie drei mögliche pathologische Veränderungen der Pupillen auf (3 P.).

AUFGABE 5
4 Punkte

Begründen Sie, warum es im Fall von Attila Demir sinnvoll ist eine Rehabilitationsmaßnahme anzuschließen (2 P.) und welche zwei weiteren Berufsgruppen, dort in der Therapie, zur Verfügung stehen werden (2 P.).

AUFGABE 6
4 Punkte

Erklären Sie, wofür die Glasgow Coma Scale eingesetzt wird (1 P.) und nennen Sie die drei Kategorien, mit denen die Einschätzung durchgeführt wird (3 P.).

AUFGABE 7
9 Punkte

Erörtern Sie drei Maßnahmen zur Qualitätsverbesserung in der vorliegenden Fallsituation von Attila Demir (9 P.).

AUFGABE 8
2 Punkte

„Wird mein Junge denn wieder der alte werden?" (Zeile 47). Nehmen Sie zu der Aussage von Attilas Mutter Stellung (2 P.). Berücksichtigen Sie bei Ihrer Ausführung den Schwerpunkt der Folgeschäden/Dauerfolgen.

Älterer Mensch

6.3 Ⓐ Fallsituation: Ambulante Langzeitpflege (50 Punkte)

Fallsituation

„Der teure Perserteppich bleibt aber liegen"

Trude Matz ist 89 Jahre alt und stolz, dass Sie immer noch in ihrer Erdgeschosswohnung mit Ihrem Mann (95 Jahre) gemeinsam leben kann. Die drei Stufen vom Hof bis zur Eingangstür schaffen die beiden mit viel Zeit und Geduld. In den letzten Wochen hat sich die Osteoporose von Frau Matz verschlimmert. Sie bemerkt selbst einen *„wackeligeren Gang"*. Ihr Mann ist ebenfalls unsicherer im Gang geworden. Die Tochter Ingrid versucht schon seit Monaten, ihre Eltern zu überreden, in eine Pflege-WG oder in die stationäre Langzeitpflege zu ziehen. Davon wollen die beiden aber derzeit nichts wissen und verweigern dieses Thema. Trude Matz erzählt ihrer Tochter am Telefon: *„Ingrid, nochmals, der teure Perserteppich bleibt liegen und auch meine Pantoffeln möchte ich weiterhin tragen. Zudem macht Hans überall im Haus das Licht an, damit wir abends beim Laufen besser sehen können und setzen unsere Brillen nun auch immer auf."*

Sie als Pflegefachmann sind seit ein paar Wochen für die Eheleute Matz zuständig. Ihr ambulanter Langzeitpflegedienst Vita übernimmt das gesamte Medikamentenmanagement und vor allem die Bereitstellung der Medikamente. Einmal in der Woche bieten Sie zudem ein Duschangebot im Rahmen der Körperpflege an. Durch den hohen Duschkabineneinstieg sind die Eheleute auf Ihre Hilfe angewiesen. Die Körperpflege können sie größtenteils selbst durchführen. Die Tochter bezahlt die Pflege ihrer Eltern aus eigener Tasche, da Sie durch die Entfernung von 500 km nicht immer kommen kann und froh ist, dass Sie zweimal pro Woche nach den Eltern schauen. Nach einem Telefonat mit Ihnen als Bezugspflegefachkraft bittet die Tochter Sie, eine Beratung zum Thema Wohnverhältnisse und Sturzneigung bei ihren Eltern durchzuführen. Dieses Angebot wollen Sie heute nach der Körperpflege anbieten und wenn gewünscht umsetzen. Da Sie heute mit der Auszubildenden Lea unterwegs sind, möchten Sie ebenfalls die Bewegungsförderung mitbesprechen und passende Pflegemaßnahmen für die Eheleute Matz auswählen. Bevor Sie die Wohnung betreten, fragen Sie Lea: *„Kennst du die Pflegetheorie von D. Orem?". Bei den Eheleuten Matz kann man diese gut anwenden. Achte da heute einmal drauf.".*

6.4 Aufgaben

AUFGABE 1
7 Punkte

Nennen Sie die Pflegetheorie von Dorothea Orem (1 P.). Definieren Sie die Begriffe vollständig kompensatorisches System (2 P.), teilweise kompensatorisches System (2 P.) und anleitend-unterstützendes System (2 P.).

AUFGABE 2
6 Punkte

Die Auszubildende Lea hat die Eheleute Matz beobachtet und für jedes Pflegesystem von D. Orem ein fallbezogenes Beispiel gefunden. Arbeiten Sie dieses jeweils heraus (6 P.).

AUFGABE 3
12 Punkte

Ermitteln Sie die drei Sturzrisikofaktoren (3 P.) mit jeweils drei konkreten Beispielen aus dem Expertenstandard „Sturzprophylaxe in der Pflege" (9 P.).

AUFGABE 4
5 Punkte

Erklären Sie den Begriff „Sturzkaskade" (5 P.).

AUFGABE 5
7 Punkte

Erschließen Sie für das Ehepaar Matz und deren Pflegeproblem „Gangunsicherheit" und „Sturzneigung" ein Pflegeziel (1 P.), zwei Ressourcen (2 P.) und vier sturzprophylaktische Maßnahmen (4 P.).

AUFGABE 6
5 Punkte

Geben Sie mit fünf Angaben an, wie ein Beratungsgespräch korrekt dokumentiert wird (5 P.).

AUFGABE 7
8 Punkte

Vergleichen Sie die beiden vorgeschlagenen Wohnmöglichkeiten, welche die Tochter für Ihre Eltern vorschlägt. Nennen Sie jeweils zwei Vor- und Nachteile der Einrichtung, um diese in der Beratung mitzuteilen (je 4 P.).

Mögliche Lösungen zu diesen Aufgaben finden Sie im Erwartungshorizont ➤ 17.3

KAPITEL

7

Maren Höpfner

Viertes Prüfungsbeispiel

7.1 Ⓐ Stationäre Langzeitpflege (50 Punkte)

Älterer Mensch

Fallsituaon

„Lena bist du es?"

Ida Meier lebt seit über zehn Jahren in der stationären Langzeitpflege Buchforst. Im Alter von 79 Jahren ist sie zuhause durch ihre beginnende Demenz (Morbus Alzheimer) nicht mehr alleine zurechtgekommen. Nun mit 89 Jahren hat sich ihre Demenz in eine mittelschwere Form verschlechtert. Erst vor ein paar Tagen hat die Auszubildende Nele Frau Meier im Bett eines anderen Bewohners vorgefunden. Als Nele Ida Meier daraufhin bittet aufzustehen, wird diese erst unsicher: *„Lena bist du es?"* Die Auszubildende schüttelt den Kopf und versucht die Situation zu klären: *„Frau Meier, das ist nicht ihr Zimmer und ich bin nicht Ihre Tochter Lena, sondern Nele die Auszubildende. Sie wissen doch, dass Sie in Zimmer 76 wohnen und nicht in 74. Also raus aus dem Bett und mitkommen."* Frau Meier wird wütend, aggressiv und schubst Nele aus dem Zimmer. Frustriert verlässt diese die Situation und schickt Sie als ihre Praxisanleiterin zu Frau Meier.

Einen Tag später fällt Ihnen auf, dass bei Frau Meier die Tabletten der letzten Tage in der Kulturtasche versteckt und nicht eingenommen wurden. Während der Körperpflege lässt die Konzentration schnell nach und einzelne Körperteile werden vergessen. Nach der Grundpflege begleiten Sie Frau Meier in den Gemeinschaftsraum, doch keine fünf Minuten später läuft sie ziel- und rastlos durch den Wohnbereich und ruft nach Lena. Das passiert seit ein paar Tagen auch vermehrt in der Nacht. Zudem kann sie abends schlechter einschlafen und wirkt unausgeglichen.

Nach der Versorgung setzen Sie ein Gespräch mit den Töchtern und der Pflegedienstleitung (PDL) an, um weitere Maßnahmen zu besprechen. In der Gesprächsrunde berichten Sie zudem von den neu aufgetretenen Symptomen Agnosie, Apraxie sowie retrograde Amnesie. Da ihre Einrichtung gerade erfolgreich erweitert wurde, überlegen Sie gemeinsam mit allen Beteiligten, ob ein Umzug in den segregativen Wohnbereich besser wäre. Hier werden vor allem die Konzepte Dementia Care Mapping, Snoezelen, „Eat by Walking" und die Biografiearbeit vertiefend durchgeführt. Die Töchter sind nach ihren Berichten und auch nach den letzten Besuchen bei ihrer Mutter mit dem Umzug in den speziellen Wohnbereich einverstanden. Zudem möchten die Töchter, dass Sie eine Höhergruppierung des Pflegegrades beantragen.

7.2 Aufgaben

AUFGABE 1
15 Punkte

Erläutern Sie drei vorrangige Pflegeprobleme von Ida Meier (6 P.) und arbeiten Sie jeweils ein Pflegeziel (3 P.) und zwei passende Pflegemaßnahmen (6 P.) aus.

AUFGABE 2
4 Punkte

Listen Sie vier Kommunikationsregeln im Umgang mit Frau Meier auf (4 P.).

AUFGABE 3
8 Punkte

Erklären Sie zwei der vier in der Fallsituation genannten Konzepte mit jeweils vier Aspekten genauer (je 4 P.).

AUFGABE 4
6 Punkte

Vergleichen Sie die drei möglichen Wohnkonzepte für demenziell veränderte Menschen. Definieren Sie die Wohnform (3 P.), und nennen Sie jeweils ein Vorteil des Wohnkonzepts (3 P.).

AUFGABE 5
6 Punkte

Erläutern Sie die Begriffe Agnosie, Apraxie sowie retrograde Amnesie (3 P.) mit jeweils einem konkreten Beispiel (3 P.).

AUFGABE 6
6 Punkte

Nennen Sie den Namen des Begutachtungsdienstes, welcher für die Höhergruppierung zuständig ist (1 P.), und nennen Sie fünf der sechs Module, welche bei Frau Meier begutachtet werden (5 P.).

AUFGABE 7
5 Punkte

„Frau Meier, das ist nicht Ihr Zimmer und ich bin nicht Ihre Tochter Lena, sondern Nele die Auszubildende. Sie wissen doch, dass Sie in Zimmer 76 wohnen und nicht in 74. Also raus aus dem Bett und mitkommen." (Zeile 9 ff.). Bewerten Sie zunächst die Aussage (1 P.) und geben Sie anschließend eine ausführliche Interpretation an (4 P.).

Erwachsener

7.3 Ⓔ Fallsituation: Ambulante Langzeitpflege (50 Punkte)

Fallsituation

„Einfach nur ekelig, dieser Beutel an meinem Bauch"

Olle Bengtsson ist 55 Jahre alt, ist verheiratet, wohnt mit seiner Frau in Dessau und wird durch den ambulanten Pflegedienst Scholl betreut. Herr Bengtsson leidet schon seit seinem 25. Lebensjahr an Colitis ulcerosa. Aufgrund der Erkrankung hat er sein Hobby Schwimmen aufgegeben, ihm blieb noch das Sammeln von Modellautos, was er leidenschaftlich betreibt. Besonders im letzten Jahr hatte er viele akute und fulminante Schübe mit stark blutigen Durchfällen, Fieber und sehr schmerzhaften Stuhlgängen. Zudem haben die anhaltenden Bauch- und Darmschmerzen zu einer Appetitlosigkeit geführt. Herr Bengtsson wurde wegen anhaltender Beschwerden vom Hausarzt ins nächstliegende Krankenhaus überwiesen. Die Ärzte entschieden sich, eine Proktokolektomie mit Anlage eines prominenten Ileostomas durchzuführen. Da Herr Bengtsson mit der Versorgung des Ileostomas aktuell noch überfordert ist, wurde ein ambulanter Pflegedienst hinzugezogen.

Sie sind für Olle Bengtsson zuständig. Bei seinem Ileostoma wird jeden Tag das Stomaversorgungssystem gewechselt. Aktuell ekelt sich Herr Bengtsson noch sehr über den „Stinkebeutel" und dreht bei der Versorgung angewidert den Kopf zur Seite. Leider kommt es ab und zu vor, dass der Beutel abplatzt. Herr Bengtsson weiß sich dann nur mit Handtüchern zu helfen. Die parastomale Haut ist gerötet.

Seit der OP hat Herr Bengtsson keinen Besuch mehr empfangen und sein Haus nicht mehr verlassen. Ihm ist es vor seinen Freunden sehr unangenehm einen künstlichen Darmausgang zu besitzen. Seine Hobbys hat er stark eingeschränkt und geht mit seiner Frau nicht mehr zum Essen aus.

Einen Monat später ist das Vertrauen zum Klienten ausgebaut und eine Anleitung zum eigenständigen Versorgungswechsel möglich. Auch die Ehefrau darf beim Wechseln mittlerweile zusehen. Sie wirkt ziemlich hilflos und ist oft den Tränen nahe. Während der Versorgung bittet Herr Bengtsson Sie um Rat. *„Ach Schwester, was darf ich eigentlich jetzt essen und was nicht? Ab und zu habe ich das Gefühl, ich esse etwas und ein paar Stunden später platzt mein Beutel beinahe ab. Mein Gewicht ist auch nicht normal. Können Sie mir da nicht weiterhelfen? Glauben Sie, dass ich mich falsch ernähre?"*.

7.4 Aufgaben

AUFGABE 1
4 Punkte

Nennen Sie vier der insgesamt sechs Themenfelder der strukturierten Informationssammlung (SIS®), welche bei Herrn Bengtsson zu einem Pflegebedarf führen (4 P.).

AUFGABE 2
4 Punkte

Erarbeiten Sie zu den Themenfeldern von Aufgabe 1 jeweils ein Pflegeproblem (4 P.).

AUFGABE 3
8 Punkte

Nennen Sie vier Ressourcen von Herrn Bengtsson (4 P.). Bewerten Sie zudem die Ressourcen bezogen auf die Fallsituation (4 P.).

AUFGABE 4
12 Punkte

Listen Sie zunächst die vier Schritte des Anleitungsprozesses auf (4 P.). Beschreiben Sie anschließend, welche Aktivitäten der Anleitende und der Anzuleitende in der jeweiligen Phase zu beachten hat (8 P.).

AUFGABE 5
8 Punkte

Erklären Sie Herrn Bengtsson vier konkrete Maßnahmen, welche bei einem Ileostomaversorgungswechsel berücksichtigt werden müssen (8 P.).

AUFGABE 6
4 Punkte

Bewerten Sie die Situation zwischen den Eheleuten Bengtsson. Wie kann die Ehefrau besser in die Pflegesituation eingebunden werden? Leiten Sie zwei fachlich begründete Vorschläge ab. (4 P.).

AUFGABE 7
8 Punkte

Erklären Sie Herrn Bengtsson vier Aspekte, welche er bei dem Thema Ernährung und Flüssigkeitshaushalt mit einem Ileostoma berücksichtigen sollte (8 P.).

AUFGABE 8
2 Punkte

„Glauben Sie, dass ich mich falsch ernähre?“ (Zeile 31 f.). Interpretieren Sie diese Aussage (2 P.).

Mögliche Lösungen zu diesen Aufgaben finden Sie im Erwartungshorizont ➤ 17.4

KAPITEL

8

Anke Knebel (8.1), Verena Bikas (8.3)

Fünftes Prüfungsbeispiel

8.1 Ⓔ Fallsituation: Stationäre Akutpflege (50 Punkte)

Erwachsener

Fallsituation

„Es ist einfach ab"

Sie arbeiten als Pflegefachperson im sächsischen Krankenhaus Zittau auf der chirurgischen Station. Zu Ihren Patienten zählt die 29-jährige Conny Große. Frau Große ist ambitionierte Hobbyreiterin und hatte sich bei einem Sturz schwere Verletzungen am rechten Unterschenkel zugezogen. Nach mehreren Operationen kam es zu massiven Wundheilungsstörungen. Die Wunde entzündete sich derart, dass der Unterschenkel unterhalb des Knies amputiert werden musste. Die letzte Operation liegt zehn Tage zurück. Die Wunde verheilt gut. Die Nahtumgebung ist weiterhin gerötet. Exsudat wird noch wenig abgesondert. Die Drainagen sollen drei Wochen nach OP entfernt werden. Frau Große ist stabil und ihre Vitalwerte liegen im Normbereich. Schmerzen am Stumpf gibt sie auf der NRS im Bereich von fünf bis acht an. Frau Große beschreibt die Schmerzen als dauerhaft brennend und teilweise akut stechend. Laut ärztlicher Anordnung erhält sie alle zwölf Stunden 30 mg Oxycodon® und 600 mg Gabapentin®. Während Sie vorsichtig den Stumpf lagern, beschreibt Frau Große das wiederkehrende Gefühl, dass im nicht mehr vorhandenen rechten Fuß ihre Zehen jucken würden. Die gelernte Bankkauffrau macht sich zunehmend große Sorgen, wie es nun weitergeht. *„Schwester, was soll ich denn nur machen! Reiten geht ja wohl überhaupt nicht mehr und die Arbeit erst. Meine geliebte Außendiensttätigkeit kann ich ja wohl vergessen. Ich bin absolut nutzlos geworden. Und so finde ich auch nie einen Mann. Ich bin ein Krüppel."* Weinend schließt Frau Große die Augen und scheint keine Antwort von Ihnen zu erwarten. Die zierliche, sonst so agile junge Frau wirkt hoffnungslos und verzweifelt. Ihnen geht die Situation von Frau Große sehr nahe. Schließlich wurden Sie vor Jahren selbst mit solch einer Situation einmal konfrontiert. Sie überlegen, wie Sie Frau Große helfen können. Die Verzweiflung der Patientin ist für Sie greifbar und lässt Sie nicht los. Bereits zu Hause haben Sie mit Ihrem Partner darüber gesprochen. Als Sie in der Dienstübergabe erneut von den Sorgen und Ängsten von Frau Große berichten, nimmt Sie die Stationsleitung anschließend zur Seite und bittet Sie, über Ihr Engagement nachzudenken. *„Ich mache mir langsam Sorgen, dass Sie Ihre professionelle Distanz nicht mehr einhalten. Bitte achten Sie darauf, dass es zu keiner Überforderung Ihrerseits kommt!“* Sie versprechen, darüber nachzudenken.

8.2 Aufgaben

AUFGABE 1
10 Punkte

Analysieren Sie die Situation hinsichtlich Ressourcen und Problemen von Frau Große. Stellen Sie diese übersichtlich dar (10 P.).

AUFGABE 2
15 Punkte

Erläutern Sie Maßnahmen, damit die Lebensqualität von Frau Große gefördert werden kann. Gehen Sie dabei auch auf die Autonomie der Patientin ein (15 P.).

AUFGABE 3
10 Punkte

Beschreiben Sie Ihr kommunikatives Vorgehen in der aktuellen Situation mit Frau Große. Beziehen Sie die kommunikativen Grundhaltungen ein (10 P.).

AUFGABE 4
5 Punkte

Erläutern Sie mögliche psychische Gefahren für Sie, wenn Sie Ihr Verhalten nicht ändern (5 P.).

AUFGABE 5
10 Punkte

Beschreiben Sie mögliche Bewältigungsstrategien, um Ihre eigene psychische Gesundheit zu erhalten bzw. wiederzuerlangen (10 P.).

Mögliche Lösungen zu diesen Aufgaben finden Sie im Erwartungshorizont ➤ 17.5

Kind

8.3 Ⓚ Fallsituation: Ambulante Langzeitpflege (50 Punkte)

Fallsituation

„Ronnys Rechte"

Sie arbeiten als Pflegefachperson bei dem Ambulanten Pflegedienst „Care for Child" in Essen.

Heute haben Sie die Nachmittagsroute einer Kollegin übernommen und als erstes besuchen Sie Ronny Bergmann, einen dreizehnjährigen Jungen. Aus den Unterlagen erfahren Sie:

Ronny litt bei seiner Geburt an einer unerklärlichen Asphyxie und ist seither schwer behindert und chronisch krank. Er kann nicht laufen, sitzen und sprechen. Zudem hat er Asthma bronchiale und Schluckstörungen.

Seine Mutter pflegt ihr Kind von Beginn an zu Hause. Dies kann sich die Familie auch nur leisten, weil der Vater von Ronny ein erfolgreicher Geschäftsmann ist, der seine eigene Firma leitet. Allerdings ist Herr Bergmann deshalb oft nicht zu Hause, sodass Frau Bergmann auf sich alleingestellt ist. Dies überfordert sie zunehmend.

Inzwischen ist Ronny vollständig immobil, die Mobilisation in seinen Spezialstuhl gestaltet sich immer schwieriger, da die Kontrakturen an Armen und Beinen stark ausgeprägt sind. Aufgrund der ausgeprägten Schluckstörungen wird Ronny über eine perkutane endoskopische Gastrostomie-Sonde (PEG-Sonde) ernährt. Außerdem hat er einen suprapubischen Katheter.

Frau Bergmann möchte sich gerne um alles selbst kümmern, um ihrem Sohn trotz allem ein schönes Leben zu ermöglichen. Dies zeigt sich auch darin, dass sie den ambulanten Pflegedienst lediglich für die Versorgung der pflegetechnischen Maßnahmen engagiert hat und die Körperpflege, Mobilisation und Nahrungsaufnahme selbst durchführt. Die ständige körperliche und psychische Belastung ist ihr inzwischen anzusehen. Hinzu kommt, dass die Familie keine sozialen Kontakte gepflegt hat, da Ronny immer an erster Stelle kam. Auch Ronny hat keine Freunde. Frau Bergmann vermied den Kontakt mit anderen Kindern, um ihn keinem Spott auszusetzen.

Als Sie das Haus der Familie Bergmann betreten, hören Sie Frau Bergmann schreien: *„Ronny, jetzt mach, was ich dir sage. Ich kann langsam nicht mehr!"*

8.4 Aufgaben

AUFGABE 1
8 Punkte

Ordnen Sie die Aussage von Frau Bergmann in das Kommunikationsmodell von Schulz von Thun ein (8 P.).

AUFGABE 2
15 Punkte

Ermitteln Sie drei Pflegeprobleme von Ronny und formulieren Sie für jedes Problem eine Ressource, ein entsprechendes Pflegeziel und je zwei Pflegemaßnahmen (je 5 P.).

AUFGABE 3
9 Punkte

Wenden Sie die Theorie der „Familien- und umweltbezogenen Pflege" von Friedemann auf die Familie Bergmann an. Erklären Sie hierzu die Theorie (3 P.), und interpretieren Sie die Familiensituation anhand der Propositionen zu den Konzepten Familie und Pflege (6 P.).

AUFGABE 4
6 Punkte

Zählen Sie sechs hygienische Grundsätze auf, welche Sie im Umgang mit künstlichen Ausgängen und deren Zu- und Ableitungen beachten müssen (6 P.).

AUFGABE 5
6 Punkte

Erklären Sie Frau Bergmann die unterschiedlichen Unterstützungsangebote für pflegende Angehörige (6 P.).

AUFGABE 6
6 Punkte

Erläutern Sie Kinderrechte aus der UN-Kinderrechtskonvention, die auf Ronnys Situation zutreffen (6 P.).

Mögliche Lösungen zu diesen Aufgaben finden Sie im Erwartungshorizont ➤ 17.5

KAPITEL

9 Sechstes Prüfungsbeispiel

Christina Krebs (9.1); Anke Knebel (9.3)

9.1 Ⓚ Fallsituation: Stationäre Akutpflege (50 Punkte)

Kind

Fallsituation

„Mama, mein Bauch tut so weh"

Sie arbeiten als Pflegefachperson in der St. Johannes Kinderklinik in Bernbach auf einer chirurgischen Station. Bei der Übergabe des Nachtdienstes erfahren Sie über die Patientin Lea Steininger: *„Lea ist 12 Jahre alt und kam gestern gegen 22 Uhr in Begleitung ihrer Mutter in die Notaufnahme aufgrund starker kolikartiger Bauchschmerzen. Daraufhin folgte die Anlage einer Venenverweilkanüle wegen möglicher Schmerzmittel. Blutwert war unauffällig. Danach wurde sie stationär aufgenommen. Ihre Diagnose lautet: Akutes Abdomen. Lea wollte ohne ihre Mutter hierbleiben und hat nachts mehrfach starke Ängste vor Operationen geäußert."*

Sie gehen in Leas Zimmer zur Vitalzeichenkontrolle. Leas Mutter ist bereits da. Lea sitzt in Schonhaltung in ihrem Bett und schaut auf ihr Handy. Sie antwortet auf Ihre Frage, wie es ihr geht, mit weinerlicher Stimme: *„Ich habe so eine große Angst vor einer Operation, aber ich will einfach nur das dieses Bauchweh aufhört. Ich halte es nicht mehr aus"*. Leas Mutter fügt hinzu: *„Ja, was ist denn eigentlich hier los? Niemand hat Lea bisher untersucht! Wenn eh nichts gemacht wird, können wir ja auch wieder gehen"*. Sie versuchen die Mutter zu beruhigen und messen Leas Vitalzeichen. Ihre Temperatur ist bei 38,5 Grad.

Gegen 11 Uhr erfahren Sie von der Stationsärztin Dr. Sommer, dass bei den Untersuchungen bisher nichts festgestellt wurde und Lea noch ein paar Tage zur Beobachtung auf Station bleiben soll. Während Dr. Sommer ein langes Gespräch mit Frau Steininger führt, sind Sie allein mit Lea, ihrer Bettnachbarin Luisa und deren Mutter. Luisas Mutter fragt Sie neugierig: *„Wissen Sie denn wirklich nicht, was mit der kleinen Lea los ist?"*

9.2 Aufgaben

AUFGABE 1
8 Punkte

Erklären Sie die SMART-Regel für korrekte Pflegeziele, indem Sie die einzelne Bedeutung der Buchstaben aufzählen (5 P.). Formulieren Sie anschließend drei Pflegeziele für Lea (3 P.).

AUFGABE 2
6 Punkte

Erklären Sie die Begriffe subjektive und objektive Informationen (2 P.), und nennen Sie jeweils zwei Beispiele (4 P.), die Ihnen die Informationssammlung bezüglich Lea möglich machen.

AUFGABE 3
8 Punkte

Nennen Sie die vier Ebenen der Kommunikation (4 P.) nach Schulz von Thun und analysieren Sie Leas Aussage: *„Ich habe so eine große Angst vor Operationen"* dahingehend (4 P.).

AUFGABE 4
4 Punkte

Luisas Mutter fragt Sie, was mit Lea los ist. Diese Information ist vertraulich. Es gibt jedoch Ausnahmen bei der Verletzung der Schweigepflicht. Nennen und begründen Sie zwei dieser Ausnahmen (4 P.).

AUFGABE 5
4 Punkte

Nennen Sie vier allgemeine Maßnahmen im Umgang mit Lea, um eine Beeinträchtigung ihrer Entwicklungsphase zu verhindern (4 P.).

AUFGABE 6
8 Punkte

Nennen Sie vier ABEDL (4 P.) nach Krohwinkel und überlegen Sie sich zu jedem ABEDL ein Beispiel bezüglich der pflegerischen Unterstützung von Lea (4 P.).

AUFGABE 7
5 Punkte

Lea äußert Schmerzen. Nennen Sie die beiden Schmerzarten (2 P.) und ordnen Sie Leas Schmerz einer Art zu (1 P.). Zählen Sie zwei Unterschiede zwischen den Schmerzarten auf (2 P.).

AUFGABE 8
7 Punkte

Leas Mutter wirkt sehr unzufrieden mit der Situation. Durch die unzureichende Kommunikation wurde die Qualität der Pflege beeinflusst. Nennen Sie vier Instrumente (4 P.), um die Qualität im Krankenhaus überprüfbar zu machen. Nennen Sie anschließend die drei Qualitätsebenen nach Donabedian (3 P.).

Mögliche Lösungen zu diesen Aufgaben finden Sie im Erwartungshorizont ➤ 17.6

9.3 Ⓐ Fallsituation: Stationäre Langzeitpflege (50 Punkte)

Älterer Mensch

Fallsituation

„Hilfe, da ist ein Mann"

Sie arbeiten als Pflegefachperson im sächsischen Altenpflegeheim „Abendsonne". Heute haben Sie Spätdienst im Wohnbereich 2. Frau Elfriede Schneider wohnt seit vielen Jahren in diesem Wohnbereich. Sie ist 69 Jahre alt und hat morgen Geburtstag. Ihre beiden Kinder wollen sie morgen Nachmittag besuchen und zu Kaffee und Kuchen ausführen. Frau Schneider ist seit 20 Jahren geschieden, zu ihrem Ex-Mann besteht nur sehr selten persönlicher Kontakt. Manchmal ruft Herr Schneider an und erkundigt sich nach ihr. Frau Schneider ist eine freundliche Dame, die gern ein kleines Schwätzchen mit dem Personal hält. Durch ihre fortgeschrittene Arthrose in beiden Knien ist sie nicht mehr so gut auf den Beinen. Mit ihrem Rollator fühlt sie sich aber sicher genug, auf dem Wohnbereich umherzulaufen. Dennoch benötigt sie für die Bewältigung des Alltags regelmäßige Unterstützung. Aufgrund ihrer Schmerzen in den Knien vermag Frau Schneider den Transfer in ihr Bett nicht allein bewältigen. Da sie zudem adipös ist (Größe 168 cm, Gewicht 92 kg), kann sie sich im Bett kaum drehen. Frau Schneider weiß, wie beschäftigt das Pflegepersonal ist und bittet darum selten um Hilfe. Vor einigen Jahren wurde bei ihr eine paranoide Schizophrenie festgestellt. Diese äußert sich besonders in Belastungs- und Stresssituationen durch visuelle und akustische Halluzinationen. Dann wirkt Frau Schneider geistig abwesend und realitätsfern. Ihre Kollegin hatte zur Schichtübergabe geäußert: *„Irgendwie wirkt Frau Schneider heute seltsam!"*, ohne weiter darauf einzugehen. Zum Abendessen sitzt Frau Schneider an ihrem Tisch, isst und trinkt fast gar nichts. Sie hören sie seufzen *„Ach, ich alte Frau kann doch gar nichts mehr!"* Sie setzen sich zu ihr, um sie aufzumuntern. Dabei erwähnen Sie den Besuch der Kinder am nächsten Tag. Frau Schneider lächelt Sie dankbar an. Während des abendlichen Duschens fallen Ihnen die fahrigen Bewegungen und der immer wieder abwesend wirkende Gesichtsausdruck von Frau Schneider auf. Sie bringen Frau Schneider zu Bett.

Kurz vor Ihrem Dienstende sehen Sie noch einmal nach Frau Schneider. Sie finden eine total verängstigte Bewohnerin vor. Sie liegt schräg in ihrem Bett und starrt mit weit aufgerissenen Augen ins Zimmer. Als Sie sich bemerkbar machen, ruft sie: *„Hilfe! Passen Sie auf! Da ist ein Mann mit einem Messer in der Hand!"* Sie schalten das Zimmerlicht an, können aber niemanden entdecken. Frau Schneider ruft immer noch: *„Da! Da ist er! Sehen Sie ihn denn nicht?"* Sie versuchen Frau Schneider zu beruhigen und setzen sich zu ihr.

9.4 Aufgaben

AUFGABE 1
10 Punkte

Analysieren Sie die Situation hinsichtlich der pflegerelevanten Informationen (9 P.) und stellen Sie diese übersichtlich dar (1 P.).

AUFGABE 2
10 Punkte

Erklären Sie das Krankheitsbild der Schizophrenie (3 P.) und nehmen Sie dabei Bezug zu den Symptomen der Bewohnerin (7 P.).

AUFGABE 3
10 Punkte

Beschreiben Sie ihr kommunikatives Vorgehen in der akuten Situation. Beachten Sie dabei das Krankheitsbild von Frau Schneider (10 P.).

AUFGABE 4
10 Punkte

Wählen Sie eine Alternstheorie aus, die Sie für die Maßnahmenplanung bei Frau Schneider als passend erachten. Erklären (5 P.) und begründen (5 P.) Sie Ihre Entscheidung.

AUFGABE 5
10 Punkte

Nennen Sie zehn Maßnahmen, die Sie ergreifen, um Frau Schneider in ihrem Alltag zu unterstützen (10 P.).

Mögliche Lösungen zu diesen Aufgaben finden Sie im Erwartungshorizont ➤ 17.6

III Jetzt geht´s los – Realitätscheck Prüfung üben. Situationen mit 100 Punkten in 120 Minuten

KAPITEL

10

Maren Höpfner

Siebtes Prüfungsbeispiel

10.1 Ⓔ Fallsituation: Stationäre Akutpflege (100 Punkte)

Erwachsener

Fallsituation

„Jetzt schwächelt auch noch die andere Hälfte meines Herzens"

Jaqueline Arent ist 59 Jahre alt und leidet seit ein paar Jahren an einer Linksherzinsuffizienz. Anfangs hatte Jaqueline Arent an einen Infekt gedacht, da sie ständig Rasselgeräusche in der Lunge sowie eine Belastungsdyspnoe hatte und sie in schlechten Phasen vermehrt ihre Atemhilfsmuskulatur einsetzen musste. Erst als die eingeschränkte Leistungsfähigkeit und die schnelle Ermüdung hinzukamen, ist sie doch zum Hausarzt gefahren. Dieser hat eine Linksherzinsuffizienz diagnostiziert und Frau Arent mit Medikamenten gut eingestellt. Nun ein paar Jahre später bemerkt Sie wieder deutliche Veränderungen an ihrem Körper. Ihre Beine und Füße sind abends vermehrt dicker, sodass sich Abdrücke von ihren Schuhen und Socken an den Beinen und Füßen abzeichnen. Zudem hat sie in den letzten Wochen an Gewicht zugenommen, dass schiebt sie aber auf die ungesunde Ernährung durch die stressigen Arbeitstage. Das Rauchen hat sie auch wieder angefangen. Jaqueline Arent arbeitet mittlerweile als Bauleiterin bei einem großen Bauunternehmer und hat ein großes Projekt übertragen bekommen, auf das sie besonders stolz ist. Aus diesem Grund achtet Frau Arent nicht so sehr auf die Symptome, wie es ihr der Hausarzt empfohlen hat. Bei einem Besuch auf der Großbaustelle wird Jaqueline Arent zunächst schwindelig und bittet Ihren Kollegen und guten Freund um ein Glas Wasser. Als dieser wiederkommt hat Frau Arent bereits starke Luftnot, wird ganz blau im Gesicht und drückt sich die Hände gegen die Brust. Entsetzt wählt ein Kollege den Notruf.

Sie arbeiten auf der kardiologischen Station in der stationären Akutpflege. In diesen Bereich wird Frau Arent nach der Versorgung in der Ambulanz stationär aufgenommen. Die Ärzte haben eine dekompensierte globale Herzinsuffizienz mit einem Lungenödem diagnostiziert. Sie übernehmen gemeinsam mit der Auszubildenden Verena Muck die Versorgung von Frau Arent. Als erstes messen Sie die Vitalparameter. Folgende Werte bitten Sie Verena in die Kurve einzutragen: Herzfrequenz 145, Blutdruck 90/50 mmHg und eine Sauerstoffsättigung von 98 % unter 3 Liter Sauerstoff pro Minute. Sie verabreichen Frau Arent die verordneten Diuretika über eine Venenverweilkanüle und geben ihr die ACE-Hemmer-Tablette in die Hand. Zudem positionieren Sie die Patientin in eine erhöhte Oberkörperposition, sodass die Atmung trotz des Lungenödems angenehmer wird. Frau Arent blickt sie dankbar und erleichtert an, die Luftnot ist für sie schwer auszuhalten und macht ihr Angst. Zudem konnte Sie durch die angeordnete Bettruhe nicht mehr auf dem flachen Rücken liegen. Sie erklären ihr, dass Sie zunächst im Bett liegen bleiben soll, bis sich ihre Vitalparameter wieder verbessert haben. Durch die Gabe der Diuretika erklären Sie Frau Arent und der Auszubildenden Verena Muck, dass die Ausscheidung deutlich gesteigert wird und sich Frau Arent frühzeitig melden soll, bevor sie Urin ausscheiden muss. Sie soll rechtzeitig klingeln, damit sie die notwenige Unterstützung von den Pflegenden erhält, um sich auch weiterhin körperlich zu schonen. *„Oh nein, ich hoffe ich komme schnell wieder auf die Beine, jetzt wo beide Herzkammern geschwächt sind? Kann ich nicht mit Unterstützung nach Hause und vom Hausarzt behandelt werden?“*

10.2 Aufgaben

AUFGABE 1
4 Punkte

Listen Sie vier pflegerelevante Informationen auf, welche Sie aus dem Fall entnehmen können (4 P.).

AUFGABE 2
15 Punkte

Erarbeiten Sie für Frau Arent eine Pflegeplanung mit drei Pflegeproblemen (3 P.), jeweils einer Ressource (3 P.), einem Pflegeziel (3 P.) und zwei Pflegemaßnahmen (6 P.).

AUFGABE 3
4 Punkte

Corbin und Strauss haben das Trajectory-Work-Modell mit dem Schwerpunkt chronisch-kranke Menschen entwickelt. Dazu wurden von Corbin und Strauss acht Phasen entwickelt. Nennen Sie vier der acht Phasen (4 P.).

AUFGABE 4
5 Punkte

Begründen Sie mithilfe des Modells von Corbin und Strauss, in welcher Phase sich Frau Arent Ihrer Einschätzung nach befindet (1 P.). Begründen Sie Ihre Auswahl mit zwei Argumenten (4 P.).

AUFGABE 5
7 Punkte

Definieren Sie den Unterschied zwischen einer Links-, Rechts- und Globalinsuffizienz (3 P.) und nennen Sie vier typische Diagnostikmöglichkeiten für die Erkrankung (4 P.).

AUFGABE 6
8 Punkte

Ordnen Sie den vier NYHA-Stadien (New York Heart Association) die subjektiven Beschwerden (4 P.) und die Aussagen zum Herzminutenvolumen korrekt zu (4 P.).

NYHA Stadium	Subjektive Beschwerden und Herzminutenvolumen (HMV)
I	
II	
III	
IV	

- Beschwerden treten schon in Ruhe auf
- HMV reicht bis zu einer leichten Belastung aus
- Körperliche Beschwerden bei mittelschwerer körperlicher Belastung
- HMV unter Belastung normal
- Herzerkrankung ohne körperliche Beschwerden

- HMV ist in Ruhe reduziert
- Körperliche Beschwerden bei leichter körperlicher Belastung
- HMV ist bereits bei Belastung reduziert

AUFGABE 7
6 Punkte

Erklären Sie Frau Arent mit drei Aspekten, wie sie sich bei einer dekompensierten Herzinsuffizienz richtig ernähren und worauf sie achten sollte (6 P.).

AUFGABE 8
4 Punkte

Legen Sie mit zwei unterschiedlichen Argumenten dar, warum das Thema Rauchentwöhnung bei Frau Arent so wichtig ist (4 P.)

AUFGABE 9
9 Punkte

Erklären Sie der Auszubildenden Verena Muck, wie die Herzbettpositionierung funktioniert, da diese für Frau Arent beschwerdelindernd und atemerleichternd ist. Berücksichtigen Sie bei Ihrer Ausführung mit jeweils drei Aspekten die Schwerpunkte: was beachtet werden muss (3 P.), die Wirkung (3 P.) und mögliche Kontraindikationen (3 P.).

AUFGABE 10
4 Punkte

Nennen Sie die drei ursächlichen Virchow-Faktoren für die Entstehung einer Thrombose (3 P.). Welcher Faktor trifft auf Frau Arent zu (1 P.)?

AUFGABE 11
3 Punkte

Begründen Sie, warum Sie im Rahmen der Thromboseprophylaxe bei Frau Arent besonders vorsichtig sein müssen (3 P.).

AUFGABE 12
6 Punkte

Erläutern Sie drei pflegerische Maßnahmen, die bei Frau Arent wichtig sind, da Sie aktuell mit Diuretika behandelt wird (6 P.).

AUFGABE 13
4 Punkte

Nennen Sie vier Körperregionen, welche bedingt durch die Bettruhe von Frau Arent besonders dekubitusgefährdet sind (4 P.).

AUFGABE 14
13 Punkte

Der Stationsarzt bittet Sie am nächsten Tag Frau Arent zu mehreren Themen zu beraten. Ermitteln Sie zunächst vier Strategien, um eine geeignete Atmosphäre für eine Beratung zu ermöglichen (4 P.). Beraten Sie Frau Arent ausführlich mit jeweils drei Aspekten zum Thema Selbstkontrolle der Vitalparameter, selbstständige Gewichtskontrolle und Bewegungsförderung (9 P.).

AUFGABE 15
4 Punkte

Geben Sie vier Beobachtungskriterien an, welche auf eine Exsikkose hinweisen (4 P.).

AUFGABE 16
4 Punkte

„Oh nein, ich hoffe ich komme schnell wieder auf die Beine, jetzt wo beide Herzkammern geschwächt sind? Kann ich nicht mit Unterstützung nach Hause und vom Hausarzt behandelt werden?" (Zeile 46 ff.). Interpretieren Sie diese Aussage (4 P.).

Mögliche Lösungen zu diesen Aufgaben finden Sie im Erwartungshorizont ➤ 17.7

KAPITEL

11

Roland Böhmer-Breuer

Achtes Prüfungsbeispiel

11.1 Ⓐ Fallsituation: Ambulante Langzeitpflege (100 Punkte)

Älterer Mensch

Fallsituation

„Es ist alles grau in meinem Leben"

Sie begegnen Henriette Oelschläger als Klientin des ambulanten Dienstes, in dem Sie Ihren Facheinsatz absolvieren. Frau Oelschläger ist 71 Jahre alt, verwitwet und lebt alleine in einer Dreizimmerwohnung im vierten Stock eines Mietshauses in Münster. Mit ihrem einzigen Sohn hat sie seit Jahren keinen Kontakt mehr. Sie hat Ihnen einmal erzählt, dass sie in dem Haus, wo sie wohnt, niemanden kennt. In der Pflegedokumentation lesen Sie folgende Diagnosen: *Herzinsuffizienz, chronisch venöse Insuffizienz, Gonarthrose bds., Z. n. Alkoholabusus, reaktive Depression, V. a. Schlafstörungen.* Bei den Medikamenten, die Sie richten, finden sich u. a. ein Antidepressivum (Citalopram®) und ein Schlafmittel (Ximovan®).

Frau Oelschläger wirkt auf Sie ungepflegt und im Alltag überfordert. Sie weist ausgeprägten Körper- und Mundgeruch auf, die Haare wirken strähnig und die Wohnung sieht nicht sehr sauber aus. Eigentlich würden Sie gerne etwas sauber machen, aber Ihre Anleiterin, Frau Heller, hat sie auf das Leistungspaket verwiesen, das für Frau Oelschläger vorgesehen ist. In diesem Rahmen ist es ist nur vorgesehen, dass Sie das Bett machen. Sie wird lediglich dreimal in der Woche bei der Körperpflege unterstützt, will aber auch da nur das Nötigste gemacht haben.

Sie halten Frau Oelschlägers Wohnsituation nicht für optimal: Im Haus gibt es keinen Aufzug, es liegen lose Teppiche auf dem Boden, die Gonarthrose macht Frau Oelschläger im Alltag, besonders beim Treppensteigen, sehr zu schaffen. Dadurch trinkt sie beispielsweise nur Leitungswasser, da sie Getränke in Flaschen nicht transportieren kann. Sie selbst würde allerdings nie aus ihrer Wohnung ausziehen wollen, die ihr ein Gefühl von Heimat gibt.

Eines Tages haben Sie etwas Zeit und unterhalten sich mit Frau Oelschläger. Sie erzählt: *„Irgendwie macht mir nichts mehr Freude, in meinem Leben ist alles grau."* Als Sie ihr entgegnen, sie solle doch mal aus dem Fenster schauen und das schöne Wetter beachten, lacht sie nur bitter und meint: *„Sie sind noch jung. Aber was habe ich noch vom Leben zu erwarten? Ich wäre froh, wenn alles zu Ende ist. Hoffentlich ist es bald soweit."*

Zwei Tage später machen Sie wieder das Bett bei Frau Oelschläger. Die Nachttischschublade steht offen und Sie bemerken, dass sich darin eine Schüssel mit vielen gesammelten Tabletten und Kapseln befindet. Sie sind sich unsicher, ob Sie etwas sagen sollen und beenden Ihre Arbeit. Im Auto aber sprechen Sie Frau Heller an: *„Ich weiß nicht, ob ich das sagen darf, aber ich habe bei Frau Oelschläger Medikamente im Nachttisch gesehen. Kann es sein, dass sie die sammelt, um sich das Leben zu nehmen? Zumal sie doch vor kurzem so seltsame Andeutungen gemacht hat."* Frau Heller beruhigt Sie: *„Keine Sorge, so schnell bringt man sich nicht um. Außerdem werden die meisten Suizide nicht mit Medikamenten und auch nicht während einer aktuellen Krise verübt."*

11.2 Aufgaben

AUFGABE 1
6 Punkte

Was bedeuten die Abkürzungen „bds.", „Z. n." und „V. a." (je 2 P.).

AUFGABE 2
18 Punkte

Ordnen Sie drei pflegerelevante Informationen den passenden Themenfeldern der SIS® zu (je 2 P.), formulieren Sie jeweils passende pflegefachliche Einschätzungen (je 2 P.) und einen jeweils passenden Verständigungsprozess (je 2 P.).

AUFGABE 3
4 Punkte

Beschreiben Sie das Krankheitsbild „reaktive Depression" (4 P.).

AUFGABE 4
14 Punkte

Es gibt unterschiedliche Antidepressiva. Erläutern Sie zwei Wirkmechanismen (je 4 P.) und nennen Sie drei angestrebte Wirkungen (je 2 P.).

AUFGABE 5
8 Punkte

Nehmen Sie Stellung zu Frau Hellers Aussagen: *„Außerdem werden die meisten Suizide nicht mit Medikamenten und auch nicht während einer aktuellen Krise verübt."* (je 4 P.).

AUFGABE 6
8 Punkte

Woher kommt die Unsicherheit der Auszubildenden, ob sie etwas sagen darf? (2 P.) Erläutern Sie den rechtlichen Kontext (6 P.).

AUFGABE 7
8 Punkte

Neben den rechtlichen Regelungen befindet sich die Auszubildende in einem ethischen Dilemma. Beschreiben Sie dieses ausführlich (8 P.).

AUFGABE 8
12 Punkte

Beurteilen Sie die Äußerung der Auszubildenden bezüglich des guten Wetters. Welche Absicht steckt dahinter (4 P.), inwieweit ist sie passend bzw. unpassend zum Krankheitsbild (4 P.) und was wäre eine passendere Formulierung (4 P.)?

AUFGABE 9
8 Punkte

Die ambulante Langzeitpflege ist in mancher Hinsicht anders strukturiert als andere Versorgungsbereiche. Welche Rolle spielen Leistungspakete im Rahmen der ambulanten Langzeitpflege? Erläutern Sie den Begriff (2 P.) und das dahinterstehende Konzept (6 P.).

AUFGABE 10
14 Punkte

Vergleichen Sie Frau Oelschlägers Versorgungssituation in der ambulanten Langzeitpflege mit einer passenden Versorgungsform Ihrer Wahl (4 P.). Beachten Sie dabei insbesondere die Stichpunkte Barrierefreiheit, Isolationsneigung, Aktivierung, Versorgungssituation und Medikamentenmanagement (je 2 P.).

Mögliche Lösungen zu diesen Aufgaben finden Sie im Erwartungshorizont ➤ 17.8

KAPITEL

12 Neuntes Prüfungsbeispiel

Roland Böhmer-Breuer

12.1 Ⓐ Fallsituation: Stationäre Langzeitpflege (100 Punkte)

Älterer Mensch

Fallsituation

„Ist nicht einfach bei so vielen Diagnosen"

Martin Spranger, 71 Jahre, wohnt seit einem Jahr im städtischen Pflegeheim Tiergarten. Im Lauf der Jahre hat er immer mehr Diagnosen bekommen. Angefangen hat es, als er 48 Jahre alt war, mit der Diagnose multiple Sklerose, auf die er lange warten musste. Zehn Jahre später wurde bei ihm eine COPD diagnostiziert. Als starker Raucher und ehemaliger Bäcker hatten ihm viele eine solche Erkrankung prophezeit. Dazu leidet er unter Herzinsuffizienz NYHA 3 und Hypertonie. Seine jüngste Diagnose ist ein Diabetes mellitus Typ 2. Diese Diagnose wurde gestellt, nachdem Herr Spranger berichtet hat, dass er oft starken Durst verspürt. Da Metformin® als orales Antidiabetikum ausscheidet und die BZ-Werte schwanken, beschließt der Hausarzt eine moderate Insulintherapie mit vorheriger BZ-Kontrolle und abgestufter Dosierung. Herr Spranger ist in seinem Alltag eingeschränkt. Er erzählt Ihnen: *„Die vielen Krankheiten machen mir im Augenblick nicht so viele Sorgen. Ich brauche zwar Hilfe, aber das ist eben so. Aber ich bin immer so müde. Früher war ich kraftvoll und konnte Bäume ausreißen. Außerdem kann ich mich nicht mehr so konzentrieren wie früher. Wenigstens kann ich mich noch verständlich machen, wenn auch mühsam. Sie hätten mal meine Stimme hören sollen, wie sie früher war. Jetzt ist alles anders…"* Sie beschließen, diese Aussagen in die SIS® zu übernehmen, die gerade turnusmäßig überarbeitet wird. Ihnen fällt auf, dass bisher bei keinem Themenfeld ein Verständigungsprozess abgebildet ist. Das wollen Sie bei der Überarbeitung verbessern, weil Sie davon überzeugt sind, dass dies zu den Grundgedanken der Strukturierten Informationssammlung (SIS®) gehört. Im Themenfeld 3 wird darauf hingewiesen, dass Herr Spranger sechs verschiedene Medikamente bekommt und dass hier eine besondere Beobachtung stattzufinden hat. Bei den Medikamenten sind auch Tabletten, die zur Reduktion der Dosis geteilt werden. Sie haben die Bruchkante gesehen und denken, sie ist genau dafür da. Herr Spranger hat eine Tochter, der er eine Generalvollmacht ausgestellt hat. Allerdings fühlt er sich durch sie bevormundet, dabei meint er, dass er doch früher auch immer alles selbst entschieden hat und das im Alter nicht anders sei.

Sie wollen Herrn Spranger wegen seiner Fatigue beraten. Als Sie sich mit dem Phänomen genauer befassen, stellen Sie fest, dass hier einige ungünstige Faktoren zusammenkommen. Sie kennen auch das Trajectory-Work-Modell von Corbin und Strauss, finden hier allerdings die Überlegungen von Mieke Grypdonck passender, vor allem ihren Grundsatz *„To lift life above illness"*.

Aktuell leidet Herr Spranger unter einem hartnäckigen bakteriellen Infekt. Der Arzt hat allerdings darauf hingewiesen, dass er nicht das aus seiner Sicht am besten geeignete Antibiotikum verschreiben kann. Sie sind verwundert, warum immer wieder bei Herrn Spranger Medikamente nicht infrage kommen.

12.2 Aufgaben

Nennen Sie 14 mögliche Beobachtungsaspekte, die sich aus Herrn Sprangers Diagnosen ergeben können (14 P.).

AUFGABE 1
14 Punkte

Erklären Sie, weshalb Herrn Spranger häufig Medikamente nicht infrage kommen. Nennen Sie den Fachbegriff bei seiner Medikation (2 P.), die Definition (2 P.) und erklären Sie den pharmazeutischen Mechanismus (4 P.).

AUFGABE 2
8 Punkte

Nennen Sie die zentralen Grundgedanken der SIS® (2 P.). Erklären Sie den Begriff Verständigungsprozess (4 P.) und erläutern Sie, wie er mit den zentralen Grundgedanken zusammenhängt (4 P.).

AUFGABE 3
10 Punkte

Beschreiben Sie die zwei Betrachtungsweisen im Erleben chronisch Erkrankter, die Grypdonck charakterisiert (4 P.).

AUFGABE 4
4 Punkte

Bilden Sie für Grypdoncks Aussage *„To lift life above illness"* vier auf die Fallsituation bezogene Beispiele (4 P.) und begründen Sie diese (8 P.).

AUFGABE 5
12 Punkte

Herr Spranger fühlt sich durch seine Tochter bevormundet. Erklären Sie die innerpsychische Konstellation zwischen Tochter und Vater anhand des passenden theoretischen Ansatzes (4 P.) und zeigen Sie vier Folgen für die Pflegesituation auf (4 P.).

AUFGABE 6
8 Punkte

„Wenigstens kann ich mich noch verständlich machen, wenn auch mühsam. Sie hätten mal meine Stimme hören sollen, wie sie früher war. Jetzt ist alles anders …" (Zeile 17 ff.). Nennen Sie den Fachbegriff für diese Kommunikationseinschränkung (1 P.) und beschreiben Sie sieben Anregungen zur Gestaltung einer adäquaten Kommunikation (7 P.).

AUFGABE 7
8 Punkte

Nennen Sie die ungünstigen Faktoren in Bezug auf Herrn Sprangers Fatigue (2 P.). Machen Sie innerhalb Ihrer Beratung sechs Vorschläge für seine Alltagsgestaltung (6 P.).

AUFGABE 8
8 Punkte

AUFGABE 9
8 Punkte

Erläutern Sie ausführlich die Voraussetzungen für eine Teilung von Tabletten laut Bundesinstitut für Arzneimittel und Medizinprodukte (BfArM) und Arzneimittelkommission der Deutschen Apotheker (ABDA) (8 P.).

AUFGABE 10
12 Punkte

Sie wollen Herrn Spranger dabei unterstützen, sich selbst den Blutzucker zu messen und das Insulin zu injizieren. Nennen Sie vier Voraussetzungen für die eigenständige Durchführung von Herrn Spranger (4 P.). Planen Sie die notwendigen Schritte für Ihre Schulung (6 P.). Wie schließen Sie eine Eigengefährdung weitgehend aus (2 P.)?

AUFGABE 11
4 Punkte

Erklären Sie den Begriff Generalvollmacht (2 P.) und führen Sie je einen Vor- bzw. Nachteil auf (je 1 P.).

AUFGABE 12
4 Punkte

Erläutern Sie, warum es sinnvoll ist, neben einer Generalvollmacht eine Patientenverfügung abzufassen. (4 P.).

Mögliche Lösungen zu diesen Aufgaben finden Sie im Erwartungshorizont ➤ 17.9

KAPITEL

13 Zehntes Prüfungsbeispiel

Anke Knebel

13.1 Ⓔ Fallsituation: Ambulante Langzeitpflege (100 Punkte)

Erwachsener

Fallsituation

„Das brauche ich aber noch!"

Sie arbeiten als Pflegefachperson im ambulanten Pflegedienst „Herbst“ in der Oberlausitz. Zu Ihren Klienten zählt die 50-jährige Annelies Peters. Sie wohnt allein in einer kleinen Dreizimmerwohnung im vierten Obergeschoss ohne Aufzug. Aufgrund von Diabetes mellitus Typ 1 ist jeden Morgen eine Blutzuckermessung nüchtern angeordnet. Danach bekommt Frau Peters täglich morgens und abends Insulin nach Plan injiziert. Die täglichen bezugspflegerischen Aufgaben gestalten sich oft recht schwierig. Frau Peters redet wenig und wirkt sehr verschlossen. Neuen Mitarbeitern des Pflegedienstes tritt sie sehr ängstlich gegenüber. Männliche Pfleger lehnt Frau Peters regelrecht ab, diese dürfen die Wohnung nicht betreten. Die Wohnung der Klientin ist mit Unmengen von Dingen vollgestellt. So finden sich bereits im Eingangsbereich viele Kartons aufgestapelt. In der Küche liegen zahlreiche Verpackungen von Nahrungsmitteln, sortiert nach Farben und Größen. In den Wohnbereich führt ein schmaler Weg Richtung Sitzecke vor dem Balkon. Rechts und links des Weges türmen sich ebenfalls Kisten, Kartons und Zeitschriften auf. Ihnen fällt beim heutigen Besuch der unangenehme Geruch im Wohnzimmer auf. Sie fragen Frau Peters danach. *„Ach, das wird wohl das Katzenfutter sein. Irgendwann werde ich mir eine Katze halten und das Futter war gerade im Angebot.“* Frau Peters bestellt alle ihre Dinge online. Sie mag es überhaupt nicht, unter Menschen zu gehen. Einkaufen in einem Geschäft bereitet ihr so viel Unbehagen, dass sie dies seit Jahren vermeidet. Unter Menschen bekommt Frau Peters regelmäßig Panikattacken. Daraufhin wurde bei ihr eine soziale Phobie diagnostiziert. Auf Ihre Frage hin, ob Sie jemanden zur Unterstützung beim Aufräumen schicken sollen, entgegnet Frau Peters: *„Ach nein! Das* *brauche ich aber noch alles. So viel ist es doch gar nicht. Das ist mein Leben. Ich habe doch sonst nichts weiter.“*

In der nächsten Fallberatung wird die Klientin Frau Peters besprochen. *„Ich mag da überhaupt nicht hingehen! Es ekelt mich regelrecht an.“*, sagt Pflegefachfrau Bettina. *„Es ist doch aber alles ordentlich gestapelt. Ja, und wenn Sie es noch braucht. Es gehört eben zu ihr, das sollten wir akzeptieren“*, entgegnet die Altenpflegerin Hannelore. Sie bekommt Unterstützung von Sigrid, einer weiteren Altenpflegerin. Diese bemerkt: *„Ich finde es viel problematischer, dass Frau Peters überhaupt nicht mehr vor die Tür geht.“*. Sie selbst sehen das Problem in der fehlenden ausgewogenen Ernährung von Frau Peters und dass sie ihre Angelegenheiten nur teilweise selbst besorgen kann. Unter den Kolleginnen können Sie sich nicht einigen, wie Sie Frau Peters unterstützen wollen.

13.2 Aufgaben

AUFGABE 1
10 Punkte

Frau Peters befindet sich in einer besonderen Lebenssituation. Analysieren Sie ihre Lage hinsichtlich ihrer Ressourcen (5 P.) und Probleme (5 P.).

AUFGABE 2
10 Punkte

Erklären Sie das Krankheitsbild soziale Phobie (5 P.) und dessen Zusammenhang mit dem Messie-Syndrom (5 P.).

AUFGABE 3
10 Punkte

Entwickeln Sie Ziele für die Versorgung von Frau Peters; diese sollen aber für alle Beteiligten passen. Beachten Sie dabei die SMART-Regel (10 P.).

AUFGABE 4
10 Punkte

Für Frau Peters sollten Interventionen geplant werden, die sie in ihrem Alltag unterstützen. Beschreiben Sie mögliche und akzeptable Maßnahmen, die Sie als Pflegefachperson ergreifen können (10 P.).

AUFGABE 5
10 Punkte

Nennen Sie die vier kommunikativen Grundhaltungen, die Sie anwenden, um die Autonomie der Klientin zu wahren (4 P.). Beschreiben Sie davon eine ausführlich vor dem Hintergrund der Fallsituation (6 P.).

AUFGABE 6
10 Punkte

Frau Peters wohnt zurzeit in nicht unbedingt gesundheitsförderlichen Verhältnissen. Erläutern Sie fünf drohende Gefahren, wenn sich an ihrer momentanen Situation nichts ändert (je 2 P.).

AUFGABE 7
10 Punkte

Um den Konflikt im Team zu lösen, wenden Sie die kollegiale Beratung an. Beschreiben Sie den Ansatz (2 P.) und erstellen Sie dazu ein entsprechendes Konzept im Überblick (8 P.).

AUFGABE 8
20 Punkte

Entscheiden Sie sich für eine fachliche kommunikative Möglichkeit, um Frau Peters zu helfen (5 P.). Entwickeln Sie dazu ein entsprechendes adressatengerechtes Angebot (15 P.).

AUFGABE 9
10 Punkte

Frau Peters kann ihre Angelegenheiten teilweise nicht selbst besorgen. Beschreiben Sie, welche rechtliche Lösung (mit Rechtsquelle) hier greift (2 P.). Stellen Sie die wichtigsten Regelungen im Überblick dar (8 P.).

Mögliche Lösungen zu diesen Aufgaben finden Sie im Erwartungshorizont ➤ 17.10

KAPITEL

14 Elftes Prüfungsbeispiel

Maren Höpfner

14.1 Ⓚ Fallsituation: Stationäre Akutpflege (100 Punkte)

Kind

Fallsituation

„Ich werde für immer verstümmelt aussehen"

Walli Sulaiman ist sieben Jahre alt und an einem Samstagnachmittag mit seiner Familie im städtischen Park unterwegs. Wallis Vater bereitet auf einem Grill das Abendessen vor. Da es sehr windig ist, nimmt der Vater flüssigen Grillanzünder. Beim Anzünden entsteht eine große Stichflamme, die Walli im Gesicht, an den Oberarmen und am Oberkörper trifft und zu schweren Verbrennungen führt. Sabrina Meyer, eine Pflegefachfrau im Feierabend, wird auf den Unfall aufmerksam und leistet Erste Hilfe.

Die Mutter Sakina Sulaiman wählt währenddessen den Notruf. Walli wird mit seinen Verletzungen in die nächstgrößere Kinderklinik mit einer Verbrennungseinheit geflogen. Dort wird er sofort operiert und versorgt. Noch im Operationssaal erhält Walli einen zentralen Venenkatheter, eine Magenablaufsonde und einen transurethralen Blasenkatheter.

Sie betreuen Walli Sulaiman seit ein paar Tagen auf der kinderchirurgischen Station. Sie haben Spätdienst. Walli klingelt direkt nach Ihrem Dienstbeginn und bittet um ein Schmerzmittel. Die Mutter ist seit dem Unfall nicht von Wallis Seite gewichen und schnauzt Sie an: *„Nun machen Sie schon, er hat Schmerzen. Und bringen Sie das richtige Medikament mit!"*. Ohne eine Antwort zu geben, verlassen Sie das Zimmer.

Da in der nächsten halben Stunde der aseptische Verbandwechsel ansteht, verabreichen Sie das verordnete Bedarfsmedikament der WHO-Stufe 3. Sie bringen das Medikament ins Zimmer und versuchen Walli für den bevorstehenden Verbandwechsel zu motivieren. Walli dreht sich weg und nuschelt: *„Ich werde für immer verstümmelt* *aussehen. Alle werden mich in der Schule als Monster bezeichnen. Lasst mich bloß alle in Ruhe.*" Sie zeigen Walli eine lange Narbe an Ihrem Arm und sagen: „*Dann machen wir eine Monster-AG auf. Ich zeige dir gleich noch, wie du dich vor dem Verbandwechsel entspannen kannst.*" Walli fängt an zu lächeln. Er fragt: „*Kennst du auch etwas, was gegen mein Jucken hilft?*" Sie antworten direkt mit „*Na klar*" und dann machen Sie beide die Powerpose zur Motivationsförderung und zur Angstreduzierung. Sie bemerken, dass Walli sich entspannt hat und fragen ihn: „*Wollen wir nun mit dem Verbandwechsel loslegen?*"

Als Sie sich zur Mutter umdrehen, um diese in der Pflegesituation anzuleiten, beginnt Frau Sulaiman zu weinen: „*Dieser Unfall ruiniert noch meine ganze Familie! Wie lange muss mein Sohn eigentlich noch diesen Kompressionsanzug tragen?*"

14.2 Aufgaben

Erläutern Sie vier vorrangige Pflegeprobleme (8 P.) und jeweils eine passende Ressource (4 P.) zu der Fallsituation von Walli Sulaiman.

AUFGABE 1
12 Punkte

Arbeiten Sie zu den in Aufgabe 1 benannten Pflegeproblemen je zwei Pflegeziele heraus (je 4 P.).

AUFGABE 2
8 Punkte

Entwickeln Sie für Walli Sulaiman aus zwei der oben genannten Pflegeprobleme (Aufgabe 1) jeweils fünf pflegerische Maßnahmen, die zum Erhalt und zur Wiedererlangung von Wallis Alltagskompetenz beitragen (je 2 P.).

AUFGABE 3
10 Punkte

Nennen Sie zwei weitere Informationen, welche Sie zur Gesamteinschätzung der Pflegesituation von Walli Sulaiman und seiner Familie benötigen (4 P.). Erläutern Sie, warum die ausgewählten Informationen handlungsrelevant sind (4 P.).

AUFGABE 4
8 Punkte

Nennen Sie vier Maßnahmen, die Sabrina Meyer im Rahmen der Ersten Hilfe bei Walli Sulaiman ergreift (4 P.).

AUFGABE 5
4 Punkte

Welches Assessment wählen Sie zur Schmerzbeobachtung und zur Schmerzeinschätzung für den siebenjährigen Walli aus (2 P.). Wallis Bewusstseinslage ist nicht eindeutig erkennbar, da er noch am Unfallort sediert wurde. Begründen Sie Ihre Entscheidung (2 P.).

AUFGABE 6
4 Punkte

Nennen Sie zwei Opioide der WHO-Stufe 3, welche Sie Walli als Bedarfsmedikament geben dürften (4 P.).

AUFGABE 7
4 Punkte

Erläutern Sie zwei Entspannungsmethoden der nichtmedikamentösen Schmerztherapie (2 P.) und wie diese jeweils wirken (2 P.). Nennen Sie zwei mögliche Indikationen (2 P.).

AUFGABE 8
6 Punkte

Definieren Sie den Unterschied zwischen akuten und chronischen Schmerzen nach dem passenden Expertenstandard (4 P.). Ermitteln Sie drei Prozesskriterien, welche Sie als Pflegefachfrau bei Wallis Pflege beachten müssen (6 P.).

AUFGABE 9
10 Punkte

AUFGABE 10
4 Punkte

Listen Sie zwei Maßnahmen auf, welche Walli zur Linderung seiner juckreizbedingten Beschwerden verhelfen können (je 2 P.).

AUFGABE 11
4 Punkte

Beim Wechsel von Wallis Verband wird die Non-Touch-Technik angewendet. Erklären Sie das Prinzip.

AUFGABE 12
16 Punkte

Erörtern Sie zwei in der Fallsituation vorkommende Aspekte der gelungenen Kommunikation (je 4 P.) sowie zwei Kommunikationsbarrieren in der Interaktion und Beziehungsgestaltung (je 4 P.).

AUFGABE 13
6 Punkte

Walli Sulaiman und seine Mutter werden von Ihnen noch in der Versorgung mit dem Kompressionsanzug angeleitet. Nennen Sie eine weitere Berufsgruppe, welche Sie hinzuziehen können (2 P.), und erklären Sie vier pflegerische Maßnahmen im korrekten Umgang mit dem Kompressionsanzug (4 P.).

AUFGABE 14
4 Punkte

„Dieser Unfall ruiniert noch meine ganze Familie!" (Zeile 37 f.). Setzen Sie sich mit dieser Aussage auseinander und geben Sie zwei verschiedene Interpretationen an (je 2 P.).

Mögliche Lösungen zu diesen Aufgaben finden Sie im Erwartungshorizont ➤ 17.11

KAPITEL

15

Maren Höpfner

Zwölftes Prüfungsbeispiel

15.1 Ⓐ Fallsituation: Stationäre Langzeitpflege (100 Punkte)

Älterer Mensch

Fallsituation

„Werde ich jemals wieder auf die Beine kommen?"

Hans Böhm ist 97 Jahre alt und lebt seit 10 Jahren im Wällerstift. Sein Gesundheitszustand hat sich in den letzten vier Wochen deutlich verschlechtert. Die Muskelkraft von Herrn Böhm hat stark nachgelassen und er hat bedingt durch die Appetitlosigkeit viel Gewicht verloren. Hinzu kommen vermehrte Infekte. Seine Leidenschaft, dass Schreiben von Gedichten, fällt ihm durch die Konzentrationsschwäche immer schwerer. Zudem fällt ihm des Öfteren der Stift aus der Hand. Sie als Pflegefachkraft haben das Frailty-Syndrom erkannt und wollten gerade neue pflegerische Maßnahmen einleiten, als Herr Böhm stürzt und sich dabei eine schwere Fraktur am Oberschenkelknochen zuzieht. Diese wurde direkt in der stationären Akutpflege versorgt und nun kam Herr Böhm bettlägerig in Ihre Einrichtung zurück. Das rechte Bein kann Herr Böhm kaum noch bewegen und er hat sehr starke Schmerzen. Aus diesem Grund wurde er in der stationären Akutpflege nicht mobilisiert. Da er sich im Liegen beim Essen oft bekleckert, verweigert er zunehmend das Mittagessen, dabei isst er am liebsten Spaghetti Bolognese. Auch mit der Verdauung hat er nun Probleme. Für Herrn Böhm ist die Benutzung des Steckbeckens äußert unangenehm, dadurch hält er vermehrt den Stuhlgang zurück, was nun zu Obstipationen und Bauchschmerzen führt.

Seine Tochter Ute Meier kümmert sich seit Jahren liebevoll um Ihren Vater und besucht ihn dreimal pro Woche. Das Herr Böhm nun nicht mehr aufstehen kann und nur noch im Bett liegt, macht ihr große Sorgen. Von einer Nachbarin wurde ihr vom Konzept der basalen Stimulation erzählt. Als Sie heute wieder Ihren Vater besucht, kommt Sie zunächst zu Ihnen ins Büro, wo Sie gerade die Pflegeplanung von

Herrn Böhm überarbeiten. Sie haben heute Vormittag bereits das geriatrische Assessment bei Herrn Böhm eingesetzt und passen nun die Pflegeplanung an die neu entstandenen Pflegeprobleme an. Als Sie Frau Meier entdecken, lächeln Sie diese freundlich an. *„Hallo, Anita. Darf ich Sie kurz stören? Meine Nachbarin erzählte mir etwas von basaler Stimulation und dass ich so meinem Vater trotz der Bettlägerigkeit was Gutes tun kann. Kennen Sie das Konzept? Können Sie mir das erklären? Meine Nachbarin hat mir zudem seinen Lieblingsduft Lavendel mitgegeben."* Sie schauen Ute Meier an und antworten: *„Natürlich kenne ich das Konzept und ich bin gerne bereit, Ihnen in etwa einer Stunde das Konzept in einem Informationsgespräch vorzustellen." Zudem erarbeite ich gerade neue Pflegemaßnahmen für Ihren Vater, um die Bettlägerigkeit zu verringern und die eigenen Bewegungsmöglichkeiten zu fördern.*

Nach dem Informationsgespräch gehen Sie beide zu Herrn Böhm ins Zimmer. Dieser schaut Sie zur Begrüßung traurig an und fragt Sie: *„Anita, werde ich jemals wieder auf die Beine kommen?"*

15.2 Aufgaben

AUFGABE 1
15 Punkte

Erarbeiten Sie für Herrn Böhm eine Pflegeplanung mit drei Pflegeproblemen (3 P.), jeweils einer Ressource (3 P.), einem Pflegeziel (3 P.) und zwei Pflegemaßnahmen (6 P.).

AUFGABE 2
6 Punkte

Nennen Sie drei Ressourcen von Herrn Böhm (3 P.). Bewerten Sie zudem die Ressourcen bezogen auf die Fallsituation (3 P.).

AUFGABE 3
4 Punkte

Begründen Sie mit zwei Aspekten, warum es aktuell sinnvoll ist, dass Pflegefachfrau Anita eine Evaluation der Pflegeprozessplanung bei Herrn Böhm durchführt (4 P.).

AUFGABE 4
4 Punkte

Nennen Sie vier mögliche Pflegeprobleme, welche durch die neu aufgetretene Bettlägerigkeit entstehen können, wenn Sie an den Schwerpunkt „Prophylaxen" denken (4 P.).

AUFGABE 5
8 Punkte

Wählen Sie für Herrn Böhm ein (in Aufgabe 4) genanntes Pflegeproblem aus, welchem Sie die höchste Priorität einräumen (1 P.). Begründen Sie Ihre Auswahl (3 P.). Nennen Sie anschließend vier Pflegemaßnahmen, welche das Pflegeproblem minimieren können (4 P.).

AUFGABE 6
6 Punkte

Definieren Sie den Begriff Frailty-Syndrom (2 P.) und arbeiten Sie vier Pflegemaßnahmen heraus, welche das Syndrom verhindern können (4 P.).

AUFGABE 7
4 Punkte

Erklären Sie den Unterschied zwischen Bettruhe (2 P.) und Bettlägerigkeit (2 P.). Stellen Sie die verschiedenen Merkmale tabellarisch gegenüber.

AUFGABE 8
15 Punkte

Nennen Sie die fünf Phasen der Entstehung der Bettlägerigkeit (5 P.). Ermitteln Sie anschließend zu jeder Phase zwei konkrete Pflegemaßnahmen im Rahmen der Prävention (10 P.).

AUFGABE 9
4 Punkte

Listen Sie vier Folgen oder Komplikationen auf, welche durch eine Bettlägerigkeit entstehen können (4 P.).

AUFGABE 10
6 Punkte

Zeigen Sie anhand von drei Aspekten, wieso die korrekte Umsetzung der Sprache in einem Informationsgespräch so wichtig ist, um die Bezugspersonen zu erreichen (6 P.).

AUFGABE 11
6 Punkte

Beschreiben (3 P.) und begründen (3 P.) Sie, warum das Konzept der basalen Stimulation® für Herrn Böhm geeignet ist.

AUFGABE 12
12 Punkte

Erläutern Sie Ute Meier vier Wahrnehmungs-/Kommunikationsangebote der basalen Stimulation®. Nutzen Sie zur Ausarbeitung jeweils die folgenden drei Aspekte: Erläuterung, Sinnesorgan und ein konkretes Beispiel (12 P.).

AUFGABE 13
5 Punkte

Definieren Sie den Begriff geriatrisches Assessment (2 P.) und nennen Sie drei Assessments, welche in diesem Bereich eingesetzt werden können (3 P.).

AUFGABE 14
3 Punkte

Erarbeiten Sie drei Besonderheiten im Umgang mit geriatrisch zu pflegenden Menschen (3 P.).

AUFGABE 15
2 Punkte

„Anita, werde ich jemals wieder auf die Beine kommen?" (Zeile 42). Interpretieren Sie diese Aussage (2 P.)

Mögliche Lösungen zu diesen Aufgaben finden Sie im Erwartungshorizont ➤ 17.12

IV Trainingsfinale
Powerpack, 360 Minuten

KAPITEL

16 Prüfungsbeispiele für alle 3 Prüfungstage – Kompetenzbereiche

16.1 Prüfungsbeispiel Tag 1 (100 Punkte)

Roland Böhmer-Breuer

Fallsituation

„Die Situation ist eigentlich unhaltbar"

Sie lernen Herrn Michael Wagner im Rahmen Ihrer Tätigkeit als Pflegefachfrau im Seniorenzentrum „Rosenstein“ in Schwäbisch Hall kennen. Er ist 67 Jahre alt, 1,80 m groß und 95 kg schwer. Sie befassen sich mit der Pflegedokumentation. Im Arztbericht des psychiatrischen Landeskrankenhauses Weinsberg sind folgende Diagnosen vermerkt: „Hebephrene Schizophrenie, Dysarthrie, demenzielle Entwicklung, Insomnie, arterielle Hypertonie, Diabetes mellitus Typ 2, Hyperthyreose.“ Die Schlafprobleme setzen Herrn Wagner sehr zu. Er wacht häufig nachts wegen Albträumen auf und hat dann Angst vor dem erneuten Einschlafen. Er glaubt schon gar nicht mehr, dass er jemals wieder gut schlafen könne. Morgens ist er dann häufig unausgeglichen, launisch und gereizt.

Als Sie zum ersten Mal sein Zimmer betreten, kommt Herr Wagner auf Sie zu, baut sich dicht vor Ihnen auf und sagt mit lauter Stimme: *„Komm mal mit, junge Göre! Auf dich habe ich gewartet. Willst du mit mir ins Bett?“* Sie versuchen ruhig mit ihm zu reden, doch das hat keinerlei Wirkung auf ihn. Immerhin wird er nicht übergriffig, er verhält sich allerdings sehr distanzlos. Als Sie einen anderen, kompromissloseren Ton anschlagen, zeigt dies bei Herrn Wagner jedoch Wirkung: *„Stopp jetzt und zurück ins Zimmer! Sonst werden Sie wieder in die Psychiatrie eingewiesen.“* Solche Drohungen empfinden Sie eigentlich als negativ in einer Kommunikationssituation. Sie bemerken in den nächsten Tagen, dass Herr Wagner gegenüber anderen, meist körperlich kleineren Bewohnerinnen ebenfalls distanzlos agiert. Auf Gesprächstechnik wie die Integrative Validation nach Richard® (IVA) reagiert er quasi gar nicht, erst wenn die Pflegefachpersonen in einem deutlichen, befehlenden Ton sprechen, geht er zurück auf seinen Platz und lässt die Frauen in Ruhe. Die anderen Mitarbeitenden im Team haben ähnliche Erfahrungen gemacht.

Kurze Zeit später kommen Sie in sein Zimmer. Er sitzt auf dem Bett und weint bitterlich. Er sagt zu Ihnen: *„Wäre ich doch nie geboren. Ich bin eine einzige Missgeburt.“* Sie setzten sich zu ihm und versuchen, auf ihn mit einer validierenden Grundhaltung einzuwirken, doch er lässt sich kaum beeinflussen.

Die Körperpflege ist eine einzige Herausforderung. Herr Wagner sieht die Notwendigkeit, sich zu waschen, nicht ein. Der Altenpflegehelfer Jakob Todt hat als Einziger einen guten Draht zu Herrn Wagner und kann ihn wenigstens einige Male pro Woche zum Duschen mit Haarwäsche überreden. Jakob hat sich auch vorgenommen, Herrn Wagner immer mehr in seiner Lebensgestaltung zu unterstützen.

Sie haben den Eindruck, dass er in Ihrer Einrichtung nicht richtig betreut werden kann. In einer akuten Phase seiner Erkrankung wird Herr Wagner in einer psychiatrischen Klinik behandelt. Diese Einweisung hat Herr Wagner schon häufiger abgelehnt. Sein Betreuer Herr Siegmund ist allerdings selten präsent, so kam es in den letzten Monaten zu mehreren Zwangseinweisungen. Nach einigen Wochen, in denen er jeweils neue Medikamente bekam, kam Herr Wagner zurück in das Seniorenzentrum, wo sein psychischer Zustand bald wieder instabil wurde. Sie denken sich, dass Herr Wagner in der gerontopsychiatrischen Station des Pflegeheims Ulmenhof im benachbarten Tiefenhardt am besten untergebracht wäre und in seiner Entwicklung gefördert werden würde.

16.2 Aufgaben

AUFGABE 1
12 Punkte

Arbeiten Sie vier vorrangige Pflegeprobleme (8 P.) und jeweils eine passende Ressource (4 P.) zu der Fallsituation von Herrn Wagner heraus.

AUFGABE 2
8 Punkte

Formulieren Sie zu zwei der in Aufgabe 1 genannten Pflegeprobleme je zwei Pflegeziele (8 P.).

AUFGABE 3
12 Punkte

Beschreiben Sie sechs Informationen, die Ihnen zur Steuerung des Pflegeprozesses fehlen (6 P.) und erläutern Sie jeweils, warum die entsprechende Information für Ihr weiteres Vorgehen relevant ist (6 P.).

AUFGABE 4
8 Punkte

In welchen Lebensbereichen könnte Jakob Todt Herrn Wagner bei der Lebensgestaltung unterstützen? Beschreiben Sie für vier Lebensbereiche je zwei Unterstützungsangebote (je 2 P.).

AUFGABE 5
8 Punkte

Erläutern Sie anhand von vier Beispielen, auf welche Weise Herr Wagner in einer gerontopsychiatrischen Station in seiner Entwicklung gefördert werden könnte (je 2 P.).

AUFGABE 6
10 Punkte

Beschreiben Sie die Integrative Validation nach Richard®. Gehen Sie dabei auf die Stichwörter Ziele (2 P.), Zielgruppen (2 P.), Grundhaltung (2 P.) und Methode (4 P.) ein.

AUFGABE 7
8 Punkte

Erläutern Sie mit einem theoretischen Modell, warum eine an sich negativ wirkende Gesprächsstrategie in diesem Fall angebracht ist (8 P.).

AUFGABE 8
8 Punkte

Distanzlosigkeit wird von vielen Menschen als unangenehm empfunden. Führen Sie anhand des Modells von Edward T. Hall aus, wie Herr Wagner die soziale Distanz seiner Gegenüber verletzt (8 P.).

AUFGABE 9
12 Punkte

Beschreiben Sie die Eckpunkte der rechtlich geregelten Betreuung: Gesetzbuch (2 P.), Zielgruppe (2 P.), Sinn und Zweck (2 P.), zuständiges Gericht (2 P.) und nennen Sie vier Aufgabenkreise (4 P.).

AUFGABE 10
8 Punkte

Erläutern Sie, welche Voraussetzungen gelten müssen, damit eine Zwangseinweisung erfolgen kann (8 P.).

AUFGABE 11
6 Punkte

In der Situation mit Herrn Wagner und den anderen Bewohnerinnen und Bewohnern treffen unterschiedliche Bedürfnisse aufeinander. Beschreiben Sie diesen Konflikt unterschiedlicher Interessen (2 P.) und erarbeiten Sie Ansätze zur Konfliktlösung (4 P.).

Mögliche Lösungen zu diesen Aufgaben finden Sie im Erwartungshorizont ➤ 17.13

16.3 Prüfungsbeispiel Tag 2 (100 Punkte)

Nadine Regnet

Diese Aufgabe finden Sie auch im Band Bikas, Regnet: Prüfung Pflegefachperson schriftlich – Tag 2 (ISBN 978-3-437-25035-4)

Fallsituation

„Aufgeben wäre für mich einfacher"

Sie arbeiten als Pflegefachperson in der „Kinderklinik am Schönberg" auf einer kinderonkologischen Station. Seit 2 Tagen ist der 13-jährige Timmi mit seiner Mutter, Frau Thurnwald, für den nächsten Chemozyklus wieder bei Ihnen auf Station. Sie kennen Timmi und seine Familie bereits von seinen letzten Krankenhausaufenthalten. Timmi wurde von seiner Kinderärztin zur weiteren Abklärung direkt in die Klinik überwiesen. Für die Familie war das ein Schock, da lediglich die vergrößerten Lymphknoten am Hals und in der Achselhöhle untersucht werden sollten. Das Blutbild zeigte eine Anämie, eine Leukopenie und eine Thrombozytopenie, woraufhin eine Knochenmarksbiopsie durchgeführt wurde, die den Verdacht einer ALL bestätigte.

Bereits ein paar Stunden nach der Diagnosestellung erhielt Timmi die erste Intensivchemotherapie, die über insgesamt 7 Monate geplant war. Doch Timmis Chemoplan wurde bereits mehrmals aufgrund der schweren und fast tödlichen Nebenwirkungen überdacht und abgeändert. Timmi hat seitdem eine PEJ-Sonde und wegen der vielen Infusionen einen Portkatheter. Zu kämpfen hat er im Moment besonders mit schlimmen Entzündungen der Mundhöhle – ohne einen Morphinperfusor könnte es Timmi nicht aushalten.

Sie kennen Timmi als einen lustigen, lebensfrohen Teenager, der sich nicht beklagt und vor allem nicht aufgibt. Einmal sagte er zu Ihnen: „Aufgeben wäre für mich zwar einfacher, aber für meine Eltern nicht. Deshalb kämpfe ich."

Die Mutter wird auch dieses Mal über Nacht bei Timmi bleiben. Besuche kann er während der Chemo kaum bekommen, wegen des Infektionsrisikos von Kinderkrankheiten auch nicht von seinen zwei jüngeren Brüdern. Dafür dürfen seine Großeltern manchmal bei ihm sein.

Von seinem Patenonkel hat Timmi ein Tablet bekommen, das ihm während der Isolationsmaßnahmen helfen soll, sich die Zeit zu vertreiben. So kann er mit seinem besten Freund Max ein wenig zocken und per Video telefonieren. Max erzählt ihm dann, was in der Schule los war und wie nervig seine Schwestern wieder sind. Manchmal ist Timmi auf diese „Normalität" ein weinig eifersüchtig.

Bei der morgendlichen Visite bespricht Dr. Bogner mit Timmi und seiner Mutter das weitere Vorgehen: „Aufgrund der Blutwerte wurde der Chemoplan ein weiteres Mal angepasst. Es sind weitere Zyklen erforderlich, um die Zellen zu besiegen. Auch eine Knochenmarktransplantation müssen wir weiter in Betracht ziehen." „Aufschneiden lasse ich mich sowieso nicht!", schnaubt Timmi, der schlapp im Bett sitzt. „Du hast hier gar nichts zu entscheiden! Du bist ein Kind, und ein krankes noch dazu!", hält seine Mutter dagegen. Sie versprechen, gleich nach der Visite zurückzukommen und mit Timmi die derzeitige Situation zu besprechen und ihn zu beraten.

In der Stationsküche bereiten Sie noch schnell für ein anderes zu pflegendes Kind eine Tasse Ingwertee zu. Ihre Kollegin belächelt Sie. „So ein Blödsinn. Vor 30 Jahren hat es noch keinen Ingwertee gegeben. Woher willst du überhaupt wissen, ob der gegen Übelkeit hilft? Da kannst du dir die Arbeit sparen und einen Pfefferminztee kochen – das geht schneller!" Nachdem Sie Ihrer Kollegin eine kurze Begründung gegeben haben, liefern Sie den Tee bei Johanna ab.

Anschließend betreten Sie Timmis Zimmer. Sie bemerken sofort die Spannung zwischen Timmi und seiner Mutter. Timmi drückt an der Infusionspumpe herum. Er fährt seine Mutter an: „Das ständige Gepiepe nervt mich so!" Zudem jammert er: „Heute ist der Skate-Event, und ich sitze hier und mir ist kotzübel."

16.4 Aufgaben

AUFGABE 1
12 Punkte

Beschreiben Sie Timmis Krankheitsbild (4 P.). Stellen Sie anschließend die unterschiedlichen Leukämieformen (8 P.) gegenüber.

AUFGABE 2
6 Punkte

Begründen Sie, weshalb Timmi Symptome der Anämie, eine Blutungsneigung sowie eine Infektanfälligkeit zeigt.

AUFGABE 3
13 Punkte

Geben Sie an, aus welchem Grund Timmi isoliert werden muss (2 P.), und beschreiben Sie, um welche Isolation es sich handelt (2 P.). Nennen Sie die zu berücksichtigenden Prinzipien dieser Isolation (3 P.) und erschließen Sie je zwei konkrete Pflegemaßnahmen, die Sie bei Timmi durchführen (6 P.).

AUFGABE 4
4 Punkte

Erklären Sie die Wirkung von Zytostatika (2 P.) und geben Sie die Ziele (2 P.) einer Chemotherapie an.

AUFGABE 5
8 Punkte

Timmi hat durch die Zytostatikatherapie mit einigen Nebenwirkungen zu kämpfen. Geben Sie zwei pflegerelevante Nebenwirkungen von Timmi an (2 P.) und leiten Sie daraus je drei pflegerische Maßnahmen ab (6 P.).

AUFGABE 6
6 Punkte

Arbeiten Sie drei bei Timmi vorliegende Ressourcen heraus und begründen Sie deren Nutzen für die pflegerische Versorgung.

AUFGABE 7
6 Punkte

Erklären Sie Timmi vier Risiken, die sich durch seine Manipulation an der Spritzenpumpe ergeben können (4 P.), und begründen Sie ihm Ihre Handlungsanweisung auf der Grundlage von zwei rechtlichen Vorschriften des Medizinprodukterecht-Durchführungsgesetzes (MPDG) (2 P.).

AUFGABE 8
4 Punkte

Bei der Visite spricht Dr. Brunner über eine präventive Therapie nach Abschluss der Chemotherapie. Bestimmen (1 P.) und begründen (2 P.) Sie die Präventionsform und geben Sie in Bezug auf Timmi das Ziel an (1 P.).

AUFGABE 9
4 Punkte

Erläutern Sie Frau Thurnwald den Einfluss von zwei alterstypischen Entwicklungsmerkmalen auf das Verhalten von Timmi.

AUFGABE 10
8 Punkte

Beurteilen Sie die Aussage der Mutter: „Du hast hier gar nichts zu entscheiden! Du bist ein Kind, und ein krankes noch dazu!" (4 P.) Beziehen Sie sich dabei auch auf die European Association for Children in Hospital (EACH-Charta) (4 P.).

AUFGABE 11
4 Punkte

Kranke Kinder wie Timmi haben besondere Bedürfnisse, die im Krankenhausalltag zu berücksichtigen sind. Analysieren Sie vier Bedürfnisse.

AUFGABE 12
9 Punkte

Erläutern Sie Ihre Haltung als beratende Person auf der Grundlage des personenzentrierten Beratungsansatzes nach C. Rogers in Bezug auf das Gespräch mit Timmi und seiner Mutter.

AUFGABE 13
10 Punkte

Begründen Sie auf der Basis des Evidence-based Nursing (EBN) Ihr Handeln, Ingwertee zu kochen.

AUFGABE 14
6 Punkte

Nennen Sie die sechs Schritte des EBN-Prozesses.

Mögliche Lösungen zu diesen Aufgaben finden Sie im Erwartungshorizont ➤ 17.14

16.5 Prüfungsbeispiel Tag 3 (100 Punkte)

Erik Herrmann

Diese Aufgabe finden Sie auch im Band Bikas, Herrmann: Prüfung Pflegefachperson schriftlich – Tag 3 (ISBN 978-3-437-25037-8)

Fallsituation

„Das roch schlimmer als in einer Raucherkneipe"

Julia Schwartzkopf ist Auszubildende zur Pflegefachfrau und absolviert aktuell ihren Einsatz in der ambulanten Langzeitpflege in Blieskastel. Heute fährt Sie eine Tour mit der Praxisanleiterin Martina Vetter, die für die Anleitungstour den Beobachtungsschwerpunkt „Umgebungsfaktoren und daraus resultierende Veränderungen des Gesundheitszustands" festlegt. Als Erstes geht es zu Herrn Boris Putow. Julia Schwartzkopf fasst ihre Beobachtungen nach der ersten Begegnung wie folgt zusammen:

„Herr Putow lebt mit seiner Exfrau Natalie Putow zusammen. Warum sie noch zusammenleben und sie sich das mit ihrem Exmann antut, habe ich jedoch nicht verstanden. Aber das geht mich auch nichts an. Ich fand die Wohnung sehr unangenehm. Am liebsten wäre ich beim Betreten sofort wieder rausgegangen. Es roch schlimmer als in einer Raucherkneipe. Neben dem Gestank von Wodka, Bier und Zigarettenrauch sah es auch fürchterlich aus. Überall lag Müll herum, es gab kaum Möbel. In der Dokumentation habe ich die Pflegediagnose. Der Patient empfindet ein Verlangen, Suchtstoffe zu konsumieren' gefunden. Frau Putow berichtete mir, dass ihr aus Russland stammender Exmann schon seit seiner Jugend regelmäßig Wodka in großen Mengen konsumiert. Früher waren mehrmals in der Woche seine russischen Freunde da und tranken teilweise bis zur Bewusstlosigkeit. Aus ihrer Sicht ist das auch der Grund, warum er seiner Arbeit als Dachdecker nicht mehr nachgehen kann. Ich finde das schrecklich – mit nur 52 Jahren ist er ein Pflegefall, der nicht zur Ruhe kommt, abends nicht ohne Alkohol einschlafen kann und seine Ausscheidungen nicht immer im Griff hat. Er sieht keine Notwendigkeit, sich richtig zu waschen, und seine chronische Wunde am rechten Unterschenkel verheilt bei den hygienischen Zuständen auch nicht. Trotz regelmäßigen Spülens mit Prontosan, Abdecken mit Mullkompressen und Verbinden werden die Wunden am Unterschenkel immer größer und sind eitrig belegt. Wenn wir nicht wenigstens zum Verbandwechsel kommen würden, würde er noch mehr verwahrlosen, und Frau Putow scheint sich nach körperlichen Übergriffen auch nur widerwillig um ihren Exmann kümmern zu wollen. Ich finde die Situation ganz schön krass. Können wir uns darüber nachher noch mal in Ruhe unterhalten?"

Als Julia die gesammelten Beobachtungen mit ihrer Praxisanleiterin auswertet, weist sie diese darauf hin, dass jeder Pflegebedürftige gleich und ohne Vorbehalte zu pflegen ist.

Als Julia und Martina am nächsten Tag wieder zu Herrn Putow kommen, finden sie ihn bewusstlos auf dem Boden liegen, neben sich mehrere Bier- und eine Wodkaflasche. Sie müssen schnell handeln und Notfallmaßnahmen einleiten.

16.6 Aufgaben

AUFGABE 1
12 Punkte

Die Alkoholsucht ist der Ausgangspunkt für Herrn Putows gesundheitliche Einschränkungen. Nennen Sie sechs Symptome von Herrn Putow, die mit der Alkoholsucht in Verbindung gebracht werden können (6 P.), und begründen Sie diese jeweils (6 P.).

AUFGABE 2
10 Punkte

Erklären Sie, warum es oftmals schwierig ist, alkoholabhängige Menschen wie Herrn Putow bei täglichen Verrichtungen zu unterstützen und sie dazu zu beraten.

AUFGABE 3
16 Punkte

Erklären Sie die Komplikationen, die bei Herrn Putow durch die Alkoholintoxikation bereits bestehen oder noch entstehen können.

AUFGABE 4
10 Punkte

Beschreiben Sie Maßnahmen im Rahmen der Ersten Hilfe vom Auffinden des bewusstlosen Herrn Putow bis zum Eintreffen des Rettungsdienstes.

AUFGABE 5
8 Punkte

Begründen Sie den Zusammenhang zwischen der Alkoholintoxikation und der Bewusstlosigkeit in der aktuellen Situation, indem Sie auf die Wirkungsweise des Alkohols eingehen.

AUFGABE 6
8 Punkte

Ihnen ist bewusst, dass Herrn Putows täglicher Alkoholkonsum seine Gesundheit gefährdet. Beschreiben Sie die bestehende ethische Konfliktsituation unter Zuhilfenahme der passenden ethischen Prinzipien.

AUFGABE 7
6 Punkte

Julia nimmt das direkte Wohnumfeld von Herrn Putow als sehr unhygienisch wahr. Erläutern Sie die Zusammenhänge zwischen einer unhygienischen Umgebung und einer erhöhten Infektionsgefahr.

AUFGABE 8
15 Punkte

Beschreiben Sie Möglichkeiten, Herrn Putows Exfrau in die Pflege mit einzubeziehen (10 P.), und bewerten Sie, ob dies eine gute Idee ist (5 P.).

AUFGABE 9
15 Punkte

Beschreiben Sie den standardisierten Verbandwechsel am rechten Unterschenkel von Herrn Putow.

Mögliche Lösungen zu diesen Aufgaben finden Sie im Erwartungshorizont ➤ 17.15

V Zu guter Letzt – Erwartungshorizonte

KAPITEL

17 Erwartungshorizonte

17.1 Erstes Prüfungsbeispiel (> Kap. 4.1/4.3)

Maren Höpfner

17.1.1 Fallsituation: Stationäre Langzeitpflege (> Kap. 4.1)

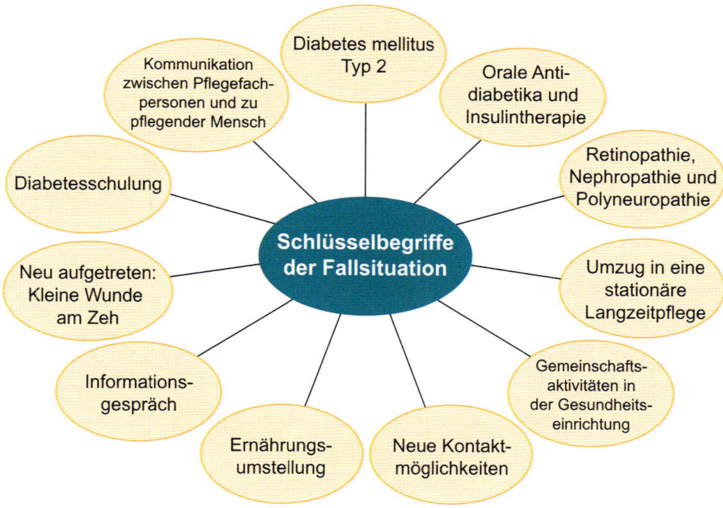

1. Geben Sie an, wofür die Abkürzung SIS® steht (1 P.) und nennen Sie drei der sechs möglichen Themenbereiche (3 P.). 4 Punkte

Die Abkürzung **SIS®** steht für **strukturierte Informationssammlung**.

- Kognitive und kommunikative Fähigkeiten
- Mobilität und Beweglichkeit
- Krankheitsbezogene Anforderungen und Belastungen
- Selbstversorgung
- Leben in sozialen Beziehungen
- Das sechste Themenfeld ist variabel, je nach Setting:
  - Haushaltsführung (ambulant)
  - Wohnen und Häuslichkeit (stationäre Langzeitpflege)

Kompetenzen und Operatoren

Diese Aufgabe besteht aus zwei Aufgabenteilen, die beide dem Kompetenzschwerpunkt I.1 (Anlage 2, PflAPrV) zugeordnet werden können. Der Operator „Geben Sie an, …" erfordert, dass Kenntnisse zielgerichtet zusammengetragen werden können.

- Erhalt und Förderung von Alltagsfähigkeiten bzw. Sicherstellung von Rückzugsbedürfnissen (Tagespflege)
- Wahrung der Individualität während des Aufenthalts/erste Einschätzung zur weiteren Versorgung nach der Kurzzeitpflege (Kurzzeitpflege)

LERNTIPP

Die strukturierte Informationssammlung (SIS®) ist das erste von vier Elementen des Strukturmodells (EinSTEP). Die weiteren drei Elemente sind:
- Maßnahmenplanung
- Berichteblatt
- Evaluation

Kompetenzen und Operatoren

Diese Aufgabe kann den Kompetenzschwerpunkten I.1 und I.6 (Anlage 2, PflAPrV) zugeordnet werden. Der Operator „Arbeiten Sie heraus, ..." erfordert, dass Sie aus dem Fall Sachverhalte herausarbeiten und diese in einen logischen Zusammenhang bringen.

2. Wählen Sie drei mögliche Themenbereiche (s. Aufgabe 1) aus und arbeiten Sie anschließend für Herrn Röhl mit jeweils zwei Aspekten eine pflegefachliche Einschätzung aus (6 P.). 6 Punkte

Kognitive und kommunikative Fähigkeiten:
- Kann sich äußern und Wünsche mitteilen
- Ist zu allen vier Qualitäten orientiert
- Ist den Pflegefachpersonen freundlich zugewandt und offen für Neues

Mobilität und Beweglichkeit:
- Nimmt gerne an den sportlichen Programmpunkten teil
- Zeigt hohe körperliche Aktivität
- Kann sich selbstständig und frei in der Einrichtung bewegen

Krankheitsbezogene Anforderungen und Belastungen:
- Neue Wunde am kleinen Zeh
- Verbesserung des Medikamentenmanagements
- Umstellung der Medikation nach ärztlicher Anordnung

Selbstversorgung:
- Führt die Körperpflege selbstständig durch
- Kann die Nahrung selbstständig aufnehmen
- Informationsgespräch zum Thema Ernährung

Leben in sozialen Beziehungen:
- Hat keine Bezugspersonen mehr
- Ist gerne mit der Frau Neubauer zusammen
- „Blüht" in der Einrichtung wieder auf und freut sich über die vielen Kontakte

Wohnen und Häuslichkeit (stationäre Langzeitpflege):
- Ist freiwillig in die Einrichtung gezogen
- Ihm fehlt seine frühere Waldumgebung

ACHTUNG

Wenn die Zuordnung der pflegerischen Informationen nicht zum Themenfeld passt, wird die strukturierte Informationssammlung (SIS®) unübersichtlich.

3. Begründen Sie, welchem Pflegeproblem Sie bei Herrn Röhl die höchste Priorität einräumen (4 P.) und erläutern Sie vier Pflegemaßnahmen, welche das Pflegeproblem minimieren können (4 P.). 8 Punkte

Die höchste Priorität hat das Pflegeproblem der **neuen Wunde am kleinen Zeh**. Die Wunde deutet auf eine weitere Folgeerkrankung hin → Diabetisches Fußsyndrom. Dieses entsteht durch die Schädigung von Nerven und Blutgefäßen. Es kommt zu Durchblutungsstörungen und bedingt durch seine Polyneuropathie auch zu Druckgeschwüren, die nicht oder erst spät bemerkt werden.

Pflegemaßnahmen:

- Inspektion der Füße → Hautfarbe, Wärme, Verletzungen, Druckstellen, Schmerzen, Kribbeln oder Taubheitsgefühle.
- Die Füße täglich mit körperwarmem Wasser waschen und diese anschließend gut abtrocknen.
- Die Fußnägel lieber feilen als schneiden.
- Die generelle Fußpflege sollte ein Podologe übernehmen.
- Passendes Schuhwerk auswählen, z. B. spezielle Diabetikerschuhe.

Kompetenzen und Operatoren

Diese Aufgabe besteht aus zwei Aufgabenteilen, die beide dem Kompetenzschwerpunkt I.1 (Anlage 2, PflAPrV) zugeordnet werden können. Die Operatoren „Begründen Sie …" und „Erläutern Sie …" erfordern, dass Sie eine priorisierte fallbezogene Einschätzung vornehmen und diese fachlich und sachlich mit Argumenten absichern.

IMPULS

Diabetiker haben Empfindungsstörungen (Polyneuropathie) in den Füßen, dadurch entstehen schneller kleine Wunden, die sie sich beim Nägel schneiden selbst zufügen, ohne dass sie es merken. Deshalb sind Nagelscheren und auch Nagelknipser bei Diabetikern nicht zu benutzen. Die alltägliche Fußpflege (Pediküre) mit Waschen, Abtrocknen und Eincremen der Füße dürfen Sie als Auszubildende übernehmen.

4. Nennen Sie vier Ressourcen von Herrn Röhl (4 P.). Bewerten Sie zudem die Ressourcen bezogen auf die Fallsituation (4 P.). 8 Punkte

Ressource	Fallbezug
Neue Kontaktmöglichkeiten	• Hat Kontakt zur Nachbarin Frau Neubauer aufbauen können • Nimmt gerne an Gemeinschaftsaktivitäten teil
Bezugspflegekraft Herr Schmidt	• Beide Seiten haben sich gut kennengelernt und sind Freundlich einander zugewandt • Durch das Vertrauen werden neue Pflegeprobleme direkt angesprochen
Sportlichen Aktivitäten	• Nutzt gerne die sportlichen Angebote in der Einrichtung • Konnte dadurch schon sein Gewicht reduzieren
Wald und Natur	• Diese Ressource steht seit dem Einzug in die stationäre Langzeitpflege nicht mehr zu Verfügung und fehlt ihm sehr
Kreuzworträtsel lösen	• Dieses Hobby kann er auch weiterhin ausüben • Führt immer wieder zu neuen Gesprächsthemen

Kompetenzen und Operatoren

Diese Aufgabe besteht aus zwei Aufgabenteilen, die beide dem Kompetenzschwerpunkt I.1 (Anlage 2, PflAPrV) zugeordnet werden können. Der Operator „Nennen Sie …" fordert, dass Kenntnisse zielgerichtet zusammengetragen werden. Der Operator „Bewerten Sie …" fordert, dass die Fallsituation mit eigenen Wertmaßstäben, die sich aus Normen und Werten der Gesellschaft ableiten lassen, beurteilt wird.

Kompetenzen und Operatoren
Diese Aufgabe kann den Kompetenzschwerpunkten I.6 und II.1 (Anlage 2, PflAPrV) zugeordnet werden. Der Operator „Erklären Sie …" erfordert, dass Sachverhalte korrekt eingeordnet und diese in einem begründeten und fallorientierten Zusammenhang gebracht werden.

5. Erklären Sie Herrn Röhl in einem Informationsgespräch, worauf er bei der Ernährung achten sollte. Geben Sie ihm sechs wichtige Informationen an die Hand. 6 Punkte

- Je nach Allgemeinzustand (AZ) soll Herr Röhl dokumentieren, ob das übliche Essverhalten eingehalten wird
- Kohlenhydratmenge korrekt einschätzen:
  - Die Kohlenhydrate werden heute in Kohlenhydrateinheiten (KE) angegeben
  - 1 KE = ca. 10 g verwertbare Kohlenhydrate
  - Herr Röhl sollte Kohlenhydrattabellen/KE-Rechner nutzen, um diese auszurechnen
- Mehrere kleine Mahlzeiten pro Tag zu sich nehmen
- Kalorienfreie oder -arme Getränke bevorzugen
- Lebensmittel mit einem niedrigen glykämischen Index bevorzugen, z. B. Vollkornprodukte
- Auswirkungen von Alkohol berücksichtigen und darüber aufklären
- Übergewicht vorbeugen

Kompetenzen und Operatoren
Diese Aufgabe kann dem Kompetenzbereich IV (Anlage 2, PflAPrV) zugeordnet werden. Der Operator „Nennen Sie …" fordert, dass Aussagen zielgerichtet zusammengetragen werden.

6. Nennen Sie drei Spätfolgen, welche unter dem Themenschwerpunkt Makroangiopathie bei Herrn Röhl noch entstehen könnten. 3 Punkte

- KHK
- paVK
- Schlaganfall
- Akutes Koronarsyndrom
- Herzinfarkt

Kompetenzen und Operatoren
Diese Aufgabe kann dem Kompetenzbereich IV (Anlage 2, PflAPrV) zugeordnet werden. Der Operator „Stellen Sie dar …" erfordert, dass Sachverhalte strukturiert und in logischen Zusammenhängen beschrieben werden.

7. Stellen Sie mit zwei Aspekten dar, wofür die Pflegeversicherung bei einer vollstationären Pflege Geld bezahlt (2 P.) und wie viel sie bei Herrn Röhl pro Monat übernimmt (2 P.). 4 Punkte

Die Leistungen der Pflegeversicherung bei einer vollstationären Pflege umfassen:
- Pflegebedingte Aufwendungen
- Aufwendungen für Betreuung
- Aufwendungen für Leistungen der medizinischen Behandlungspflege (nur ärztliche Verordnung erforderlich)

Maximale Leistung bei Pflegegrad 2:
- 770 € pro Monat

LERNTIPP
Zudem gibt es seit 2017 einen **einrichtungseinheitlichen Eigenanteil** (EEE) für die Pflegegrade 2–5. Das bedeutet, egal wie viel Pflege der Betroffene benötigt, dass der Eigenanteil nicht höher wird.

8. Geben Sie an, ab welchen Werten man von einer Hyperglykämie (2 P.) und wann man von einem diabetischen Koma spricht (2 P.). Nennen Sie anschließend fünf Symptome, welche Sie Herrn Röhl aufzeigen, damit er diese Gefahr frühzeitiger erkennen kann (5 P.). 9 Punkte

Kompetenzen und Operatoren
Diese Aufgabe kann den Kompetenzschwerpunkten I.1 und 1.6 (Anlage 2, PflAPrV) zugeordnet werden. Durch die Operatoren „Geben Sie an …" und „Nennen Sie …" werden Informationen zielgerichtet zusammengetragen.

Hyperglykämie:
Die Blutzuckerwerte liegen **nüchtern > 110 mg/dl oder > 140 mg/dl** zwei Stunden nach der Mahlzeit.
Diabetisches Koma:
Die Blutzuckerwerte liegen zwischen > **400 mg/dl bis > 1000 mg/dl.**
Herr Röhl kann folgende **Symptome** aufweisen:

- Starken Durst
- Trockene Zunge und Exsikkose
- Benommenheit bis zur Bewusstlosigkeit
- Azetongeruch des Atems
- Schock bis Koma.

ACHTUNG
Um die zu pflegenden Menschen vor Retinaschäden zu schützen, geben die aktuellen Empfehlungen an, dass der Blutzucker nur um 50 mg/dl pro Stunde gesenkt werden darf.

9. *„Und meinen Sie, dass eine erneute Diabetesschulung für mich sinnvoll wäre?"*. Beantworten Sie die Frage von Herrn Röhl und begründen Sie Ihre Antwort. 2 Punkte

Kompetenzen und Operatoren
Diese Aufgabe kann dem Kompetenzschwerpunkt II.1 (Anlage 2, PflAPrV) zugeordnet werden. Der Operator „Setzen Sie sich auseinander mit …" fordert eine begründete Bewertung in ganzen Sätzen.

Ihre Antwort als Pflegefachperson sollte eindeutig **„Ja"** lauten, denn die Diabetesschulungen sind ein kontinuierlicher Prozess, der nur durch wiederholte bedarfsgerechte Angebote erfolgreich ist. Mithilfe der Schulungen können vor allem weitere langfristige Komplikationen verhindert werden.

LITERATUR

1. Bundesministerium für Gesundheit. Pflege im Heim. Aus: https://www.bundesgesundheitsministerium.de/pflegeimheim.html (letzter Zugriff: 09.01.2023).
2. Deutsche Diabetes Gesellschaft. S2k-Leitlinie Diagnostik, Therapie und Verlaufskontrolle des Diabetes mellitus im Alter. 2. Aufl. 2018. Aus: https://www.awmf.org/uploads/tx_szleitlinien/057-017l_S2k_Diabetes_mellitus_im_Alter_2018-09.pdf (letzter Zugriff: 09.01.2023).
3. EinSTEP. Schulungsunterlagen und Materialien zur Einführung und Anwendung des Strukturmodells. 2017. Aus: https://www.ein-step.de/schulungsunterlagen/schulungsunterlagen/ (letzter Zugriff: 09.01.2023).

17.1.2 Fallsituation: Ambulante Langzeitpflege (➤ Kap. 4.3)

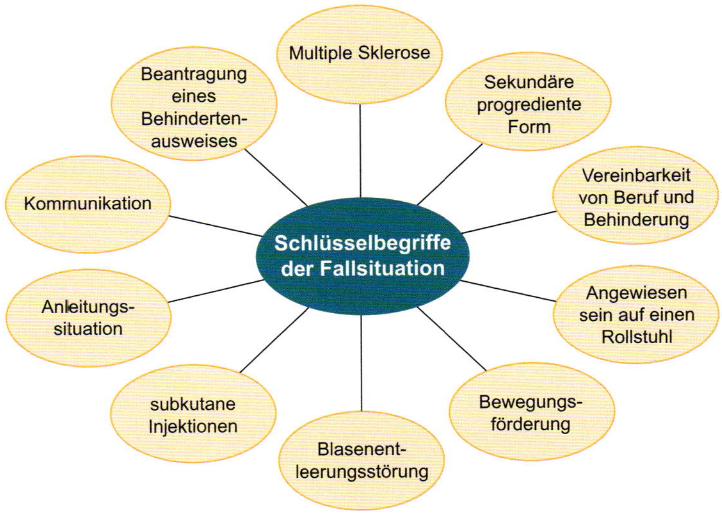

Kompetenzen und Operatoren

Diese Aufgabe besteht aus zwei Aufgabenteilen, die beide den Kompetenzschwerpunkten I.1 und I.6 (Anlage 2, PflAPrV) zugeordnet werden können. Der Operator „Begründen Sie …" erfordert, dass komplexe Argumente schlüssig zu einem Sachverhalt ausgeführt werden. Zudem ist die Einbeziehung der Fallsituation erforderlich. Der Operator „Nennen Sie …" fordert, dass Kenntnisse zielgerichtet zusammengetragen werden.

1. Begründen Sie, warum die Förderung der Bewegung in der pflegerischen Versorgung von Frau Martínez im Vordergrund steht (2 P.). Nennen Sie anschließend sechs pflegerische Maßnahmen, die Sie bei Frau Martínez im Rahmen der multiplen Sklerose einsetzen können (6 P.). 8 Punkte

Die **Kontrakturprophylaxe** und die **Förderung der Bewegung** stehen während der gesamten Therapie im Vordergrund. Die Selbstständigkeit von Frau Martínez sollte bestmöglich erhalten bleiben. Folgende pflegerischen Maßnahmen können die Pflegefachpersonen anbieten:

- Ausdauertraining je nach AZ mit niedriger bis mäßiger Intensität durchführen
- Gehfähigkeit durch gezielte Übungen verbessern
- Widerstandstraining anbieten
- Gelenke durchbewegen
- Umgang bei Spastiken erlernen
- Beim Anziehen Kleidung auswählen, die Reißverschlüsse anstatt filigraner Knöpfe besitzt
- Kontrakturprophylaxe: allgemeine Gelenksbeweglichkeit fördern

ACHTUNG

Nach wie vor ist die Wirksamkeit von kontrakturprophylaktischen Maßnahmen umstritten. Daher empfiehlt sich der Fokus auf die Förderung des Gelenksbeweglichkeit bei Beachtung von Kontraindikationen.

2. Bei Frau Martínez und bei Menschen mit besonderen Herausforderungen kommt es bedingt durch die Rollstuhlpflicht zu vielen Veränderungen. Ermitteln Sie sechs Einschränkungen. 6 Punkte

- Veränderte Rolle im sozialen Umfeld, da bei Aktivitäten immer Rücksicht genommen werden muss
- Nicht immer ist ein rollstuhlgerechter Arbeitsplatz möglich
- Reaktionen von Bezugspersonen und Freunden, z. B. übertriebenes Mitleid, Stigmatisierung
- Veränderte Teilhabe an gesellschaftlichen Ereignissen, z. B. der misslungene Kinobesuch
- Fehlende Möglichkeit die Toilette zu benutzen, z. B. in Restaurant
- Nicht alle Verkehrsmittel oder Haltestellen sind barrierefrei

Kompetenzen und Operatoren

Diese Aufgabe kann dem Kompetenzschwerpunkt I.1 (Anlage 2, PflAPrV) zugeordnet werden. Der Operator „Ermitteln Sie …" erfordert, dass aus dem Fall Sachverhalte herausgearbeitet und diese in einen Zusammenhang gebracht werden.

3. Geben Sie vier zentrale Begriffe und Konzepte der UN-Behindertenrechtskonvention wieder. 4 Punkte

- Inklusion
- Würde
- Selbstbestimmung/Autonomie (individuelle)
- Partizipation
- Chancengleichheit
- Empowerment
- Barrierefreiheit
- Disability Mainstreaming

Kompetenzen und Operatoren

Diese Aufgabe kann den Kompetenzschwerpunkten I.1 und IV.1 (Anlage 2, PflAPrV) zugeordnet werden. Der Operator „Geben Sie an …" erfordert, dass Kenntnisse und Informationen zielgerichtet zusammengetragen werden können.

4. Erklären Sie drei Pflegemaßnahmen bei Glukokortikoiden, welche im Rahmen der krankheitsbezogenen Besonderheiten eingeleitet werden müssen. 3 Punkte

Bei der **Substitution von Glukokortikoiden** werden folgende Pflegemaßnahmen durchgeführt:

- Anleitung zur eigenständigen Temperaturkontrolle, um Infektionen frühzeitig zu erkennen
- Ulkusprophylaxe bedingt durch die Glukokortikoidtherapie nach ärztlicher Anordnung
- Vermehrt Mundpflege durchführen lassen, um die Soorgefahr zu minimieren
- Beratung zur Pneumonie- und Obstipationsprophylaxe

Kompetenzen und Operatoren

Diese Aufgabe kann den Kompetenzschwerpunkten I.1 und I.6 (Anlage 2, PflAPrV) zugeordnet werden. Der Operator „Erklären Sie …" erfordert, dass Sachverhalte korrekt eingeordnet und diese in einem begründeten Zusammenhang gebracht werden.

Kompetenzen und Operatoren

Diese Aufgabe besteht aus zwei Aufgabenteilen, die beide dem Kompetenzschwerpunkt I.1 (Anlage 2, PflAPrV) zugeordnet werden können. Der erste Operator „Nennen Sie …" fordert, dass Kenntnisse zielgerichtet zusammengetragen werden. Der zweite Operator „Entwickeln Sie …" erfordert, dass Sie fallbezogen begründete Aussagen erstellen und diese miteinander in Verbindung setzen.

5. Nennen Sie das neu aufgetretene Pflegeproblem von Frau Martínez (1 P.) und entwickeln Sie vier Pflegemaßnahmen, welche Sie mit ihr besprechen (4 P.). 5 Punkte

Das neu aufgetretene Pflegeproblem von Frau Martínez ist die **Blasenentleerungsstörung.**

Pflegemaßnahmen:

- Blasentraining durch Verhaltenstherapie ermöglichen
- Inkontinenzprodukte individuell auswählen und den Umgang damit schulen
- Beckenbodentraining
- EMG-Biofeedback
- Intermittierender Selbstkatheterismus

Kompetenzen und Operatoren

Diese Aufgabe kann den Kompetenzschwerpunkten I.1 und II.1 (Anlage 2, PflAPrV) zugeordnet werden. Der Operator „Entwickeln Sie …" erfordert, dass Sie fallbezogen begründete Aussagen erstellen und diese miteinander in Verbindung setzen.

6. Entwickeln Sie eine Anleitungssituation für Frau Martínez für eine s.c.-Injektion. Gehen Sie zunächst mit vier Aspekten auf die Vorbereitung ein (4 P.), anschließend führen Sie sechs Aspekte der Durchführung auf (6 P.) und schließen die Aufgabe mit vier Aspekten der Nachbereitung (4 P.). 14 Punkte

LERNTIPP

Das Interferon von Frau Martínez wird subkutan verabreicht. Aus diesem Grund erhält Sie von der Pflegefachfrau Anna eine Anleitung in der subkutanen Injektion, um sich anschließend das Medikament auf Dauer selbst spritzen zu können.

Vorbereitung:

- Alle benötigten Materialien in Reichweite legen
- Bruch- und stichsicheren Abwurf in Reichweite stellen
- Das Arzneimittel auf Unversehrtheit überprüfen
- Geeignete Körperregion auswählen (mit ausgeprägtem Unterhaut(fett) gewebe)
- Körperstelle von Kleidung befreien und eine intakte Hautstelle auswählen.

Durchführung:

- Haut (je nach Wunsch des zu pflegenden Menschen) im Vorhinein desinfizieren
- Mit dem Daumen und dem Zeigefinger eine Hautfalte bilden
- Die Kanüle (90 Grad) einstechen
- Medikament langsam injizieren
- Kanüle rausziehen und dann erst die Hautfalte loslassen
- Ggf. Einstichstelle mit einem Tupfer komprimieren

Nachbereitung:

- Kanüle direkt in einen stich- und bruchsicheren Abwurf entfernen
- Körperstelle wieder ankleiden
- Alle Materialien wegräumen
- Auf Veränderungen achten und diese, wenn Unwohlsein hinzukommt, direkt melden

7. Nennen Sie vier weitere Berufsgruppen, welche in der dauerhaften Therapie und Unterstützung hinzugezogen werden können. 4 Punkte

- Physiotherapie
- Ergotherapie
- Logopädie
- Psychologie
- Pflegeberatung

Kompetenzen und Operatoren
Diese Aufgabe kann den Kompetenzschwerpunkten I.6 und IV.1 (Anlage 2, PflAPrV) zugeordnet werden. Der Operator „Nennen Sie …" fordert, dass Kenntnisse zielgerichtet zusammengetragen werden.

8. Analysieren Sie zwei Kommunikationssituationen aus dem Fall im Rahmen der Qualitätskontrolle. 4 Punkte

„Sie gehen direkt auf Ihre Kundin zu und versuchen sie mit einem Witz aufzumuntern und lachen am Ende lauthals auf."

Diese Art der Begrüßung ist unangebracht, wenn die Kundin weinend am Küchentisch angetroffen wird. Zunächst sollte abgeklärt werden, warum Frau Martínez weint, und dann kann je nach Situation entsprechend reagiert werden.

„Ach, Frau Martínez, nehmen Sie es nicht so schwer, mit dem Schwerbehindertenausweis bekommen Sie immerhin überall direkt einen Parkplatz."

Die Aussage von Pflegefachfrau Anna ist nicht professionell. Einen Schwerbehindertenausweis zu beantragen und den neuen Grad der Einschränkung zu akzeptieren fällt Frau Martínez aktuell sehr schwer. Nun die Vorteile aufzuzählen, macht die Situation nicht besser. Vor allem da die Pflegefachfrau Anna diesen Satz am Ende der Unterhaltung einsetzt und dann keine weitere Kommunikation mehr stattfindet. Elena Martínez wird mit dieser Aussage einfach in der Situation sitzengelassen.

Kompetenzen und Operatoren
Diese Aufgabe kann den Kompetenzschwerpunkten II.1 und IV.1 (Anlage 2, PflAPrV) zugeordnet werden. Der Operator „Analysieren Sie …" fordert, dass Sie Einzelheiten des Falls zerlegen und diese kriterienorientiert in systematische Zusammenhänge bringen.

9. *„Meinen Sie, ich kann weiterhin als Assistenz der Geschäftsleitung arbeiten gehen?"*. Interpretieren Sie diese Aussage. 2 Punkte

Der Beruf als Assistenz der Geschäftsleitung ist mit einer Rollstuhlpflicht schwieriger umzusetzen. Frau Martínez sollte ein Gespräch mit ihrem Chef suchen. Insbesondere wenn eine Schwerbehinderteneigenschaft anerkannt wäre, gibt es die Möglichkeit, den Arbeitsplatz so umzugestalten, dass die Behinderung durch technische Anpassungen ausgeglichen werden kann.

Kompetenzen und Operatoren
Diese Aufgabe kann den Kompetenzschwerpunkten I.1 und II.1 (Anlage 2, PflAPrV) zugeordnet werden. Der Operator „Interpretieren Sie …" fordert eine begründete Bewertung in ganzen Sätzen.

LITERATUR

1. Amboss. Multiple Sklerose. 2022. Aus: https://www.amboss.com/de/wissen/Multiple_Sklerose (letzter Zugriff: 13.01.2023).
2. Deutsche Gesellschaft für Neurologie. S2k-Leitlinie. Diagnose und Therapie der multiplen Sklerose, Neuromyelitis-optica-Spektrum-Erkrankungen und MOG-IgG-assoziierten Erkrankungen. 2021. Aus: https://dgn.org/leitlinie/176 (letzter Zugriff: 13.01.2023).
3. Bundesministerium für Arbeit und Soziales. Behindertenrechtskonvention der Vereinten Nationen. 2020. Aus: https://www.bmas.de/DE/Soziales/Teilhabe-und-Inklusion/Politik-fuer-Menschen-mit-Behinderungen/un-behindertenrechtskonvention-rechte-von-menschen-mit-behinderungen-langtext.html;jsessionid=49A77EE74792EF6AFFD78ED2E9045490.delivery1-master (letzter Zugriff: 13.01.2023).
4. Menche N (Hrsg.). Pflege Heute. 8. Aufl. München: Elsevier, 2023.
5. Kommerell T. Pflege im Kontext von Entwicklung und Alter. In: Keller C (Hrsg.). PFLEGEN Grundlagen und Interventionen. 3. Aufl. München: Elsevier, 2021. S. 25–39.

17.2 Zweites Prüfungsbeispiel (➢ Kap. 5.1/5.3)

Maren Höpfner

17.2.1 Fallsituation: Stationäre Langzeitpflege (➢ Kap. 5.1)

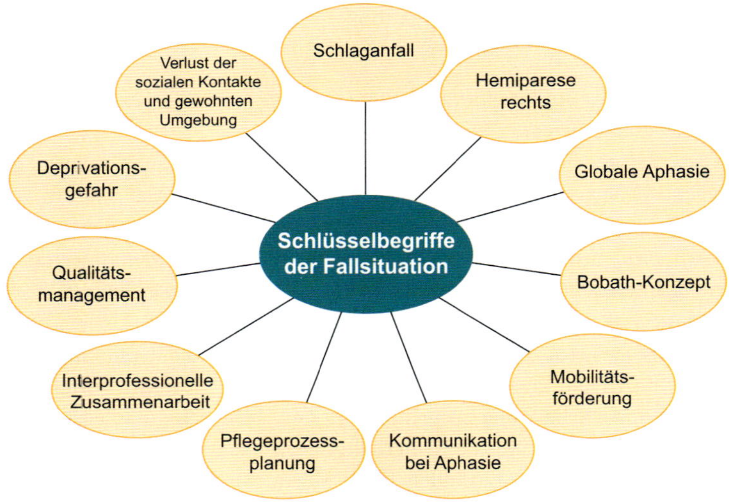
Schlüsselbegriffe der Fallsituation
Schlaganfall
Hemiparese rechts
Globale Aphasie
Bobath-Konzept
Mobilitäts-förderung
Kommunikation bei Aphasie
Pflegeprozess-planung
Interprofessionelle Zusammenarbeit
Qualitäts-management
Deprivations-gefahr
Verlust der sozialen Kontakte und gewohnten Umgebung

Kompetenzen und Operatoren

Diese Aufgabe besteht aus drei Aufgabenteilen, die alle dem Kompetenzschwerpunkt I.1 (Anlage 2, PflAPrV) zugeordnet werden können.. Der Operator „Ermitteln Sie …" erfordert, dass aus dem Fall Sachverhalte oder Leitgedanken herausgearbeitet und diese in einen Zusammenhang gebracht werden.

1. Ermitteln Sie für Herrn Petermann eine Pflegeplanung, indem Sie ein Pflegeproblem (1 P.), eine Ressource (1 P.) und zwei passende Pflegemaßnahmen erarbeiten (4 P.). 6 Punkte

Z. B.

- Pflegeproblem: Herr Petermann benötigt Hilfe bei der Mobilisation in den Toilettenstuhl.
- Ressource: Herr Petermann kann die linke Körperhälfte bewegen und mithelfen.
- Pflegemaßnahmen: Die Pflegefachperson wendet bei jeder Bewegung zur Mobilisation das Bobath-Konzept an (s. u.), die Körperwahrnehmung wird bei allen Bewegungen v. a. beim Transfer gefördert (z. B. Spiegel benutzen), während der Mobilisation werden die beiden Körperhälften ganz bewusst mit „rechts" und „links" angesprochen.

Oder ein weiteres Beispiel für ein Pflegeproblem:

- Pflegeproblem: Herr Petermann kann sich seine Mahlzeiten nicht selbstständig mundgerecht zubereiten und benötigt teilweise Hilfe bei der Nahrungsaufnahme.
- Ressource: Kann seine linke Hand und Arm bewegen.
- Pflegemaßnahmen: gezielte Hilfsmittel einsetzen (z. B. Nagelbrett für Brote und Spezialbesteck) sodass eine einhändige Nahrungsaufnahme möglich ist, die Konsistenz der Lebensmittel so auswählen, dass eine eigenständige Nahrungsaufnahme weiterhin möglich bleibt und gefördert wird.

ACHTUNG

Vergessen Sie bei der Anamnese nicht die gründliche Recherche nach Ressourcen und Förderpotenzialen. Dies gilt unabhängig von jedem Setting.

2. Nennen Sie eine Pflegetheorie bzw. ein Pflegemodell zur Steuerung des Pflegeprozesses bei Herrn Petermann (1 P.) und begründen Sie Ihre Auswahl anhand von vier Aspekten (4 P.). 5 Punkte

Z. B.

- das ABEDL-Strukturmodell (**A**ktivitäten, **B**eziehungen und existenziellen **E**rfahrungen **d**es **L**ebens) von Monika Krohwinkel

LERNTIPP

Insgesamt besteht das ABEDL-Strukturmodell aus 13 Bereichen. Diese stehen untereinander in Beziehung und fördern damit die ganzheitliche Pflegeprozessplanung.

IMPULS

Monika Krohwinkel hat ihr Strukturmodell 1988 anhand einer Studie „Der Pflegeprozess am Beispiel von Apoplexiekranken" entwickelt. Zudem stehen die Lebensaktivitäten „Kommunizieren" und „Sich bewegen" im Zentrum ihrer Theorie, da diese beiden Lebensaktivitäten sich deutlich auf alle weiteren Aktivitäten auswirken.

- Im Bereich der stationären Langzeitpflege hat sich das Modell von Monika Krohwinkel etabliert, da dieses als Grundstein für die Pflegeprozessplanung der Bewohner eingesetzt werden kann.
- Eine individuelle und ganzheitlich geplante Pflege ist dadurch für den Bewohner möglich.
- Die Pflegetheorie passt ideal für Herrn Petermann, denn durch seinen Schlaganfall sind die Lebensaktivitäten „Kommunizieren" und „Sich bewegen" am stärksten eingeschränkt.
- Kommunizieren können: Bei Herrn Petermann steht weiterhin die Förderung der Sprachfähigkeit und der korrekte Umgang mit einer globalen Aphasie im Vordergrund. Die Selbstständigkeit kann in der Lebensaktivität gefördert werden.
- Sich bewegen: Hier steht ebenfalls das Ziel der Bewegungsförderung und Erhalt der Beweglichkeit im Vordergrund. Die Selbstständigkeit von Herrn Petermann kann durch gezielte Pflegemaßnahmen erweitert werden.
- Essen und Trinken: Aufgrund der Hemiparese rechts ist die Lebensaktivität Essen und Trinken ebenfalls betroffen und eingeschränkt. Um das Wohlbefinden von Herrn Petermann aufrechtzuerhalten, ist hier ebenfalls eine Förderung der eigenständigen Nahrungsaufnahme essenziell.
- Soziale Kontakte und Beziehungen aufrechterhalten: Herr Petermann ist zunächst einmal aus seinem gewohnten Umfeld in die stationäre Langzeitpflege umgezogen und verliert somit den Kontakt zu seinen Nachbarn etc. Bedingt durch die globale Aphasie ist das Kontakteknüpfen in der Gesundheitseinrichtung eingeschränkt. Bei Herrn Petermann besteht eine Deprivationsgefahr.

Kompetenzen und Operatoren

Diese Aufgabe kann dem Kompetenzschwerpunkt I.1 (Anlage 2, PflAPrV) zugeordnet werden kann. Der Operator „Nennen Sie ..." erfordert die Wiedergabe eines passenden Wissensinhaltes. Der Operator „Begründen Sie ..." erfordert, dass komplexe Grundgedanken oder Argumente schlüssig zu einem Sachverhalt ausgeführt werden. Zudem ist die Einbeziehung der Fallsituation erforderlich.

Kompetenzen und Operatoren

Diese Aufgabe besteht aus drei Aufgabenteilen, die alle dem Kompetenzschwerpunkt II.1 (Anlage 2, PflAPrV) zugeordnet werden können.. Der Operator „Definieren Sie …" fordert eine begründete Auseinandersetzung in Satzform. Der Operator „Vergleichen Sie …" bedeutet, dass verschiedene Sachverhalte gegenübergestellt und miteinander verglichen werden. Der letzte Operator „Planen Sie …" erfordert eine auf die Fallsituation bezogene Ausführung in Stichpunkten.

3. Definieren Sie den Begriff Aphasie (1 P.). Vergleichen Sie die vier möglichen Aphasieformen mit jeweils einem Merkmal (4 P.) und planen Sie vier Maßnahmen, die Herrn Petermann im Alltag helfen können, mit der Aphasie besser umzugehen (8 P.). 13 Punkte

Definition Aphasie: Nach einer abgeschlossenen Sprachentwicklung und intakten Sprechwerkzeugen kommt es zu einer neu aufgetretenen Sprachstörung. Diese wird meistens durch eine Schädigung im Gehirn, z. B. Schädelhirntrauma, Tumor oder einem Schlaganfall (häufigste Ursache) ausgelöst.

Aphasieform	Merkmal
Amnestische Aphasie	• Starke Wortfindungsstörungen, die Betroffenen umschreiben die Begriffe • Sprachverständnis und flüssige Sprechfähigkeit sind weiterhin vorhanden • Schreiben und Lesen sind wenig eingeschränkt
Broca-Aphasie/ motorische bzw. expressive Aphasie	• Grammatikalisch fehlerhafte Formulierungen • Sprachverständnis ist wenig eingeschränkt, keine flüssige Sprache möglich • Schreiben und Lesen sind erheblich eingeschränkt
Globale Aphasie	• Ist eine kombinierte Störung • Sprachverständnis und Sprechfähigkeit sind sehr stark eingeschränkt, selten flüssige Sprachproduktion möglich. • Schreiben und Lesen sind stark eingeschränkt oder gar nicht mehr möglich
Wernicke-Aphasie/ sensorische bzw. rezeptive Aphasie	• Sprachverständnis ist fehlend oder stark eingeschränkt • Die Sprache ist flüssig aber nicht zu verstehen und nicht sinnhaft, Wörter, die nicht passen, werden vom Betroffenen eingebaut • Schreiben und Lesen sind erheblich beeinträchtigt

- Pflegemaßnahmen, die im Alltag von Herrn Petermann helfen können:
  - Planen Sie ausreichend Zeit für die Kommunikation ein.
  - Bevormunden oder unterbrechen Sie Herrn Petermann nicht und sagen Sie ihm Wörter nicht. Korrigieren Sie nicht.
  - Nehmen Sie während der gesamten Kommunikation Blickkontakt auf und halten Sie ihn.
  - Sprechen Sie in einfachen Sätzen oder stellen Sie Ja-Nein-Fragen. Unterstützen Sie die Kommunikation ggf. mit Bildern, Mimik oder Gestik.
  - Sprechen Sie langsam und deutlich.
  - Unterstützen Sie die Betroffenen positiv und loben Sie sie.
  - Unterstützen Sie die Bezugspersonen, wenn diese mit der Situation überfordert sind und vermitteln Sie, wie der korrekte Umgang mit einer Sprachstörung funktionieren kann.
  - Ziehen Sie nach ärztlicher Anordnung Logopädie hinzu.

4. Warum haben Personen, die eine Schädigung der linken Gehirnhälfte haben, ihre Defizite an der rechten Körperhälfte und umgekehrt? 2 Punkte

Das liegt an den Pyramidenbahnen. Dies sind spezielle Nervenbahnen, die für die Feinmotorik und die willkürliche Motorik zuständig sind. Diese Nervenfasern kreuzen direkt hinter dem Austritt aus dem Gehirn zur anderen Seite. Daher werden nervliche Impulse zur gegenüberliegenden Seite gesendet und somit finden sich Störungen auf der konterlateralen (gegenüberliegenden) Seite.

Kompetenzen und Operatoren
Diese Aufgabe kann dem Kompetenzschwerpunkt I.1 (Anlage 2, PflAPrV) zugeordnet werden. Der Operator „Warum ..." erfordert eine Erklärung eines Sachverhalts.

ACHTUNG

Führen Sie keine (traumatischen) Maßnahmen an der betroffenen Seite durch. Es dürfen keine Zugänge auf der betroffenen Seite gelegt werden und die Blutdruckmanschette muss ebenfalls an den weniger betroffenen Arm angelegt werden. Der Grund ist, dass die Betroffenen neben den motorischen Fähigkeiten auch eine Einschränkung der Sensibilität haben und somit keine Schmerzen verspüren. Dies bedeutet, dass sie auf mögliche Komplikationen wie Paravasate nicht reagieren. Zusätzlich ist durch die motorische Einschränkung und den Verlust der Muskelpumpe der Lymphabfluss gestört. Somit kann es schnell zu Ödemen kommen, was weitere Komplikationen wie Wundheilungsstörungen mit sich bringt. Des Weiteren ist die Entstehung von Thrombosen begünstigt.

5. Listen Sie zwei weitere Berufsgruppen auf, welche Herrn Petermann bei der Förderung seiner Autonomie helfen können. 2 Punkte

- Logopädie
- Physiotherapie
- Ergotherapie
- Hausärzte
- Neurologie
- Musiktherapie (künstlerische Therapie)

Kompetenzen und Operatoren
Diese Aufgabe kann dem Kompetenzschwerpunkt I.6 (Anlage 2, PflAPrV) zugeordnet werden. Der Operator „Listen Sie auf ..." erfordert, dass Kenntnisse und Informationen zielgerichtet und auf den Fall bezogen zusammengetragen werden.

6. Zählen Sie zwei Ziele auf, welche das Bobath-Konzept verfolgt (2 P.). Beschreiben Sie drei Maßnahmen, wie der Transfer und die Mobilisation nach Bobath konkret bei Herrn Petermann umgesetzt und verbessert werden kann (6 P.). 8 Punkte

Ziele des Bobath-Konzeptes:

- Erlernen automatisierter Bewegungsabläufe auf Grundlage physiologischer Bewegungsmuster.
- Optimierung aller Funktionen.
- Selbstständigkeit und Handlungsfähigkeit der betroffenen Person im Alltag so weit wie möglich erhalten bzw. steigern.
- Verbesserung der Haltungskontrolle und selektiven Bewegungen durch Fazilitation.
- Vermeidung von sekundären Schäden/Veränderungen, wie Gelenkversteifungen oder Erlernen falscher Bewegungsmuster.

Maßnahmen zum Transfer und Mobilisation für Herrn Petermann nach Bobath:

- Herr Petermann wird beim Transfer und bei der Mobilisation **aktiv miteinbezogen**, um den besten Trainingseffekt zu erlangen. Im Idealfall wird somit die Bewegungsfähigkeit der betroffenen Person gesteigert.

Kompetenzen und Operatoren
Diese Aufgabe besteht aus zwei Aufgabenteilen, welche sich dem Kompetenzschwerpunkt I.1 (Anlage 2, PflAPrV) zuordnen lassen. Der Operator „Zählen Sie auf ..." erfordert das Sachverhalte, Kenntnisse und Informationen zielgerichtet und auf den Fall bezogen stichpunktartig zusammengetragen werden. Bei dem Operator „Beschreiben Sie ..." ist eine Ausführung in ganzen Sätzen notwendig.

- Bei der Mobilisation aus dem Bett in den Toilettenstuhl kann über die betroffene Seite gearbeitet werden, um somit die Wahrnehmung dieser Seite zu fördern. Herr Petermann sollte dabei angeleitet werden, mit der weniger betroffenen Seite die betroffene Seite zu stützen, um somit ebenfalls die Wahrnehmung zu verbessern. Dies kann z. B. bedeuten, dass der betroffene Arm mit der weniger betroffenen Hand angehoben wird.
- Um Verletzungen bei der Mobilisation/Transfer bei Herrn Petermann zu vermeiden, muss unbedingt darauf geachtet werden, dass die betroffenen Extremitäten nicht ruckartig fallen.
- Im Sitzen auf der Bettkante muss darauf geachtet werden, ob Herr Petermann sich stabil halten kann oder ob eine Fallneigung zur betroffenen Seite vorliegt und er durch Positionierungsmaterial gestützt werden muss.

ACHTUNG

Unabdingbare Voraussetzung ist die Zustimmung und die Motivation des zu pflegenden Menschen, damit ein Pflegekonzept wie das Bobath-Konzept individuell und erfolgreich durchgeführt werden kann.

Kompetenzen und Operatoren

Diese Aufgabe besteht aus drei Aufgabenteilen, die alle dem Kompetenzbereich IV (Anlage 2, PflAPrV) zugeordnet werden können. Der Operator „Stellen Sie gegenüber …" erfordert, dass Sachverhalte herausgearbeitet und Unterschiede deutlich gemacht werden. Der Operator „Definieren Sie …" fordert eine begründete Auseinandersetzung in Satzform. Abschließend werden mit dem Operator „Bennen Sie …" Sachverhalte präzise aufgeführt.

7. Herr Petermann hat Anspruch auf einen Pflegegrad. Stellen Sie mit jeweils zwei Merkmalen die Begriffe Pflegegeld und Pflegesachleistungen gegenüber (4 P.). Definieren Sie zusätzlich den Begriff Entlastungsbetrag (2 P.) und benennen Sie den Geldbetrag, welchen man für den Verbrauch von Pflegehilfsmitteln erhalten kann (2 P.). 8 Punkte

Begriffe	Merkmale
Pflegegeld	• Der zu pflegende Mensch wird durch seine Bezugspersonen, Nachbarn oder Ehrenamtliche im häuslichen Umfeld versorgt. • Dafür erhalten die Bezugspersonen/der Pflegeempfänger eine Geldleistung. • Es muss mind. Pflegegrad 2 vorliegen.
Pflegesachleistung	• Ein ambulanter Pflegedienst übernimmt die Versorgung des zu pflegenden Menschen. • Die festgelegten Beträge sind vom Pflegegrad abhängig. • Der ambulante Pflegedienst unterstützt die Bezugspersonen im Alltag, um z. B. Beruf und Pflege/Betreuung besser zu organisieren. • Es muss mind. Pflegegrad 2 vorliegen.
Entlastungsbeitrag	• Dieser Beitrag ist zweckgebunden und wird mit monatlich 125€ vergütet. • Der Beitrag kann für eine teilstationäre Tages- oder Nachtpflege, eine vorübergehende vollstationäre Kurzzeitpflege oder Betreuungs- und hauswirtschaftliche Versorgungszwecke verwendet werden.
Pflegehilfsmittel	• Ab dem 1. Pflegegrad steht dem Pflegeempfänger ein monatliches Budget von 40€ im Monat für Pflegehilfsmittel (z. B. Einmalhandschuhe oder Verbrauchsprodukte wie Einmalunterlagen) zu.

IMPULS

Die Finanzierung von Leistungen im Gesundheitssystem ist in vielerlei Hinsicht von hoher Bedeutung. Daher kennen Pflegefachpersonen die wesentlichen Bestimmungen der Sozialgesetzbücher SGB V, SGB IX, SGB XI und SGB XII.

8. *„Ich bin einfach überfordert mit der Situation meines Vaters."* Interpretieren Sie diese Aussage auf dem Hintergrund des Krankheitsbilds von Herrn Petermann. 6 Punkte

- Zum einen kann der Satz von der Tochter ausgesprochen worden sein, weil Sie durch die globale Aphasie nicht mehr wie gewohnt mit Ihrem Vater Kontakt aufnehmen und keine Gespräche mehr mit ihm führen kann. Zusätzlich hat Sie sich für die stationäre Langzeitpflege „Sonnenschein" entschieden, da diese in Ihrer Nähe zum Haus liegt. Wünsche oder Bedenken Ihres Vaters konnte Sie durch die Aphasie nicht mehr erfragen.
- Ebenfalls kann die Tochter den Satz geäußert haben, da Sie sieht, wie Ihr Vater oft allein im Gemeinschaftsraum sitzt und jegliche sozialen Kontakte aus der Nachbarschaft aber auch in der Gesundheitseinrichtung „Sonnenschein" verloren hat. Sie erkennt die Vereinsamungsgefahr, welche Sie traurig macht, und Sie überfordert.

Kompetenzen und Operatoren

Diese Aufgabe kann den Kompetenzschwerpunkten I.6 und II.1 (Anlage 2, PflAPrV) zugeordnet werden. Der Operator „Interpretieren Sie ..." fordert eine begründete Bewertung in ganzen Sätzen.

LITERATUR

1. AMBOSS. Aphasien - Klinische Anwendung. 2022. Aus: https://www.amboss.com/de/wissen/Aphasien_-_Klinische_Anwendung/ (letzter Zugriff: 08.04.2023).
2. Bundesministerium für Gesundheit (BMG). Pflegedienst und Pflegesachleistungen. 2023. Aus: https://www.bundesgesundheitsministerium.de/pflegedienst-und-pflegesachleistungen.html (letzter Zugriff: 08.04.2023).
3. Bundesministerium für Gesundheit (BMG). Pflegegeld. 2022. Aus: https://www.bundesgesundheitsministerium.de/pflegegeld.html (letzter Zugriff: 08.04.2023)
4. Derrer-Merk E, Kommerell T. Pflege von alten Menschen. In: Menche N (Hrsg.). Pflege Heute. 8. Aufl. München: Elsevier, 2023. S. 446–471.
5. Deutsche Gesellschaft für Allgemeinmedizin und Familienmedizin e.V. Schlaganfall. S3-Leitlinie. AWMF-Register-Nr. 053–011. DEGAM-Leitlinie Nr. 8. 2020. Aus: https://www.awmf.org/uploads/tx_szleitlinien/053-011l_S3_Schlaganfall_2021-03.pdf (letzter Zugriff: 08.04.2023).
6. Gemeinsame Konferenz der Bobath-Kurse e.V. (G.K.B.). Bobath Konzept. Aus: www.bobath-kurse.de/bobath-konzept/ (letzter Zugriff: 08.04.2023).
7. Vereinigung der Bobath-Therapeuten Deutschland e.V. Das Bobath-Konzept. O.J. Aus: https://www.bobath-vereinigung.de/das-bobath-konzept/ (letzter Zugriff: 25.10.2022).

17.2.2 Fallsituation: Stationäre Akutpflege (➤ Kap. 5.3)

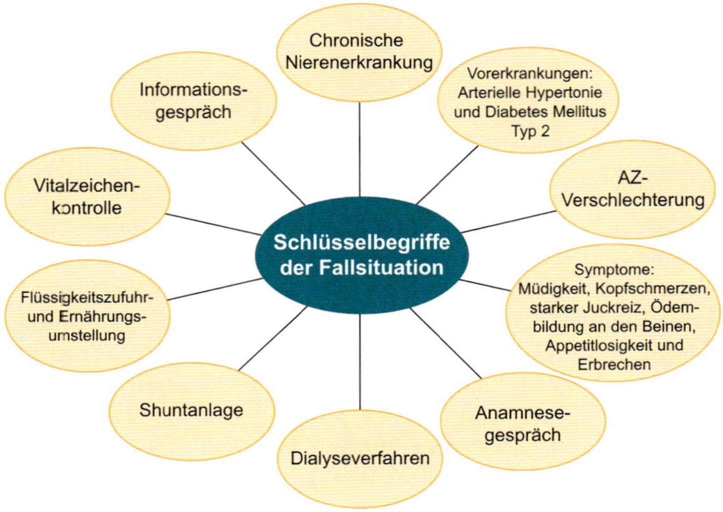

Kompetenzen und Operatoren

Diese Aufgabe besteht aus drei Aufgabenteilen, die alle dem Kompetenzschwerpunkt I.1 (Anlage 2, PflAPrV) zugeordnet werden können. Der Operator „Arbeiten Sie heraus …" erfordert, dass Sie aus dem Fall Sachverhalte oder Leitgedanken herausarbeiten und diese in einen logischen Zusammenhang bringen.

1. Arbeiten Sie bitte drei Pflegeprobleme (6 P.) mit jeweils einem geeigneten Pflegeziel (3 P.) und je zwei entsprechenden Pflegemaßnahmen (6 P.) für Frau Brinkmann aus. 15 Punkte

Z. B.

- Pflegeproblem: Frau Brinkmann hat pathologische Vitalparameter.
- Pflegeziel: Frau Brinkmann erreicht innerhalb der nächsten acht Stunden physiologische Vitalparameter (für sie und ihre Vorerkrankung passende Werte im Normbereich).
- Pflegemaßnahmen:
  - Engmaschige Vitalzeichenkontrolle, zunächst alle 30 Minuten, um einen Verlauf der Parameter beurteilen zu können.
  - Medikamentengabe n. ä. A.
  - Blutzucker messen.
  - Frau Brinkmann auf Symptome hinweisen, (z. B. Kopfschmerzen, rotes Gesicht) sodass Sie sich frühzeitig bei der Pflegefachperson melden kann.
- Pflegeproblem: Frau Brinkmann hat starken Juckreiz.
- Pflegeziel: Intakte Haut oder Frau Brinkmann fühlt sich wohl.
- Pflegemaßnahmen:
  - Medikamente n. ä. A., um den Juckreiz zu reduzieren (z. B. Gabapentin®).
  - Betroffene Hautstellen eincremen.
  - Frau Brinkmann auffordern, sich an den betroffenen Stellen nicht zu kratzen.

- Pflegeproblem: Frau Brinkmann muss sich häufig erbrechen und leidet zudem an Appetitlosigkeit.
- Pflegeziel: Nahrungszufuhr ist gewährleistet.
- Pflegemaßnahmen:
  - Bieten Sie Frau Brinkmann nach dem Erbrechen eine Mundpflege an, um den säuerlichen Geschmack im Mund zu entfernen.
  - Bewahren Sie Ruhe und vermitteln Sie Sicherheit, ggf. Lüften.
  - Entfernen Sie so schnell wie möglich die Kleidungsstücke/Bettwäsche mit Erbrochenem, um den Geruch zu minimieren.
  - Begutachten Sie das Erbrochene auf Besonderheiten wie Blut, Stuhl oder Gegenstände.
  - Bei jeder Pflegetätigkeit Flüssigkeit und Wunschlebensmittel anbieten.

2. Wählen Sie für Frau Brinkmann eine der von Ihnen geplanten Pflegeprobleme mit Pflegemaßnahmen aus, welcher Sie die höchste Priorität einräumen. Begründen Sie Ihre Auswahl. 4 Punkte

Die höchste Priorität hat das Pflegeproblem der pathologischen Vitalparameter. Wenn die Parameter nicht in den nächsten acht Stunden besser werden, kann es zu weiteren Problemen und Komplikationen führen. Aus diesem Grund sollte die Pflegefachperson zunächst alle 30 Minuten die Vitalparameter ermitteln, einschätzen und den Arzt informieren, wenn diese nicht besser werden.

Kompetenzen und Operatoren

Diese Aufgabe kann dem Kompetenzschwerpunkt I.1 (Anlage 2, PflAPrV) zugeordnet werden. Die Operatoren „Wählen Sie aus …" und „Begründen Sie …" erfordern, dass Sie eine priorisierte fallbezogene Einschätzung vornehmen und diese fachlich und sachlich mit Argumenten absichern.

ACHTUNG

Eine pflegefachlich begründete Priorisierung kann nur im Einvernehmen mit dem zu pflegenden Menschen geschehen oder anwaltschaftlich vorgenommen werden, wenn der Mensch selbst sich dazu nicht mehr äußern kann.

3. Frau Brinkmann bittet Sie, die verschiedenen Nierenersatztherapien zu erläutern. Unterscheiden Sie mit jeweils zwei Merkmalen die zwei Therapieformen (Hämodialyse und Peritonealdialyse), welche bei einer chronischen Nierenerkrankung angewendet werden können. 4 Punkte

Kompetenzen und Operatoren

Diese Aufgabe kann dem Kompetenzschwerpunkt I.1 (Anlage 2, PflAPrV) zugeordnet werden. Der Operator „Unterscheiden Sie …" fordert, dass Sie die Inhalte und Sachverhalte kennen und anhand von prägnanten Merkmalen sichten können.

Hämodialyse	Peritonealdialyse
• Es ist das **häufigste Nierenersatzverfahren** und findet in Praxen, Krankenhäusern oder Dialysezentren statt.	• Diese Dialyseform ist **zu Hause als Heimdialyseverfahren** möglich.
• Das Blut wird über einen externen Blutkreislauf in einem **speziellen Dialysegerät** gereinigt.	• Bei der Peritonealdialyse wird das **körpereigene Peritoneum (Bauchfell)** genutzt, um die Funktion der Nieren zu übernehmen.
• Die Hämodialyse findet **außerhalb des Körpers** statt.	• Das **Peritoneum wird als Filtermembran eingesetzt**, indem es Abfallstoffe der Nieren und überschüssiges Wasser ausscheidet, die wichtigen Stoffe wie Eiweiß jedoch im Körper belässt.

Kompetenzen und Operatoren

Diese Aufgabe kann dem Kompetenzschwerpunkt I.6 (Anlage 2, PflAPrV) zugeordnet werden Der Operator „Erklären Sie …" erfordert, dass Sachverhalte korrekt eingeordnet und diese in einem begründeten und fallorientierten Zusammenhang gebracht werden.

4. Erklären Sie Frau Brinkmann vier Pflegemaßnahmen, welche Sie bei einer zukünftigen Shuntanlage und Shuntpflege unbedingt berücksichtigen sollte. 8 Punkte

Shuntpflege:

- Tägliche Selbstinspektion des Shunts plus Palpation und Auskultation durch das Pflegefachpersonal während des stationären Aufenthalts.
- Keine Blutabnahme, Injektionen und Vitalzeichenkontrolle am Shuntarm durchführen lassen und Pflegefachpersonen darauf hinweisen.
- Hautpflege nur mit Wasser am Tag **nach der Dialyse** durchführen.
- Keine Rasur am Shuntarm.
- Den Shunt vor Sonneneinstrahlung schützen, nicht schwer heben und keine einschnürende oder beengende Kleidung am Shuntarm tragen.
- Bei Gartenarbeiten Frau Brinkmann bitten, lange Handschuhe zu tragen, um den Shunt vor Verschmutzungen zu schützen.

Shuntanlage:

- Für die **Punktion** werden **speziell geschliffene Kanülen** verwendet, die das Gewebetrauma reduzieren und die Punktionsstelle gut abheilen lassen.

Kompetenzen und Operatoren

Diese Aufgabe kann dem Kompetenzschwerpunkt II.1 (Anlage 2, PflAPrV) zugeordnet werden. Der Operator „Geben Sie an …" erfordert, dass Kenntnisse und Informationen zielgerichtet zusammengetragen werden können.

5. Geben Sie fünf Aussagen an, wie ein strukturiertes Informationsgespräch korrekt durchgeführt werden kann. 5 Punkte

- Klären Sie vorab das Vorwissen von dem zu pflegenden Menschen.
- Sprechen Sie eine einfache Sprache und verwenden Sie kurze Sätze.
- Verwenden Sie keine Fachbegriffe und Fremdwörter im Informationsgespräch.
- Wählen Sie Informationsbroschüren oder Anschauungsmaterial passend zum Thema aus.
- Gliedern Sie vorab Ihr Gespräch, sodass der zu pflegende Mensch gut folgen kann.
- Beachten Sie die Zielgruppe (z. B. Frau Petermann ist Erwachsen und 61 Jahre alt und besitzt bereits einiges an Lebenserfahrung).
- Achten Sie auf die Gefühle des Gegenübers und zeigen Sie bei Bedarf Einfühlungsvermögen.
- Binden Sie nach Möglichkeit digitale Medien mit ein.

Kompetenzen und Operatoren

Diese Aufgabe besteht aus zwei Aufgabenteilen, welche beide dem Kompetenzschwerpunkt I.6 (Anlage 2, PflAPrV) zugeordnet werden können. Der Operator „Erläutern Sie …" erfordert eine ausführliche Antwort in Sätzen mit Fallbezug.

6. Erläutern Sie jeweils drei Tipps zum Thema Ernährung (3 P.) und Flüssigkeitshaushalt/-zufuhr (3 P.) während einer Dialysetherapie, welche Sie Frau Brinkmann im Informationsgespräch mitgeben können. 6 Punkte

Ernährung während einer Dialysetherapie:

- Informieren Sie Frau Brinkmann darüber, dass Sie während der Dialysepflicht reichlich Eiweiß zu sich nehmen sollte. Vor allem Produkte wie Fleisch, Fisch und Eier sind sehr eiweißhaltig und bieten sich an.
- Während der Dialyse sollte Frau Brinkmann auf phosphatarme Kost achten.

- Insgesamt erläutern Sie beim Informationsgespräch, dass die Kalorienzufuhr der Ernährung während einer Dialysetherapie auf 35–40 kcal/kg KG erhöht werden sollte.
- Die Kaliumzufuhr sollte beschränkt werden. Frau Brinkmann sollte das Gemüse und Kartoffeln lange bewässern und das Kochwasser anschließend immer abschütten.

Flüssigkeitszufuhr während einer Dialysetherapie:

- Die tägliche Flüssigkeitsmenge wird eingegrenzt, meistens auf das Urinvolumen vom Vortag plus 500 ml.
- Frau Brinkmann bei starkem Durstgefühl Eiswürfel zum Lutschen anbieten, um den Mund anzufeuchten, die Trinkmenge aber weiterhin reduziert zu halten.
- Geben Sie zusätzlich den Hinweis, dass Frau Brinkmann auf sehr salzhaltige und süße Lebensmittel verzichten sollte, da diese das Durstgefühl verstärken.
- Den zu pflegenden Menschen Früchte- oder Kräutertees als Alternative anbieten.

IMPULS

Bei zu pflegenden Menschen im Prädialysestadium können Sie folgende Tipps zum Thema Ernährung- und Trinkverhalten mit auf den Weg geben:

- Auf eine ausgewogene und gemischte Vollkost achten
- Phosphatzufuhr reduzieren
- Kontrollierte Eiweißzufuhr
- Vitamin-D-Substitution
- Die Flüssigkeitszufuhr auf mind. 2–3 Liter pro Tag erhöhen, um die Harnstoffe auszuscheiden
- Auf natriumarmes Mineralwasser zurückgreifen

7. Erörtern Sie zwei Maßnahmen zur Qualitätsverbesserung in der vorliegenden Fallsituation. 4 Punkte

Kompetenzen und Operatoren

Diese Aufgabe kann dem Kompetenzbereich IV (Anlage 2, PflAPrV) zugeordnet werden. Der Operator „Erörtern Sie …" führt dazu, dass Sie sich mit einer fallbezogenen Problemstellung auseinandersetzen, reflektieren und abschließend eine begründete Bewertung abgeben.

Datenschutz

„Die Nachbarpatientin unterhält sich währenddessen weiter mit Ihrem Ehemann".

Bevor Pflegefachfrauen oder Pflegefachmänner ein Anamnesegespräch führen, müssen Sie Begleitpersonen der Mitpatienten rausbitten. Wenn der Ehepartner sitzen bleibt, so muss Frau Brinkmann vorher ausdrücklich einwilligen, dass Sie damit einverstanden ist, dass der Ehemann sämtliche Informationen mithören kann. Bei einem Anamnesegespräch werden sensible Themen angesprochen, die Frau Brinkmann dann ggf. nicht wahrheitsgemäß oder aus Schamgefühl gar nicht beantwortet.

Aufklärung ärztlicher Tätigkeiten

„Und was hat der Arzt eigentlich mit einer Shuntanlage gemeint, die er am liebsten Morgen machen möchte?"

Wenn Morgen schon die Shuntanlage geplant ist, so hat der Arzt Frau Brinkmann vorher über Anlass, Dringlichkeit, Umfang, Schwere, Risiken (hierzu zählen z. B. Schmerzen, Nebenwirkungen und Heilungschancen) und

Nutzen in Ruhe aufzuklären. Zudem fallen Aufklärungsgespräche in den Kernbereich des ärztlichen Handelns und darf nicht an Pflegefachpersonen delegiert werden. Die Aufklärung muss zudem ausreichend vor dem Eingriff erfolgen, sodass Frau Brinkmann noch genug Bedenkzeit hat, um die Vor- und Nachteile abzuwägen. Sie darf sich nicht unter Druck gesetzt fühlen.

ACHTUNG

Die hier aufgelisteten Aufgaben dürfen ebenfalls nicht an eine andere Profession (z. B. Pflegefachpersonen) delegiert werden:

- Ärztliche Untersuchungen und Beratungen
- Invasive Diagnostik, Endoskopie, Sonografie, Punktionen zur Materialentnahme
- Operationen
- Psychotherapie
- Therapieentscheidungen
- Transfusionen (Anlegen und Wechseln von Blutkonserven)
- Transplantationen
- Verabreichung von besonders gefährlichen Wirkstoffen

Kompetenzen und Operatoren

Diese Aufgabe kann den Kompetenzschwerpunkten I.1 und II.1 (Anlage 2, PflAPrV) zugeordnet werden. Der Operator „Setzen Sie sich auseinander mit …" fordert eine begründete Bewertung in ganzen Sätzen.

8. „Wo soll das alles hinführen?" Setzen Sie sich mit dieser Aussage auseinander und geben Sie zwei verschiedene Interpretationen an. 4 Punkte

Frau Brinkmann kann diese Aussage getroffen haben, da Sie schon seit Jahren an zwei weiteren chronischen Erkrankungen (arterielle Hypertonie und Diabetes mellitus Typ 2) leidet und es fällt ihr schwer, ihren Lebensstil anzupassen. Mit der Aussage „*Wo soll das alles hinführen*" kann Sie ihren Unmut über die dritte chronische Erkrankung geäußert haben.

Mit der Aussage kann auch die Angst vor einer dauerhaften Dialysetherapie und ihre beruflichen Einschränkungen gemeint sein. Eine Dialysetherapie ist zeitlich sehr aufwendig und das lange Arbeiten ist mit der Diagnose wahrscheinlich nicht mehr so möglich wie vorher. Ihre Selbstständigkeit kann wahrscheinlich nicht mehr so ausgeführt werden wie zuvor, sodass es zu finanziellen Einbußen kommen kann.

LITERATUR

1. Amboss. Chronische Nierenerkrankung. 2023. Aus: https://www.amboss.com/de/wissen/chronische-nierenerkrankung (letzter Zugriff: 08.04.2023).
2. Amboss. Nierenersatzverfahren. 2023. Aus: https://www.amboss.com/de/wissen/nierenersatzverfahren (letzter Zugriff: 08.04.2023).
3. Ebbers B. Kräuter statt Salz. Ernährung bei Niereninsuffizienz. Redaktion Heilberufe, 2017;69(9): 31–34.
4. Fibula. Alltagsgespräche und Informationsgespräche. 2023. Aus: https://www.altenpflegeschueler.de/psychologie/alltagsgespraeche-und-informations-gespraeche/ (letzter Zugriff: 08.04.2023).

17.3 Drittes Prüfungsbeispiel (➢ Kap. 6.1/6.3)

Maren Höpfner

17.3.1 Fallsituation: Stationäre Akutpflege (➢ Kap. 6.1)

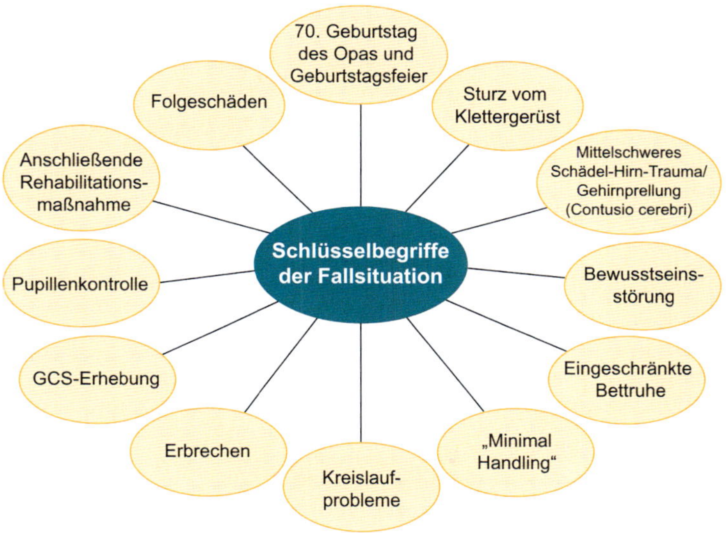
Schlüsselbegriffe der Fallsituation
70. Geburtstag des Opas und Geburtstagsfeier
Sturz vom Klettergerüst
Mittelschweres Schädel-Hirn-Trauma/ Gehirnprellung (Contusio cerebri)
Bewusstseins-störung
Eingeschränkte Bettruhe
„Minimal Handling"
Kreislauf-probleme
Erbrechen
GCS-Erhebung
Pupillenkontrolle
Anschließende Rehabilitations-maßnahme
Folgeschäden

1. Nennen Sie den Namen des Pflegemodells von Roper, Tierney und Logan (1 P.) und geben Sie die fünf zentralen Konzepte des Pflegemodells an (5 P.). Abschließend nennen Sie sechs der zwölf Lebensaktivitäten aus dem Pflegemodell (6 P.). 12 Punkte

Das Pflegemodell **„Die Elemente der Krankenpflege"** von Roper, Tierney und Logan besteht aus **fünf zentralen Konzepten:**

1. Lebensspanne
2. Einflussfaktoren
3. Lebensaktivitäten (Dreh- und Angelpunkt des Lebensmodells s. u.)
4. Individualität
5. Abhängigkeit und Unabhängigkeit

Lebensaktivitäten:

- Für eine sichere Umgebung sorgen
- Kommunizieren
- Atmen
- Essen und Trinken
- Ausscheiden

Kompetenzen und Operatoren

Diese Aufgabe besteht aus drei Aufgabenteilen, welche alle dem Kompetenzschwerpunkt I.1 (Anlage 2, PflAPrV) zugeordnet werden können. Die Operatoren „Nennen Sie …" und „Geben Sie an …" erfordern, dass Kenntnisse, Daten und Aussagen zielgerichtet zusammengetragen werden.

- Sich sauber halten und kleiden
- Regulieren der Körpertemperatur
- Sich bewegen
- Arbeiten und Spielen
- Sich als Frau/Mann/Kind fühlen und verhalten
- Schlafen
- Sterben

IMPULS

Es ist immer wieder neu gewinnbringend, sich die wesentlichen Eckpunkte der bedeutenden Pflegetheorien zu vergewissern und so nachzuspüren, wie die jeweilige Autorin bzw. der Autor Pflege aufgefasst hat.

Kompetenzen und Operatoren

Diese Aufgabe besteht aus vier Aufgabenteilen, die alle dem Kompetenzschwerpunkt I.1 (Anlage 2, PflAPrV) zugeordnet werden können. Der Operator „Entwickeln Sie …" erfordert, dass Sie fallbezogen begründete Aussagen erstellen und die vier Aufgabenteile miteinander in Verbindung setzen.

2. Entwickeln Sie für Attila Demir zwei Pflegeprobleme (2 P.) mit jeweils einer Ressource (2 P.) und einem Pflegeziel (2 P.) sowie zwei Pflegemaßnahmen (4 P.). 10 Punkte

Z. B.
- Pflegeproblem: Attila Demir ist aufgrund der eingeschränkten Bettruhe dekubitus- und pneumoniegefährdet.
- Ressource: Kann sich bei Veränderungen oder Schmerzen bemerkbar machen.
- Pflegeziel: Freie Atemwege und intakte Haut.
- Pflegemaßnahmen:
  - Positionswechsel alle zwei Stunden durchführen.
  - Attila zu Mikropositionierungen anleiten.
  - Zum tiefen Durchatmen bei jeder Pflegetätigkeit anleiten.

Oder
- Pflegeproblem: Attila ist in seinem Bewusstsein eingeschränkt.
- Ressource: Wirkt wach und reagiert positiv auf die Pflegefachpersonen.
- Pflegeziel: Attila ist zu allen Qualitäten am Ende seines Krankenhausaufenthaltes orientiert.
- Pflegemaßnahmen:
  - Pupillenkontrolle nach ärztlicher Anordnung.
  - Attila bei jeder Pflegetätigkeit ansprechen und Fragen zur Orientierung stellen.

Oder
- Pflegeproblem: Infektionsgefährdung an der Einstichstelle der Venenverweilkanüle.
- Ressource: Kann sich bei Schmerzen an der Venenverweilkanüle melden.
- Pflegeziel: Die orale Flüssigkeitszufuhr ist in den nächsten drei Tagen gewährleistet.
- Pflegemaßnahmen:
  - Verbandwechsel der Venenverweilkanüle nach Standard des Hauses.
  - Händedesinfektion vor jeglicher Manipulation am Infusionssystem.
  - Infusionsprogramm n. ä. A. durchführen.

3. Definieren Sie den Begriff „Minimal Handling". 2 Punkte

Unter dem Begriff „Minimal Handling" versteht man, dass unnötige pflegerische und ärztliche Tätigkeiten vermieden werden. Es gilt das Prinzip des „Minimal Handling", um möglichst wenig Manipulation des betroffenen Kindes in der Akutphase zu gewährleisten.

Kompetenzen und Operatoren
Diese Aufgabe kann dem Kompetenzschwerpunkt I.6 (Anlage 2, PflAPrV) zugeordnet werden. Der Operator „Definieren Sie …" fordert eine begründete Auseinandersetzung in Satzform.

4. Die Pupillenkontrolle ist die wichtigste neurologische Kontrolle bei einem SHT. Legen Sie mit vier Schritten dar, wie eine Pupillenkontrolle durchgeführt wird (4 P.) und führen Sie drei mögliche pathologische Veränderungen der Pupillen auf (3 P.). 7 Punkte

Schritte der Pupillenkontrolle:
- Anamnesegespräch (um vorherige Pupillendifferenzen zu klären)
- Vorgehen erklären
- Augen von Attila schließen lassen
- Ein Auge öffnen und mit einer Pupillenleuchte Reaktion auf den Lichteinfall prüfen
- Auge schließen und andere Seite überprüfen
- Pupillen sollten sich beim Lichtreflex verengen
- Dokumentation der Ergebnisse in der Akte des zu pflegenden Kindes

Veränderungen der Pupillen:
- Anisokorie: Der Durchmesser der Pupillen zeigt eine Seitendifferenz
- Dyskorie: Die Pupille befindet sich nicht mehr in der physiologischen Position und ist entrundet
- Miosis: Pupille ist verengt
- Mydriasis: Pupille ist geweitet.

Kompetenzen und Operatoren
Diese Aufgabe besteht aus zwei Aufgabenteilen, die beide dem Kompetenzschwerpunkt I.1 (Anlage 2, PflAPrV) zugeordnet werden können. Der Operator „Legen Sie dar …" erfordert, dass Sachverhalte strukturiert und in logischen Zusammenhängen beschrieben werden. Der Operator „Führen Sie auf …" bedeutet, dass Informationen zielgerichtet aufgelistet werden.

IMPULS

Das nächtliche Wecken des betroffenen Kindes ist in der stationären Akutpflege bzw. auch zu Hause sehr wichtig, um Bewusstsein/Ansprechbarkeit regelmäßig zu kontrollieren. Durch das häufige Wecken kommt es allerdings zu einer Störung des Schlafrhythmus. Das sollte vorher dem betroffenen Kind und deren Bezugspersonen/Eltern erklärt werden.

5. Begründen Sie, warum es im Fall von Attila sinnvoll ist, eine Rehabilitationsmaßnahme anzuschließen (2 P.) und welche zwei weiteren Berufsgruppen, dort in der Therapie, zur Verfügung stehen werden (2 P.). 4 Punkte

Durch die frühzeitige neurologische Rehabilitation können verloren gegangene körperliche, geistige und sprachliche Fähigkeiten trainiert und wiedererlangt werden.

In der Rehabilitation steht ein interdisziplinäres Team aus Mitarbeitenden der Physiotherapie, Ergotherapie und Logopädie zur Verfügung.

Kompetenzen und Operatoren
Diese Aufgabe besteht aus zwei Aufgabenteilen, welche beide dem Kompetenzschwerpunkt I.6 (Anlage 2, PflAPrV) zugeordnet werden können. Bei dem Operator „Begründen Sie …" ist eine Ausführung in Sätzen notwendig.

Kompetenzen und Operatoren
Diese Aufgabe besteht aus zwei Aufgabenteilen, die beide dem Kompetenzschwerpunkt I.1 (Anlage 2, PflAPrV) zugeordnet werden können. Der Operator „Erklären Sie …" erfordert, dass Sachverhalte korrekt eingeordnet und diese in einem begründeten Zusammenhang gebracht werden.

6. Erklären Sie, wofür die Glasgow Coma Scale eingesetzt wird (1 P.) und nennen Sie die drei Kategorien, mit denen die Einschätzung durchgeführt wird (3 P.). 4 Punkte

Einsatz der Glasgow Coma Scale:
Mit der international anerkannten Glasgow Coma Scale werden die (akuten) quantitativen Bewusstseinsstörungen ermittelt.
Punktekategorien:
- Augenöffnung
- Verbale Kommunikation
- Motorische Bewegung des zu pflegenden Menschen

ACHTUNG
Je weniger Punkte der zu pflegende Mensch erreicht, desto schwerwiegender ist die Bewusstseinsstörung.

Kompetenzen und Operatoren
Diese Aufgabe kann dem Kompetenzbereich IV (Anlage 2, PflAPrV) zugeordnet werden. Der Operator „Erörtern Sie …" führt dazu, dass Sie sich mit einer fallbezogenen Problemstellung auseinandersetzen, reflektieren und abschließend eine begründete Bewertung abgeben.

7. Erörtern Sie drei Maßnahmen zur Qualitätsverbesserung in der vorliegenden Fallsituation von Attila Demir. 9 Punkte

Infusionsmanagement
„Als Sie die Zimmertür öffnen, sehen Sie direkt das Attila an der Venenverweilkanüle am rechten Handrücken eine Beule entwickelt hat."

Die Beule deutet auf ein Paravasat hin → bei einer Fehlpunktion/-lage läuft das Medikament bzw. die Infusion ins Gewebe und bildet eine Beule. Die Venenverweilkanüle sollte von der Pflegefachperson umgehend entfernt werden, um weitere Komplikationen zu verhindern.
Monitoring
„Während der Versorgung hat Attila immer wieder mit Kreislaufproblemen zu kämpfen, wobei das Monitoring nicht richtig angeschlossen ist".

Das Monitoring für die Überwachung der Vitalparameter in der Akutphase eines SHT sollte dauerhaft angeschlossen sein, um den Kreislauf und das Bewusstsein engmaschig zu überprüfen und bei Veränderungen direkt handeln zu können. Hier sollte die Pflegefachperson ebenfalls das Monitoring direkt überprüfen und korrekt anschließen.
Aufnahme der Bezugspersonen
„Gegen Mittag kommt die Mutter zu Besuch, da Sie nicht mit aufgenommen wurde".

Für alle Beteiligten war der gestrige Unfall ein Schock und ein unerwartetes Ereignis. Bei jüngeren Kindern kann ein Elternteil in der stationären Akutpflege mit aufgenommen werden, um eine vertraute Person in der Nähe zu haben. Ein Elternteil oder eine vertraute Bezugsperson können für den Erfolg der Behandlung essenziell sein.

8. *„Wird mein Junge denn wieder der alte werden?"* Nehmen Sie zu der Aussage von Attilas Mutter Stellung. Berücksichtigen Sie bei Ihrer Ausführung den Schwerpunkt der Folgeschäden/Dauerfolgen. 2 Punkte

Für betroffene Eltern/Bezugspersonen ist eine Verletzung des Schädels eine große psychische Belastung. Zudem kommt es trotz optimaler Therapie sehr häufig zu Einschränkungen und Folgeschäden. Attilas Eltern müssen sich auf mögliche Folgeschäden/Dauerfolgen bei einem SHT 2. Grades einstellen. Die neurologischen Symptome hängen von der verletzten Hirnregion ab. Attila kann epileptische Anfälle entwickeln, es kann zu Lähmungen kommen oder zu dauerhaften Atem- oder Kreislaufstörungen.

Kompetenzen und Operatoren

Diese Aufgabe kann den Kompetenzschwerpunkten I.1 und II.1 (Anlage 2, PflAPrV) zugeordnet werden. Der Operator „Nehmen Sie ein zu …" fordert eine begründete Bewertung in ganzen Sätzen.

LITERATUR

1. Blaschke J, Antwerpes K. Pupillendiagnostik. 2015. Aus: https://flexikon.doccheck.com/de/Pupillendiagnostik (letzter Zugriff: 08.04.2023).
2. Deutsche Gesellschaft für Unfallchirurgie (Hrsg.). DGU-Patienteninformation: Schädel-Hirn-Trauma (= SHT). 2012. Aus: https://alt.dgu-online.de/patienten/haeufige-diagnosen/schwerverletzte/schaedel-hirn-trauma.html (letzter Zugriff: 08.04.2023).
3. Roper N, Logan WW, Tierney AJ. Das Roper-Logan-Tierney-Modell. Basierend auf den Lebensaktivitäten. 3. Aufl. Bern: Hogrefe, 2016.

17.3.2 Fallsituation: Ambulante Langzeitpflege (➤ Kap. 6.3)

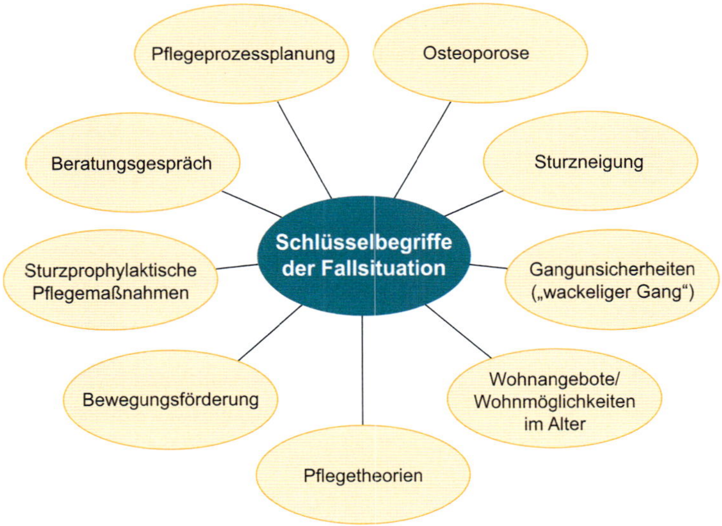
Schlüsselbegriffe der Fallsituation
Pflegeprozessplanung
Osteoporose
Sturzneigung
Gangunsicherheiten („wackeliger Gang")
Wohnangebote/ Wohnmöglichkeiten im Alter
Pflegetheorien
Bewegungsförderung
Sturzprophylaktische Pflegemaßnahmen
Beratungsgespräch

17.3 DRITTES PRÜFUNGSBEISPIEL (➤ KAP. 6.1/6.3)

Kompetenzen und Operatoren

Diese Aufgabe besteht aus zwei Aufgabenteilen, die beide dem Kompetenzschwerpunkt I.1 (Anlage 2, PflAPrV) zugeordnet werden können. Der Operator „Nennen Sie …" fordert, dass Kenntnisse zielgerichtet zusammengetragen werden. Der zweite Operator „Definieren Sie …" fordert eine begründete Auseinandersetzung in Satzform.

1. Nennen Sie die Pflegetheorie von Dorothea Orem (1 P.). Definieren Sie die Begriffe vollständig kompensatorisches System (2 P.), teilweise kompensatorisches System (2 P.) und anleitend-unterstützendes System (2 P.). 7 Punkte

Dorothea Orem entwickelte die **Selbstpflegedefizit-Theorie**.
Sie unterscheidet drei Systeme:
Vollständig kompensatorisches System:
- Vollständige Unterstützung eines zu pflegenden Menschen
- Die Pflegefachperson übernimmt die vollständige Pflegehandlung
- Der zu pflegende Mensch hat keine eigenen Selbstpflegeaktivitäten in der Pflegehandlung

Teilweise kompensatorisches System:
- Teilweise Übernahme und Unterstützung eines zu pflegenden Menschen
- Die Pflegefachperson übernimmt in Ergänzung zu den Möglichkeiten des zu pflegenden Menschen die Pflegehandlung
- Gewisse Selbstpflegeaktivitäten sind vorhanden und werden gezielt eingesetzt

Anleitend-unterstützendes System:
- Der zu pflegende Mensch übernimmt die Selbstpflege selbstständig
- Der Betroffene erhält jedoch von der Pflegefachperson gezielt Informationen, Anleitung oder Beratung zu einem speziellen Pflegethema

LERNTIPP

Dorothea Orem nutzt die Theorie der Pflegesysteme. Hier eruiert sie, wer die Selbstpflege eines zu pflegenden Menschen mit seinem individuellen Selbstpflegedefizit unterstützen kann und wie genau diese Unterstützung durch z. B. Pflegefachpersonen gestaltet werden kann.

Kompetenzen und Operatoren

Diese Aufgabe kann dem Kompetenzschwerpunkt I.1 (Anlage 2, PflAPrV) zugeordnet werden Der Operator „Arbeiten Sie heraus …" erfordert, dass Sie aus dem Fall Sachverhalte herausarbeiten und diese in einen logischen Zusammenhang bringen.

2. Die Auszubildende Lea hat die Eheleute Matz beobachtet und für jedes Pflegesystem von D. Orem ein fallbezogenes Beispiel gefunden. Arbeiten Sie dieses jeweils heraus. 6 Punkte

Vollständig kompensatorisches System: Der ambulante Langzeitpflegedienst Vita übernimmt vollständig die Bereitstellung der Medikamente und das gesamte Medikamentenmanagement.

Teilweise kompensatorisches System: Einmal in der Woche wird ein Duschangebot im Rahmen der Körperpflege angeboten. Durch den hohen Duschkabineneinstieg sind die Eheleute Matz auf professionelle Hilfe angewiesen. Die Körperpflege in der Dusche können Sie dann größtenteils selbst durchführen.

Anleitend-unterstützendes System: Hier steht das Thema der Beratung im Vordergrund. Die Themen Wohnverhältnisse und Sturzneigung sowie Bewegungsförderung stehen im Fokus.

3. Ermitteln Sie die drei Sturzrisikofaktoren (3 P.) mit jeweils drei konkreten Beispielen aus dem Expertenstandard „Sturzprophylaxe in der Pflege". 9 Punkte

Kompetenzen und Operatoren

Diese Aufgabe besteht aus zwei Aufgabenteilen, die beide den Kompetenzschwerpunkten I.1 und IV.1 (Anlage 2, PflAPrV) zugeordnet werden können. Der Operator „Ermitteln Sie ..." erfordert, dass Sachverhalte herausgearbeitet und diese in einen Zusammenhang gebracht werden.

Personenbezogene Sturzrisikofaktoren:
- Angst vor Stürzen → „Post-Fall-Syndrom"
- Depression
- Funktionsbeeinträchtigungen (funktioneller und sensomotorischer Fähigkeiten)
- Gesundheitsprobleme, Bewusstseinsstörungen, Schwäche und Schwindel
- Kontinenzprobleme
- Sturzvorgeschichte

Medikamentenbezogene Sturzrisikofaktoren:
- Antihypertensiva
- Polypharmazie (> 4 Medikamente)
- Psychotrope Medikamente (Antidepressiva, Anxiolytika, Sedativa)

Umgebungsbezogene Sturzrisikofaktoren:
- Freiheitsentziehende Maßnahmen
- Inadäquates Schuhwerk/zu weite Kleidung
- Umgebung – Gefahrenquellen: Beleuchtung, Hindernisse und Kontraste

LERNTIPP

Allgemeine Veränderungen sowie neue Erkenntnisse im Expertenstandard sind:
- Die Pflegefachpersonen sollten die Sturzangst und auch die Bedingungen, die zu einem ehemaligen Sturz geführt haben, erfragen.
- Es gibt kein gültiges Assessment zur Erfassung eines Sturzrisikos.
- Hilfsmittel sind keine Risikofaktoren, sondern eher sensomotorische Beeinträchtigungen (Balanceschwierigkeiten).
- Abschließend muss zu jederzeit die individuelle Situation des zu pflegenden Menschen beachtet werden.

4. Erklären Sie den Begriff „Sturzkaskade". 5 Punkte

Kompetenzen und Operatoren

Diese Aufgabe kann den Kompetenzschwerpunkten I.1 und I.6 (Anlage 2, PflAPrV) zugeordnet werden. Der Operator „Erklären Sie ..." erfordert, dass Sachverhalte korrekt eingeordnet und diese in einem begründeten Zusammenhang gebracht werden.

Die **Lebensgewohnheiten** von **Personen verändern sich im Alter** durch Krankheiten oder natürliche Abbau-/Alterungsprozesse und **führen zu ungünstigeren Gegebenheiten**. Dies führt dazu, dass sich eine Sturzkaskade entwickelt. Aus den Veränderungen **resultieren Geh- und Balancestörungen**, welche die **Sturzgefahr deutlich erhöhen**. Aufgrund von **vermehrten Stürzen** kommt es bei der Person zu **Frakturen, Verletzungen, Angst, verminderter Mobilität und Aktivität**. Durch die Einschränkungen wird die **Lebensqualität reduziert** und die **Pflegedürftigkeit steigt**. Je nach Schweregrad der Verletzungen kann ein Sturz auch tödlich enden.

Kompetenzen und Operatoren

Diese Aufgabe besteht aus 3 Aufgabenteilen, die alle den Kompetenzschwerpunkten I.1 und I.6 (Anlage 2, PflAPrV) zugeordnet werden können. Der Operator „Erschließen Sie …" fordert, dass Sie aus dem Fall Sachverhalte bestimmen und zwischen ihnen Zusammenhänge herstellen.

5. Erschließen Sie für das Ehepaar Matz und deren Pflegeproblem „Gangunsicherheit" und „Sturzneigung" ein Pflegeziel (1 P.), zwei Ressourcen (2 P.) und vier sturzprophylaktische Maßnahmen (4 P.). 7 Punkte

Pflegeziel:
- Eheleute Matz sind in ihren Bewegungsabläufen sicher.
- Eheleute Matz können sich selbstständig bewegen.

Ressource:
- Können Maßnahmen, welche Ihnen mitgeteilt werden, umsetzen.
- Schalten bereits selbstständig abends das Licht an.
- Können gegenseitig bei einem Sturz Hilfe holen.

Sturzprophylaktische Maßnahmen:
- Bieten Sie körperliches multidimensionales Training an.
- Leiten Sie Kraft-, Balance-, Ausdauer-, Koordinationsübungen an.
- Passen Sie die Wohnumgebung an: Perserteppich entfernen, Fußboden rutschfest gestalten.
- Regen Sie an, dass Haltegriffe, rutschfeste Materialien montiert werden.
- Arbeiten Sie darauf hin, dass richtige Schuhe angezogen und Pantoffeln gemieden werden.
- Lassen Sie beim Gehen den aufrechten Gang mit geradem Rücken einüben.

Kompetenzen und Operatoren

Diese Aufgabe kann dem Kompetenzbereich IV (Anlage 2, PflAPrV) zugeordnet werden. Der Operator „Geben Sie an …" erfordert, dass Kenntnisse zielgerichtet zusammengetragen werden können.

6. Geben Sie mit fünf Angaben an, wie ein Beratungsgespräch korrekt dokumentiert wird. 5 Punkte

- Anwesende Personen bei der Beratung
- Ausgehändigtes Material
- Besprochene Empfehlungen
- Veränderungen von bestehenden Pflegemaßnahmen
- Datum der Beratung
- Thema der Beratung
- Unterschrift aller Beteiligten

IMPULS

Der medizinische Dienst (MD) schaut sich die Dokumentation der Beratungsgespräche genau an, da diese in den Qualitätsprüfungskriterien enthalten sind.

7. Vergleichen Sie die beiden vorgeschlagenen Wohnmöglichkeiten, welche die Tochter für ihre Eltern vorschlägt. Nennen Sie jeweils zwei Vor- und Nachteile der Einrichtung, um diese in der Beratung mitzuteilen. 8 Punkte

Wohnform	Vorteile	Nachteile
Pflege-WG	• Weitere gleichaltrige Personen leben mit den Eheleuten zusammen • Können sich in ihren eigenen Zimmern jederzeit zurückziehen	• Finanzielle Belastung für die Tochter steigt • Eine Pflegefachperson ist nicht rund um die Uhr verfügbar
Stationäre Langzeitpflege	• Es kann an sportlichen Gemeinschaftsaktivitäten teilgenommen werden, um die Bewegungsfähigkeit weiter zu fördern • Eine Pflegefachperson ist jederzeit vor Ort	• Der eigene Wohnraum/Eigentumswohnung kann nicht mehr bewohnt werden, es muss sich von Möbeln und Einrichtungsgegenständen getrennt werden • Ggf. kein Doppelzimmer frei, da 80 % der Einrichtung Einzelzimmer sein müssen

Kompetenzen und Operatoren

Diese Aufgabe kann den Kompetenzschwerpunkten I.6 und IV.1 (Anlage 2, PflAPrV) zugeordnet werden. Der Operator „Vergleichen Sie …" erfordert, dass verschiedene Sachverhalte gegenübergestellt und miteinander verglichen werden.

LITERATUR

1. Bundesministerium für Gesundheit (BMG). Alternative Wohnformen. 2022. Aus: https://www.bundesgesundheitsministerium.de/themen/pflege/online-ratgeber-pflege/leistungen-der-pflegeversicherung/alternative-wohnformen.html (letzter Zugriff: 15.02.2023).
2. Deutsches Netzwerk für Qualitätsentwicklung in der Pflege (DNQP). Expertenstandard Sturzprophylaxe in der Pflege. Schriftreihe des Deutschen Netzwerks für Qualitätsentwicklung in der Pflege. 1. Akt. Osnabrück: DNQP, 2013.
3. Keitel P. Beratungsgespräche führen und richtig dokumentieren. 2016. Aus: https://www.bibliomed-pflege.de/news/29686-beratungsgespraeche-fuehren-und-richtig-dokumentieren (letzter Zugriff: 15.02.2023).
4. Mayer H, Lehmann, Y. Pflegewissenschaft. In: Menche N. (Hrsg.). Pflege Heute. 8. A. 2023. München: Elsevier, 2019. S. 82–108.

17.4 Viertes Prüfungsbeispiel (➤ Kap. 7.1/7.3)

Maren Höpfner

17.4.1 Fallsituation: Stationäre Langzeitpflege (➤ Kap. 7.1)

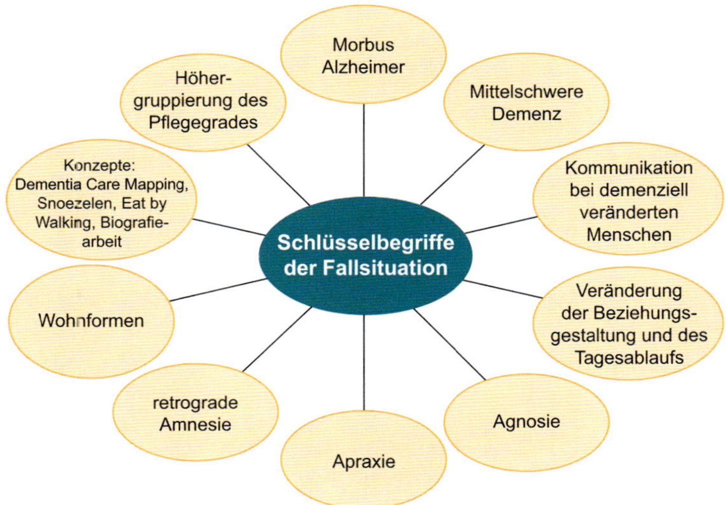
Schlüsselbegriffe der Fallsituation
Morbus Alzheimer
Mittelschwere Demenz
Kommunikation bei demenziell veränderten Menschen
Veränderung der Beziehungsgestaltung und des Tagesablaufs
Agnosie
Apraxie
retrograde Amnesie
Wohnformen
Konzepte: Dementia Care Mapping, Snoezelen, Eat by Walking, Biografiearbeit
Höhergruppierung des Pflegegrades

Kompetenzen und Operatoren

Diese Aufgabe besteht aus drei Aufgabenteilen, die alle dem Kompetenzschwerpunkt I.1 (Anlage 2, PflAPrV) zugeordnet werden können. Der Operator „Erläutern Sie …" erfordert, dass Sie eine priorisierte fallbezogene Einschätzung vornehmen und diese fachlich mit Argumenten absichern.

1. Erläutern Sie drei vorrangige Pflegeprobleme von Ida Meier (6 P.) und arbeiten Sie jeweils ein Pflegeziel (3 P.) und zwei passende Pflegemaßnahmen (6 P.) aus. 15 Punkte

Pflegeproblem:
Frau Meier vergisst ihre Medikamente einzunehmen und versteckt diese.
Pflegeziel:
Frau Meier erhält passend nach ärztlicher Anordnung ihre Medikamente.
Pflegemaßnahmen:

- Medikamentenmanagement für Frau Meier übernehmen
- Tabletten portionieren und nur noch zu den passenden Uhrzeiten austeilen
- Tabletteneinnahme begleiten und überwachen
- Wirkungen und Nebenwirkungen der Medikamente beachten und bei Auffälligkeiten ärztliche Rücksprache halten

Pflegeproblem:
Frau Meier läuft zunehmend ziel- und rastlos durch die Einrichtung.
Pflegeziel:
Frau Meier bleibt im Gemeinschaftsraum oder in der Einrichtung.

Pflegemaßnahmen:
- Alternative Beschäftigungsangebote anbieten.
- Frau Meier immer wieder ablenken.
- Spaziergänge nach Möglichkeit begleiten.
- Wenn Frau Meier abends/nachts erschöpft ist, Sitzmöglichkeiten anbieten um sich zu regenerieren.

ACHTUNG

Freiheitsentziehende Maßnahmen anzuwenden, um Frau Meier im Gemeinschaftsraum zu halten, sind strafbar.

Pflegeproblem:
Bei der Körperpflege werden einzelne Körperteile vergessen.
Pflegeziel:
Frau Meier fühlt sich wohl und pflegt sich, soweit es ihr möglich ist, selbstständig.
Pflegemaßnahmen:
- Frau Meier die Materialien zur Körperpflege in der korrekten Reihenfolge bereitlegen und ggf. anreichen.
- Auf Körperstellen zeigen, verbalisieren oder tippen, um Frau Meier zu unterstützen.
- Reihenfolge der Körperpflege anpassen und erst übernehmen, wenn die Konzentration von Frau Meier nachlässt.

2. Listen Sie vier Kommunikationsregeln im Umgang mit Frau Meier auf. 4 Punkte

- Freundliche und ruhige Umgebung schaffen
- Frau Meier nicht korrigieren, wenn sie Gegenstände falsch benennt oder unangemessen spricht, z. B. Schätzchen
- Blickkontakt halten und von vorne ansprechen, damit Frau Meier weiß, dass sie gemeint ist
- Einfache Fragen stellen
- Zeit zum Antworten geben

Kompetenzen und Operatoren
Diese Aufgabe kann dem Kompetenzschwerpunkt II.1 (Anlage 2, PflAPrV) zugeordnet werden. Der Operator „Listen Sie auf …" erfordert, dass Informationen zielgerichtet und auf den Fall bezogen zusammengetragen werden.

3. Erklären Sie zwei der vier in der Fallsituation genannten Konzepte mit jeweils vier Aspekten genauer. 8 Punkte

„Eat by Walking":
- Menschen mit Demenz haben einen reduzierten Appetit.
- Bedingt durch den ständigen Bewegungsdrang haben die Betroffenen einen erhöhten Kalorienbedarf.
- An verschiedenen Orten einer Institution steht (hochkalorisches) Fingerfood bereit.
- Über den gesamten Tag verteilt kann unterwegs Nahrung aufgenommen werden.
- Süße Lebensmittel werden am längsten wahrgenommen.

Kompetenzen und Operatoren
Diese Aufgabe kann dem Kompetenzschwerpunkt I.6 (Anlage 2, PflAPrV) zugeordnet werden. Der Operator „Erklären Sie …" erfordert, dass Sachverhalte korrekt eingeordnet und diese in einem begründeten Zusammenhang gebracht werden.

Dementia Care Mapping:
- Ist ein Beobachtungsverfahren (entwickelt u. a. von *Tom Kitwood*).
- Es werden das Verhalten und die Befindlichkeit von Betroffenen eingeschätzt.
- Ist vor allem für die stationäre Langzeitpflege geeignet.
- „Mapper" beobachten demenziell veränderte Menschen und kategorisieren ihre Beobachtungen in einem vorgegebenen Kodierungsverfahren.
- Die Beobachtungsskizze wird bewertet und pflegerische Handlungsempfehlungen abgeleitet.

LERNTIPP

Der personzentrierte Ansatz von *Tom Kitwood* impliziert, dass der Mensch als das Subjekt selbst im Fokus steht und nicht etwa dessen Erkrankung. Es wird die „PERSON mit Demenz" und nicht die „Person mit DEMENZ" gesehen, da mit voranschreitender Erkrankung die eigene Fähigkeit, das „Personsein" aufrechtzuerhalten, abnimmt.

Snoezelen:
- Ist ein multifunktionales Entspannungskonzept.
- Reize werden durch Schmecken, Riechen, Fühlen, Tasten, Sehen und Hören wahrnehmbar gemacht.
- Mögliche Materialien: Farbprojektoren, Duftaromen, Klangschalen, Lavalampen, Seifenblasen, Entspannungsmusik u. Ä.
- Durch die verschiedenen Wahrnehmungskanäle entsteht je nach Raumgestaltung und Zielsetzung ein Gefühl von Entspannung.
- Ziel: Wohlbefinden eines demenziell veränderten Menschen zu fördern und herausforderndes Verhalten zu reduzieren.

Biografiearbeit:
- Bestimmte Verhaltensweisen können auf Grundlage der Biografiearbeit erklärt werden.
- Ein besserer Beziehungsaufbau zwischen Pflegefachperson und zu pflegendem Menschen ist möglich.
- Passende Beschäftigungsmöglichkeiten können ermittelt werden.
- Die Lebensgeschichte kann in die Pflegeplanung mit einbezogen werden.
- Je nach Alter ist ein chronologisches und 5–10-Jahresschritt-Vorgehen sinnvoll.

ACHTUNG

Auch bei der Biografiearbeit ist der Datenschutz zu beachten. Die erzählenden Personen haben ein Recht auf den Schutz ihrer Privatsphäre und den vertrauensvollen Umgang mit ihren Daten.

4. Vergleichen Sie die drei möglichen Wohnkonzepte für demenziell veränderte Menschen. Definieren Sie die Wohnform (3 P.) und nennen Sie jeweils ein Vorteil des Wohnkonzepts (3 P.). 6 Punkte

Konzept	Beschreibung und Vorteil
Integratives Wohnkonzept	• Menschen mit Demenz und andere zu pflegende Menschen wohnen gemeinsam in einer Einrichtung, WG o. Ä. • **Vorteil:** Die Bewohner können voneinander profitieren.
Teilsegregatives Wohnkonzept	• Ähnelt dem integrativen Konzept. Zu bestimmten Aktivitäten des Tages werden die demenziell veränderten Menschen gemeinsam in ihren speziellen Bereichen betreut, z. B. der gemeinsame Mittagstisch, ein Demenzcafé. • **Vorteil:** Es kann speziell auf die Bedürfnisse jedes zu pflegenden Menschen eingegangen werden.
Segregatives Wohnkonzept	• Eine Einrichtung/Bereich ist nur für zu pflegende Menschen mit Demenz vorgesehen, z. B. Demenzdörfer, Demenz-WG. • **Vorteil:** Dies ermöglicht eine familienähnliche Lebenssituation mit dem bestmöglichen Erhalt der Alltagskompetenzen.

Kompetenzen und Operatoren
Diese Aufgabe kann dem Kompetenzschwerpunkt I.1 (Anlage 2, PflAPrV) zugeordnet werden. Der Operator „Vergleichen Sie …" bedeutet, dass verschiedene Sachverhalte gegenübergestellt und miteinander verglichen werden.

5. Erläutern Sie die Begriffe Agnosie, Apraxie sowie retrograde Amnesie (3 P.) mit jeweils einem konkreten Beispiel (3 P.). 6 Punkte

Agnosie: Bekannte Gegenstände und Örtlichkeiten werden wahrgenommen, aber nicht mehr erkannt, der Gebrauch von alltäglichen Dingen ist unbekannt.
Beispiel: Frau Meier nutzt die Brille zum Haare kämmen.
Apraxie: Praktische Fähigkeiten gehen verloren.
Beispiel: Handlungen der Körperpflege gehen verloren und werden verlernt. Frau Meier wäscht sich das Gesicht und vergisst es sich abzutrocknen.
Retrograde Amnesie: Verlust der personalen Orientierung und weiten Teilen der Biografie.
Beispiel: Die Person weiß nicht mehr, wie ihre Töchter heißen.

Kompetenzen und Operatoren
Diese Aufgabe besteht aus zwei Aufgabenteilen, welche beide dem Kompetenzschwerpunkt I.1 (Anlage 2, PflAPrV) zugeordnet werden können. Der Operator „Erläutern Sie …" erfordert eine ausführliche Antwort in Sätzen mit Fallbezug.

6. Nennen Sie den Namen des Begutachtungsdienstes, welche für die Höhergruppierung zuständig ist (1 P.) und nennen Sie fünf der sechs Module, welche bei Frau Meier begutachtet werden (5 P.). 6 Punkte

Der **Medizinische Dienst (MD)** wird von der Kranken- und/oder Pflegekasse nach Antrag der Höhergruppierung zur Begutachtung beauftragt.

Folgende Module werden bei Frau Meier bewertet:

- Bewältigung von und selbstständiger Umgang mit krankheits- oder therapiebedingten Anforderungen und Belastungen

Kompetenzen und Operatoren
Diese Aufgabe kann dem Kompetenzbereich IV (Anlage 2, PflAPrV) zugeordnet werden.. Der Operator „Nennen Sie …" fordert, dass Kenntnisse zielgerichtet zusammengetragen werden.

- Gestaltung des Alltagslebens und sozialer Kontakte
- Kognitive und kommunikative Fähigkeiten
- Mobilität
- Selbstversorgung
- Verhaltensweisen und psychische Problemlagen

Kompetenzen und Operatoren

Diese Aufgabe kann den Kompetenzschwerpunkten I.6 und II.1 (Anlage 2, PflAPrV) zugeordnet werden. Der Operator „Bewerten Sie …" fordert eine begründete Interpretation in ganzen Sätzen.

7. *„Frau Meier, das ist nicht ihr Zimmer und ich bin nicht Lena ihre Tochter, sondern Nele die Auszubildende. Sie wissen doch, dass Sie in Zimmer 76 wohnen und nicht in 74. Also raus aus dem Bett und mitkommen."* Bewerten Sie zunächst die Aussage (1 P.) und geben Sie anschließend eine ausführliche Interpretation an (4 P.). 5 Punkte

Die Kommunikation der Auszubildenden Nele in der Situation mit Frau Meier im falschen Zimmer ist unangebracht.

Nele ist dafür verantwortlich, Frau Meier einen würdevollen Alltag zu ermöglichen und das Bewusstsein als erwachsene, ernst genommene Person zu stärken. Aus diesem Grund sollten Pflegefachpersonen und Auszubildende in der Kommunikation mit demenziell veränderten Menschen jederzeit ein Gefühl von Sicherheit und Geborgenheit vermitteln. Die Kommunikation dient hier als „Königsweg". In der nächsten Situation sollte Nele sich vorab Unterstützung von ihrer Praxisanleitung holen.

LITERATUR

1. Deutsches Netzwerk für Qualitätsentwicklung in der Pflege (DNQP). Expertenstandard Beziehungsgestaltung in der Pflege von Menschen mit Demenz. Schriftreihe des Deutschen Netzwerks für Qualitätsentwicklung in der Pflege. Osnabrück: DNQP, 2019.
2. International Snoezelen Association (ISNA). Snoezelen. O.J. Aus: https://snoezelen-professional.com/de/ (letzter Zugriff: 08.04.2023).
3. Medizinischer Dienst. Pflegebegutachtung. O.J. Aus: https://www.medizinischerdienst.de/versicherte/pflegebegutachtung/ (letzter Zugriff: 21.02.2022).
4. Mötzing G, Schwarz S (Hrsg.). Leitfaden Altenpflege. 7. Aufl. München: Elsevier, 2022.
5. Müller-Hergl C. Wohlbefinden und Methode: Dementia Care Mapping. In: Bartholomeyczik S, Halek M (Hrsg.). Assessmentinstrumente in der Pflege, Möglichkeiten und Grenzen. Hannover: Schlütersche, 2004. S. 115–129.

17.4.2 Fallsituation: Ambulante Langzeitpflege (➢ Kap. 7.3)

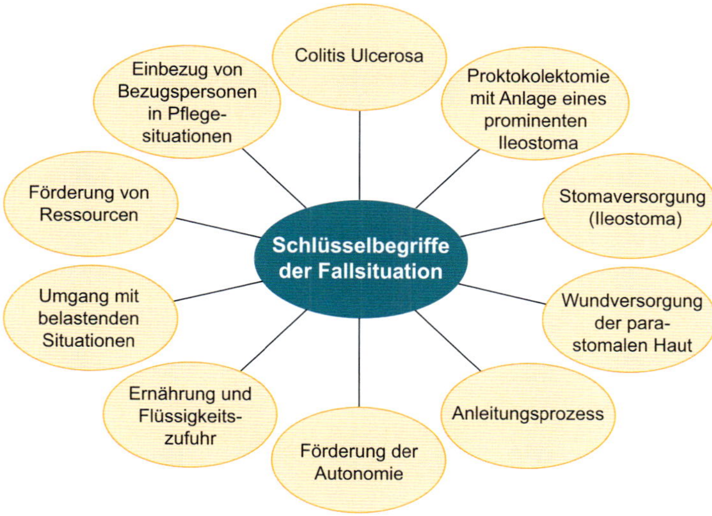
Schlüsselbegriffe der Fallsituation
Colitis Ulcerosa
Proktokolektomie mit Anlage eines prominenten Ileostoma
Stomaversorgung (Ileostoma)
Wundversorgung der para- stomalen Haut
Anleitungsprozess
Förderung der Autonomie
Ernährung und Flüssigkeits- zufuhr
Umgang mit belastenden Situationen
Förderung von Ressourcen
Einbezug von Bezugspersonen in Pflege- situationen

1. Nennen Sie vier der insgesamt sechs Themenfelder der strukturierten Informationssammlung (SIS®), welche bei Herrn Bengtsson zu einem Pflegebedarf führen. 4 Punkte

- Mobilität und Beweglichkeit
- Krankheitsbezogene Anforderungen und Belastungen
- Selbstversorgung
- Leben in sozialen Beziehungen

Kompetenzen und Operatoren

Diese Aufgabe kann dem Kompetenzschwerpunkt 1.1 (Anlage 2, PflAPrV) zugeordnet werden. Der Operator „Nennen Sie …" erfordert, dass Kenntnisse, Daten und Aussagen zielgerichtet zusammengetragen werden.

LERNTIPP

Die strukturierte Informationssammlung (SIS®) ist das erste von vier Elementen des Strukturmodells (EinSTEP) zur Entbürokratisierung der Pflegedokumentation. Die weiteren drei Elemente sind:

- Maßnahmenplanung
- Berichteblatt
- Evaluation

IMPULS

Mit dem Feld B der strukturierten Informationssammlung kann das Gespräch eröffnet als auch geschlossen werden. In diesem Feld darf der tatsächliche Originalton ungefiltert vom zu pflegenden Menschen zur eigenen Einschätzung seiner Situation dokumentiert werden.

Kompetenzen und Operatoren

Diese Aufgabe kann dem Kompetenzschwerpunkt I.1 (Anlage 2, PflAPrV) zugeordnet werden. Der Operator „Erarbeiten Sie …" erfordert, dass Sie Inhalte und Zusammenhänge fallbezogen strukturieren.

2. Erarbeiten Sie zu Ihren (in Aufgabe 1) ausgewählten Themenfeldern jeweils ein Pflegeproblem. 4 Punkte

- **Mobilität und Beweglichkeit:** Herr Bengtsson hat seit der Ileostomaanlage das Haus nicht mehr verlassen und ist dadurch in seiner Mobilität eingeschränkt. Zudem fehlt Herr Bengtsson durch das Aufgeben seines Hobbys „Schwimmen" weitere Bewegung.
- **Krankheitsbezogene Anforderungen und Belastungen:** Bedingt durch die fehlende Haftung des Stomaversorgungssystems kommt es immer wieder zu Hautirritationen und Hautrötungen der parastomalen Haut.
- **Selbstversorgung:** Durch die anhaltenden Bauch- und Darmschmerzen leidet Herr Bengtsson an einer Appetitlosigkeit.
- **Leben in sozialen Beziehungen:** Durch die Operation hat sich Herrn Bengtsson von seinen Freunden distanziert. Es besteht die Gefahr der Vereinsamung.

Kompetenzen und Operatoren

Diese Aufgabe besteht aus zwei Aufgabenteilen, die beide dem Kompetenzschwerpunkt I.1 (Anlage 2, PflAPrV) zugeordnet werden können. Der Operator „Nennen Sie …" fordert, dass Kenntnisse, Daten und Aussagen zielgerichtet zusammengetragen werden. Anschließend wird durch den Operator „Bewerten Sie …" die Fallsituation mit eigenen Wertmaßstäben, die sich aus Normen und Werten der Gesellschaft ableiten lassen, die Situation beurteilt.

3. Nennen Sie vier Ressourcen von Herrn Bengtsson (4 P.). Bewerten Sie zudem die Ressourcen bezogen auf die Fallsituation (4 P.). 8 Punkte

Ressource	Fallbezug
Lebt mit seiner Ehefrau zusammen	• Aktuell kann er die Ressource, verheiratet zu sein, nicht nutzen, da es ihm auch vor seiner Frau unangenehm ist, den künstlichen Darmausgang zu besitzen • Zum Ende der Fallsituation darf die Frau beim Wechsel dabei sein und versucht ihren Mann zu motivieren
Schwimmen	• Da Herr Bengtsson noch kein passendes Stomaversorgungssystem gefunden hat, ist er seit der Operation nicht mehr Schwimmen gewesen und hat sein Hobby zunächst aufgegeben
1× im Monat Essen gehen	• Bedingt durch seine Angst, dass der Stomabeutel abplatzen könnte, geht er nicht mehr mit seiner Frau Essen und hat seit der OP das Haus nicht mehr verlassen • Die Ressource wird aktuell nicht genutzt
Modelautos sammeln	• Dieses Hobby ist ihm geblieben, und er kann es trotz seiner Operation und Erkrankung weiter ausführen
Freunde treffen	• Bedingt durch seine Angst, dass der Stomabeutel abplatzen könnte, trifft er sich nicht mehr mit Freunden und hat seit der OP das Haus nicht mehr verlassen • Die Ressource Freunde kann aktuell nicht genutzt werden

4. Listen Sie zunächst die vier Schritte des Anleitungsprozesses auf (4 P.). Beschreiben Sie anschließend, welche Aktivitäten der Anleitende und der Anzuleitende in der jeweiligen Phase zu beachten hat (8 P.). 12 Punkte

1. Vorbereiten
2. Vorführen
3. Ausführen
4. Einüben

Anleitungsprozess	Aktivitäten des Anleitenden	Aktivitäten des Anzuleitenden
Vorbereiten	• Je nach Ausbildungsstand/Vorkenntnisse der Pflegefachperson die Tätigkeit passend auswählen • Interessen des Anzuleitenden wecken • Wissen überprüfen	• Gelerntes Wissen auffrischen • Bei Unklarheiten frühzeitig nachfragen
Vorführen	• Langsam die Handlungsschritte durchführen und nach Möglichkeit verbal begleiten • Die Tätigkeit in sinnvolle Teilschritte zerlegen • Zentrale Punkte deutlich akzentuieren	• Passive Rolle, erstmal aktiv zuschauen • Fragen merken und im Anschluss stellen
Ausführen	• Bei Fehlern sanft eingreifen und diese benennen und verbessern • Genaue Beobachtung des Anzuleitenden • Weitere Termine zur Kontrolle festlegen	• Konzentration auf die Handlung • Arbeitsschritte/Vorgehen zunächst dem Anleitenden erläutern
Einüben	• Termine zur weiteren Kontrolle festlegen • Anforderungen langsam steigern	• Tätigkeit in den nächsten Tagen erneut ausführen und weiter einüben

IMPULS

Für Anleitung, Schulung und praktische Unterweisung gibt es eine Vielzahl von Modellen und Überlegungen. Je nach Kontext kann ein bestimmtes Vorgehen gewählt werden.

Kompetenzen und Operatoren

Diese Aufgabe besteht aus zwei Aufgabenteilen, die beide dem Kompetenzschwerpunkt I.6 (Anlage 2, PflAPrV) zugeordnet werden können. Der Operator „Listen Sie auf …" fordert, dass Kenntnisse, Daten und Aussagen zielgerichtet zusammengetragen werden. Anschließend werden mit dem Operator „Ermitteln Sie …" weitere Sachverhalte und Strukturen herausgearbeitet.

Kompetenzen und Operatoren

Diese Aufgabe kann den Kompetenzschwerpunkten I.6 und II.1 (Anlage 2, PflAPrV) zugeordnet werden. Der Operator „Erklären Sie …" erfordert, dass Sachverhalte korrekt eingeordnet und diese in einem begründeten und fallorientierten Zusammenhang gebracht werden.

5. Erklären Sie Herrn Bengtsson vier konkrete Maßnahmen, welche bei einem Ileostomaversorgungswechsel berücksichtigt werden müssen. 8 Punkte

- Herr Bengtsson darauf hinweisen, dass er den Stuhl auf folgende Merkmale beobachtet (z. B. auf Menge, Geruch, Farbe, Beimengungen, Konsistenz) und Veränderungen direkt der Pflegefachperson oder später dem Hausarzt mitteilt.
- Auf folgende Produkte sollte dauerhaft verzichtet werden, da sie die parastomale Haut schädigen oder die Versorgungssysteme auf der Haut nicht haften lassen → Öle, Salben, Cremes, Hautlotionen; Wundbenzin; Pflasterentferner, Reinigungslotion und Enthaarungscreme.
- Basisplatten mithilfe einer angefertigten Schablone passgenau ausschneiden, Basisplatte alle 2–4 Tage je nach System wechseln.
- Die Versorgung schonend von oben nach unten abnehmen und in einem Müllbeutel direkt entsorgen.
- Mit in warmem Wasser getränkten Kompressen reinigen (nur bei stark verschmutzter Haut nutzen die Betroffenen eine pH-neutrale, nicht rückfettende Reinigungslotion).
- Neue Stomaversorgung (bei liegenden Personen seitlich, bei mobilen Personen nach unten abfließend) von unten nach oben anbringen.
- Die Handfläche auf das System auflegen, um durch die Hautwärme eine bessere Haftung des Versorgungssystems zu erreichen.

LERNTIPP

Bei einem Ileostoma ist der Stuhl sehr flüssig und aggressiv. Die Frequenz der Stuhlausscheidung kann bis zu 30 × am Tag betragen. Aufgrund der hohen Ausscheidungsfrequenz eine trockene Kompresse auf die Stomaöffnung legen, um sich beim Versorgungswechsel vor Ausscheidungsprodukten zu schützen.

Kompetenzen und Operatoren

Diese Aufgabe kann dem Kompetenzschwerpunkt II.1 (Anlage 2, PflAPrV) zugeordnet werden. Durch den Operator „Bewerten Sie …" wird die Fallsituation mit eigenen Wertmaßstäben, die sich aus Normen und Werten der Gesellschaft ableiten lassen, die Situation beurteilt.

6. Bewerten Sie die Situation zwischen den Eheleuten Bengtsson. Wie kann die Ehefrau besser in die Pflegesituation eingebunden werden? Leiten Sie zwei fachlich begründete Vorschläge ab. 4 Punkte

Die Situation der Eheleute Bengtsson ist angespannt. Die Frau fühlt sich hilflos und versucht ihren Mann immer wieder aufzumuntern. Olle Bengtsson hat ein hohes Ekel- und Schamempfinden, lässt niemanden an sich ran und isoliert sich zunehmend. Mit folgender Unterstützung der Pflegefachperson können die Eheleute besser an die Pflegesituation herangeführt und unterstützt werden:

- Die Pflegefachpersonen gehen auf die Ängste und Sorgen von Herrn Bengtsson und seiner Ehefrau ein.
- Geben Sie allen Beteiligten Zeit und fördern Sie einen offenen, sensiblen Umgang mit einem Ileostoma.
- Bieten Sie immer wieder Gesprächsbereitschaft an.
- Helfen Sie den Eheleuten, indem Sie deren Ekel- und Schamempfindung respektieren und zügig arbeiten.
- Bieten Sie Herrn Bengtsson geruchsneutralisierende Produkte an (z. B. Nilodor®, oder angenehme Düfte, z. B. Zitrusöle), um das Schamgefühl zu reduzieren.

- Dem zu pflegenden Menschen und auch der Ehefrau ausreichend Zeit für den Versorgungswechsel geben.
- Bei der Bewältigung der chronischen Erkrankung können Selbsthilfeorganisationen und/oder Selbsthilfegruppen helfen, z. B. Colitis ulcerosa Vereinigung.

IMPULS

Selbsthilfegruppen sind für verschiedene Kontexte und Zwecke hilfreich. Daher macht es gerade für Pflegefachpersonen Sinn, sich mit den jeweiligen Selbsthilfegruppen zu befassen.

7. Erklären Sie Herrn Bengtsson vier Aspekte, welche er bei dem Thema Ernährung und Flüssigkeitshaushalt mit einem Ileostoma berücksichtigen sollte. 8 Punkte

Kompetenzen und Operatoren

Diese Aufgabe kann dem Kompetenzschwerpunkt I.1 (Anlage 2, PflAPrV) zugeordnet werden. Mit dem Operator „Erklären Sie …" beantworten und stellen Sie den Sachverhalt in ganzen Sätzen eindeutig dar.

- Die zu pflegenden Menschen, die ein Ileostoma erhalten, benötigen nach der Operation **keine spezielle Diät.**
- Herr Bengtsson sollte 4–6 kleinere Mahlzeiten am Tag einnehmen.
- In der ersten Zeit sollte ein Ernährungsplan oder ein Ernährungstagebuch geführt werden, um selbst festzustellen, wie welche Lebensmittel vertragen werden.
- Generell sollte auf blähende Speisen verzichten werden, z. B. Hülsenfrüchte, Kohlgemüse, Zwiebelgewächse, frisches Brot.
- Herr Bengtsson sollte aufgrund der hohen Ausscheidungsfrequenz ausreichend Flüssigkeit zu sich nehmen und auf Zeichen einer Dehydratation achten.

ACHTUNG

Bei bekannten Stoffwechselerkrankungen und damit verbundene Diäten sind diese weiterhin zu beachten, z. B. diabetische Kost.

8. *„Glauben Sie, dass ich mich falsch ernähre?"* Interpretieren Sie diese Aussage. 2 Punkte

Kompetenzen und Operatoren

Diese Aufgabe kann dem Kompetenzbereich IV (Anlage 2, PflAPrV) zugeordnet werden. Der Operator „Interpretieren Sie …" fordert eine begründete Bewertung in ganzen Sätzen.

Herr Bengtsson hat mit seiner Erkrankung Colitis ulcerosa ein erhöhtes Risiko für eine Mangelernährung. Deshalb sollte ein Screening mithilfe des Mini Nutritional Assessments alle sechs Monate durchgeführt werden. Zudem sollte frühzeitig ein Ernährungsberater eingeschaltet werden.

LITERATUR

1. Bartoszek G. Anleitung und Schulung. In: Keller C (Hrsg.). PFLEGEN. Grundlagen und Interventionen. 3. Aufl. 2021. München: Elsevier GmbH. S.
2. B.Braun Medical AG. Ratgeber Ileostomie. O.J. Aus: https://www.ilco.ch/files/Files/Dokumente/Stoma/AC2400_Broschuere_Ratgeber_Ileostomie_dt.pdf (letzter Zugriff: 08.04.2023).
3. EinSTEP. Schulungsunterlagen und Materialien zur Einführung und Anwendung des Strukturmodells. V 2.0. 2017. Aus: https://www.ein-step.de/schulungsunterlagen/schulungsunterlagen (letzter Zugriff: 08.04.2023).
4. Kucharzik T et al. Aktualisierte S3-Leitlinie Colitis ulcerosa (Version 4.0). 2022. Aus: https://www.dgvs.de/wp-content/uploads/2022/07/Leitlinienaktualisierung-2022_Konsultationsfassung_Leitlinie-LL-CU_05.07.22.pdf (letzter Zugriff: 08.04.2023).

17.5 Fünftes Prüfungsbeispiel (➤ Kap. 8.1/8.3)

Anke Knebel (17.5.1), Verena Bikas (17.5.2)

17.5.1 Fallsituation: Stationäre Akutpflege (➤ Kap. 8.1)

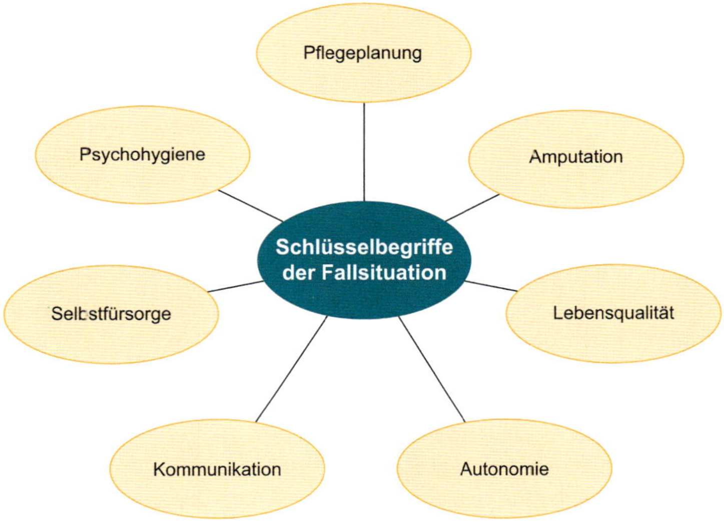

Kompetenzen und Operatoren

Diese Aufgabe besteht aus einem Aufgabenteil, der dem Kompetenzschwerpunkt I.1 (Anlage 2, PflAPrV) zugeordnet werden kann. Der Operator „Analysieren Sie …" erfordert die systematische Untersuchung des Textes, wobei die Sachverhalte mit eigenen Worten in Sätzen strukturiert dargestellt werden.

1. Analysieren Sie die Situation hinsichtlich Ressourcen und Problemen von Frau Große (9 P.). Stellen Sie diese übersichtlich dar (1 P.). 10 Punkte

- **Ressourcen:** Frau Große ist 29 Jahre und Hobbyreiterin. Als Bankkauffrau arbeitet sie im Außendienst, was sie sehr gern macht. Sie kann sich verbal und nonverbal mitteilen. Frau Große ist zehn Tage nach der OP stabil und ihre Vitalwerte liegen im Normbereich. Die Wunde verheilt gut.
- **Probleme:** Frau Große ist in ihrer Mobilisation und Grundpflege, aufgrund der Unterschenkelamputation teilweise eingeschränkt. Sie gibt Schmerzen im Bereich von fünf bis acht an. Frau Große beschreibt Gefühle im nicht mehr vorhandenen Unterschenkel. Die Patientin wirkt hoffnungslos und verzweifelt. Sie gibt an, nicht zu wissen, wie es für sie weitergeht. Sie hat keinen Partner.

LERNTIPP

Eine Strukturierung z. B. nach den 13 ABEDL von Monika Krohwinkel erleichtert die Analyse, sodass alle Lebensbereiche betrachtet werden können.

2. Erläutern Sie Maßnahmen, damit die Lebensqualität von Frau Große gefördert werden kann. Gehen Sie dabei auch auf die Autonomie der Patientin ein. 15 Punkte

- Unter der Lebensqualität ist laut WHO die subjektive Wahrnehmung einer Person über ihre Stellung im Leben in Relation zur Kultur und den Wertesystemen, in denen sie lebt, und in Bezug auf ihre Ziele, Erwartungen, Standards und Anliegen zu verstehen.
- Die Autonomie ist die Fähigkeit des Menschen, seine Ziele frei zu bestimmen und dementsprechend zu Handeln. Sie schließt persönliche Freiheit und Selbstbestimmung ein sowie das Recht, eine eigene Meinung zu haben, diese frei einzubringen und dabei als Individuum respektiert zu werden.
- Frau Große ist in ihrer Mobilisation aufgrund der Amputation eingeschränkt. Wenn der Stumpf abgeheilt ist, kann eine vorläufige Prothese angepasst werden. Diese Prothese ermöglicht es der Patientin wieder selbstständig zu laufen. Massagen, Abklopfen und Vibrationen können nach dem Heilungsprozess den Stumpf weniger empfindlich machen, damit dieser gut belastbar ist. Ein Physiotherapeut trainiert mit der Patientin das Gehen und das Gleichgewicht. Hier sind vorerst Unterarmgehstützen zum Laufen angezeigt. Eine Schmerzmittelgabe nach ärztlicher Anordnung kann Frau Große selbstständig durchführen. Leiten Sie sie dazu entsprechend an. Da Frau Große Schmerzen angibt, ist sie nicht nur in ihrer Mobilität eingeschränkt, sondern auch in ihrer Grundpflege. Anleitungen zur Selbstpflege können Frau Große unterstützen. Dabei wird darauf geachtet, dass sie so viel wie möglich selbstständig macht und eine teilweise bzw. komplette Übernahme nur auf ausdrücklichen Wunsch der Patientin erfolgt. Frau Große beschreibt Gefühle im nicht mehr vorhandenen Unterschenkel. Diese Phantomschmerzen können z. B. medikamentös behandelt werden. Hier sind eine genaue Dokumentation und Zusammenarbeit mit dem behandelnden Arzt angezeigt. Die Patientin wirkt hoffnungslos und verzweifelt. Sie gibt an, nicht zu wissen, wie es für sie weitergeht. Eine Beratung über einen Sozialdienst bzw. und einer Psychologin können Frau Große neuen Mut geben. Als Pflegefachkraft können Sie ebenso einfühlsame Gespräche anbieten. Beziehen Sie die Familie der Patientin mit ein. Sie können ebenfalls Unterstützung geben. Leiten Sie sie dabei an, auf ihre Selbstständigkeit zu achten und diese zu fördern. Ein Beratungsgespräch kann ebenfalls angeboten werden.

ACHTUNG

In der Pflegecharta finden Sie alle Rechte der Patienten verankert. Verinnerlichen Sie diese. Sie kann in allen Bereichen, nicht nur in der Pflege, angewendet werden.

Kompetenzen und Operatoren

Diese Aufgabe besteht aus einem Aufgabenteil, der den Kompetenzschwerpunkten I.5 und I.6 (Anlage 2, PflAPrV) zugeordnet werden kann. Der Operator „Erläutern Sie …" erfordert die zusammenhängende Beschreibung von Sachverhalten, die mit Beispielen anschaulich mit eigenen Worten erklärt werden.

Kompetenzen und Operatoren

Diese Aufgabe besteht aus zwei Aufgabenteilen, die beide dem Kompetenzschwerpunkt II.1 (Anlage 2, PflAPrV) zugeordnet werden können. Der Operator „Beschreiben Sie ..." fordert, dass wesentliche Informationen aus dem Text bzw. Ihrem Wissen zusammenhängend und schlüssig mit eigenen Worten wiedergegeben werden.

3. Beschreiben Sie Ihr kommunikatives Vorgehen in der aktuellen Situation mit Frau Große (6 P.). Beziehen Sie die kommunikativen Grundhaltungen ein (4 P.). 10 Punkte

- Die Kommunikation mit Frau Große erfolgt entsprechend den „Vier Seiten einer Nachricht" von Friedemann Schulz von Thun auf der Sachebene. Damit wird die Wahrung von Nähe und Substanz erreicht und Missverständnissen vorgebeugt. Mit ruhigem Ton wird gesprochen. Aktives Zuhören und ein entsprechendes Feedback geben der Patientin Sicherheit und schafft Vertrauen. Mit dem Halten des Blickkontakts wird erreicht, dass Frau Große das Gefühl bekommt, ernst genommen zu werden, und dass auch wirklich zugehört wird. Mit Ich-Botschaften werden Vorwürfe und Anschuldigungen vermieden.
- Die kommunikativen Grundhaltungen bestehen aus Empathie, Wertschätzung, Achtsamkeit und Kongruenz. Empathisch wird der Patientin begegnet, wenn versucht wird, sich in ihre Lage hineinzuversetzen und ihr Gefühle anerkannt werden. Wichtig ist dabei, diese einfach anzuerkennen und nicht mitzuleiden. Die eigene positive Grundhaltung zum Menschen spiegelt sich in der Wertschätzung zu diesem wider. Verhalten und Emotionen von Frau Große werden so akzeptiert, wie sie sind, ohne dass sie bewertet werden. So fasst die Patientin Vertrauen und findet Sicherheit. Ganz im Hier und Jetzt zu sein, bewusst wahrzunehmen bedeutet, achtsam zu sein. Frau Große kann damit geholfen werden, ihren Fokus auf das Hier und Jetzt zu lenken und die ungewisse Zukunft vorerst auszublenden. Wichtig ist, dass sie jetzt erst einmal gesund wird, der Stumpf gut abheilt, damit eine prothetische Versorgung möglich ist. Die Übereinstimmung von Gefühl und Verhalten wird als Kongruenz bezeichnet. Intuitiv wird Kongruenz als authentisch erlebt, der Mensch als vertrauensvoll erlebt. Vorgetäuschte Fröhlichkeit wird ebenso wahrgenommen und abgelehnt wie übertriebene Sorge.

Kompetenzen und Operatoren

Diese Aufgabe besteht aus einem Aufgabenteil, der dem Kompetenzschwerpunkt I.6 (Anlage 2, PflAPrV) zugeordnet werden kann. Der Operator „Erläutern Sie ..." erfordert die zusammenhängende Beschreibung von Sachverhalten, die mit Beispielen anschaulich mit eigenen Worten erklärt werden.

4. Erläutern Sie, welche möglichen psychischen Gefahren für Sie drohen, wenn Sie Ihr Verhalten nicht ändern. 5 Punkte

- Aus der Situation erwächst schnell eine psychische Überforderung. Die ständige Beschäftigung mit der Situation der Patienten führt dazu, dass beruflich andere Patienten unter Umständen weniger Aufmerksamkeit erhalten. Kontakte mit Kollegen werden beeinträchtigt bzw. sogar eingeschränkt, da sich ausschließlich mit der Patientin beschäftigt wird. Im privaten Bereich kann nicht abgeschaltet werden. Die notwendige Erholung tritt nicht ein. Dann kann das in einen „Burnout-Syndrom" gipfeln. Dieses Ausbrennen ist ein Zustand totaler körperlicher, emotionaler und geistiger Erschöpfung und geht mit verminderter Leistungsfähigkeit einher.

ACHTUNG

Burnout ist ein ernstzunehmendes Phänomen. Wer die Burnoutgefahr verharmlost, negiert die psychische Gefährdung, die aus ihr erwächst.

5. Beschreiben Sie mögliche Bewältigungsstrategien, um Ihre eigene psychische Gesundheit zu erhalten bzw. wiederzuerlangen. 10 Punkte

- Persönliche Strategien können z. B. sein: Erkennen von eigenen Emotionen, eigenes Verhalten reflektieren, eigene Wünsche und Bedürfnisse kennen und erfüllen, Nein-Sagen, Sport treiben, ausgewogene Ernährung, ausreichend Schlaf, Achtsamkeit mit sich selbst, Psychohygiene, Gespräche, soziales Netzwerk aufbauen, Entspannungstechniken erlernen und anwenden.
- Berufliche Strategien sind z. B. Teamberatungen, Supervisionen/Mediationen, Gespräche unter Kollegen, Pausen einhalten, in denen nicht über Arbeit gesprochen wird, eigene Erwartungen an die Arbeit überdenken, Zeitmanagement überdenken und ggf. neu strukturieren, Arbeitsabläufe ggf. ändern.

Kompetenzen und Operatoren

Diese Aufgabe besteht aus einem Aufgabenteil, der dem Kompetenzschwerpunkt I.5 (Anlage 2, PflAPrV) zugeordnet werden kann. Der Operator „Beschreiben Sie …" erfordert, dass Informationen stichpunktartig aufgelistet werden.

LITERATUR

1. AWMF (Hrsg.) S2k-Leitlinie Rehabilitation nach Majoramputation an der unteren Extremität (proximal des Fußes). 2019. Aus: https://register.awmf.org/de/leitlinien/detail/033-044 (letzter Zugriff: 08.04.2023).
2. eurocom e.V. – European Manufacturers Federation for Compression Therapy and Orthopaedic Devices (Hrsg.). Beinamputation. Wie geht es weiter? Ratgeber für Patienten. Berlin: eurocom, 2020.
3. Hillert A. Wie wird Burn-out behandelt? Bundesgesundheitsblatt – Gesundheitsforschung – Gesundheitsschutz 2012;55(2): 190–196.

17.5.2 Fallsituation: Ambulante Langzeitpflege (➢ Kap. 8.3)

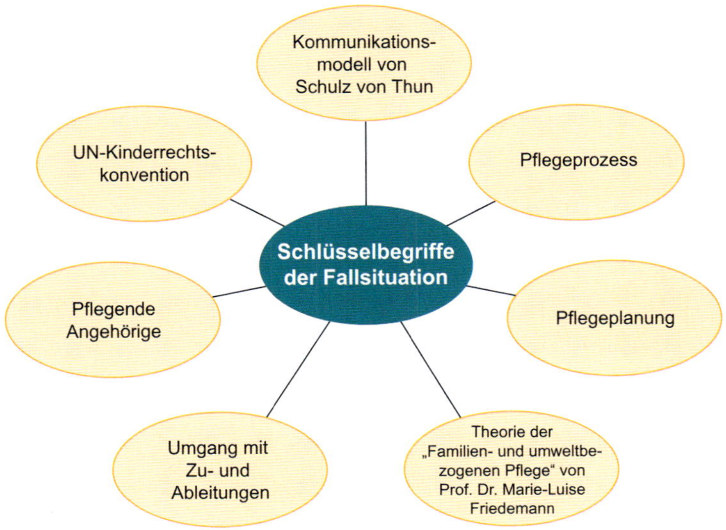

Schlüsselbegriffe der Fallsituation
Kommunikationsmodell von Schulz von Thun
Pflegeprozess
Pflegeplanung
Theorie der „Familien- und umweltbezogenen Pflege" von Prof. Dr. Marie-Luise Friedemann
Umgang mit Zu- und Ableitungen
Pflegende Angehörige
UN-Kinderrechtskonvention

Kompetenzen und Operatoren

Diese Aufgabe kann dem Kompetenzschwerpunkt II.1 (Anlage 2, PflAPrV) zugeordnet werden. Der Operator „einordnen" fordert, dass eine Aussage zu einer anderen, selbst gewählten in Beziehung gesetzt wird.

1. Ordnen Sie die Aussage von Frau Bergmann in das Kommunikationsmodell von Schulz von Thun ein. 8 Punkte

- Appellebene: Ich möchte, dass du machst, was ich sage.
- Beziehungsseite: Ich brauche Mithilfe von dir.
- Sachebene: Ich komme nicht mit der Situation zurecht.
- Selbstkundgabe: Ich schaffe das nicht mehr alleine.

IMPULS

Bei der Erstellung von Pflegeplanung gibt es zahlreiche Möglichkeiten. Wichtig dabei ist, dass Problem, Ressource, Ziel und Maßnahmen zueinander passen. Nur so kann der Effekt der Maßnahmen evaluiert werden. Hier hilft es, sich den Pflegeprozess noch einmal zu verinnerlichen.

Kompetenzen und Operatoren

Diese Aufgabe kann den Kompetenzschwerpunkten I.1 und IV.1 (Anlage 2, PflAPrV) zugeordnet werden. Der Operator „Ermitteln Sie ..." erfordert das Herausfinden von bestimmten Sachverhalten, auch wenn sie nicht explizit genannt werden.

2. Ermitteln Sie drei Pflegeprobleme von Ronny und formulieren Sie für jedes Problem eine Ressource, ein entsprechendes Pflegeziel und je zwei Pflegemaßnahmen (je 5 P.). 15 Punkte

- Pflegeproblem:
  - Ronny hat aufgrund dauerhafter Immobilität Kontrakturen an Armen und Beinen.
- Ressource:
  - Ronny lässt Mobilisation und Bewegungsübungen zu.
- Pflegeziel:
  - Verbesserung der Durchblutung an den Gewebestrukturen.
- Pflegemaßnahmen:
  - Passive Bewegungsübungen der Gelenke viermal täglich.
  - Mobilisation in den Spezialstuhl mindestens dreimal täglich.
- Pflegeproblem:
  - Ronny hat aufgrund von Asthma bronchiale und Immobilität ein erhöhtes Pneumonierisiko.
- Ressource:
  - Ronny lässt Lagerungen zu.
- Pflegeziel:
  - Förderung der Atemtätigkeit.
- Pflegemaßnahmen:
  - A-, V- und T-Lagerung im Wechsel mindestens dreimal täglich für jeweils 15–30 Minuten.
  - 135-Grad-Lagerung dreimal täglich.
- Pflegeproblem:
  - Ronny hat aufgrund der Immobilität ein erhöhtes Dekubitusrisiko.
- Ressource:
  - Ronny lässt Lagerungen und Mobilisation zu.
- Pflegeziel:
  - Die Hautflora bleibt intakt.

- Pflegemaßnahmen:
  - Tägliche Kontrolle der gesamten Haut
  - 30-Grad-Lagerung beziehungsweise Positionierung im zweistündigen Rhythmus
- Pflegeproblem:
  - Ronny hat aufgrund der Immobilität und der Sonden-Nahrung ein erhöhtes Obstipations-Risiko.
- Ressource:
  - Flüssigkeit bzw. Medikation kann über PEG-Sonde individuell verabreicht werden.
- Pflegeziel:
  - Regelmäßige Darmentleerung ist gewährleistet.
- Pflegemaßnahmen:
  - Verabreichung von mindestens 30 Gramm Ballaststoffe am Tag.
  - Tägliche Darmmassage.

3. Wenden Sie die Theorie der „Familien und umweltbezogenen Pflege" von Friedemann auf die Familie Bergmann an. Erklären Sie hierzu die Theorie (3 P.) und interpretieren Sie die Familiensituation anhand der Propositionen zum Konzept Pflege (6 P.). 9 Punkte

Kompetenzen und Operatoren

Diese Aufgabe besteht aus zwei Aufgabenteilen, die den Kompetenzschwerpunkten I.5 und I.6 (Anlage 2, PflAPrV) zugeordnet werden können. Der Operator „Erklären Sie …" stellt einen Sachverhalt auf Basis eigener Kenntnisse dar, sodass der Sachverhalt klar wird. Der Operator „Interpretieren Sie …" erfordert die Erschließung und eine begründete Stellungnahme, die auf einer Bewertung beruht.

- Definition Theorie (3 Punkte):
  - Friedemann erkannte die Notwendigkeit der Veränderung in der Pflege und Betreuung – von der pathogenetischen zur salutogenetischen Sichtweise.
  - Ihre Pflegesituationen integrieren Familienmitglieder in den Pflegeprozess.
  - Außerdem begleiten Pflegende bei ihrer Theorie Familien der Pflegebedürftigen in umweltbedingten oder familiären Krisen.
- Propositionen zum Konzept Pflege (jeweils 2 Punkte):
  - Die Pflege ist eine Dienstleistung auf allen Systemebenen (Individuum, Interaktionssysteme, Familien, Organisationen, Gemeinden und Bevölkerung), d. h. die Pflegefachperson von Ronny muss im Hinblick auf ihre Rolle und Pflegemaßnahmen die Familie und vernetzten Systeme der Umwelt einbeziehen.
  - Das Ziel der Pflege ist der Prozess, der das Streben nach Kongruenz im System erleichtert oder ermöglicht. Das Ziel des Empfängersystems ist die Gesundheit, d. h. dass nicht das Ziel an sich ausschlaggebend ist, sondern der Weg dorthin von der Pflegefachperson genauer betrachtet werden muss. Die Pflegefachperson von Ronny muss darauf achten, weitere Erkrankungen zu vermeiden, statt diese dann zu bekämpfen.
  - Individuelle Pflege und die Pflege der Familie sind kaum unterscheidbar, d. h. die Pflegefachperson sollte in der Lage sein, als Teilnehmender und Teilnehmende im Familiensystem zu handeln und in die Perspektive von Ronny wechseln zu können.

In dieser Theorie wird ein klienten-/patientenzentrierter Ansatz verfolgt, der sich auf Stärken statt auf (Pflege-)Probleme konzentriert. Die Pflegebedürftigen und ihre Familie bestimmen ihre eigenen Ziele und verwenden jene Strategien, die mit ihrem Familiensystemprozess übereinstimmen, d. h. die Pflegefachperson von Ronny sollte den Pflegeprozess gemeinsam mit Herrn und Frau Bergmann gestalten und auch deren Bedürfnisse mit einbeziehen.

LERNTIPP

Für die unterschiedlichen Begrifflichkeiten bei der Theorie der „Familien und umweltbezogener Pflege" von Marie-Luise Friedemann hilft es, sich die klassische grafische Übersicht anzuschauen. Diese vermittelt sehr gut den Charakter des Systems Familie.

Kompetenzen und Operatoren

Diese Aufgabe kann dem Kompetenzschwerpunkt I.1 (Anlage 2, PflAPrV) zugeordnet werden. Der Operator „Zählen Sie auf …" erfordert Kenntnisse, Sachverhalte, Begriffe, Daten, Aussagen und Informationen stichpunktartig zusammenzutragen, ohne diese zu kommentieren.

4. Zählen Sie sechs hygienische Grundsätze auf, welche Sie im Umgang mit künstlichen Ausgängen und deren Zu- und Ableitungen beachten müssen. 6 Punkte

- Händedesinfektion vor geplanten Maßnahmen
- Handschuhe tragen
- Aseptische Arbeitsweise beim Legen oder bei der Manipulation am System
- Herstellerangaben z. B. zur Liegedauer beachten
- Keine routinemäßigen Wechsel durchführen
- System regelmäßig auf Durchgängigkeit prüfen
- Freiliegende Öffnungen so kurz wie möglich offenhalten

Kompetenzen und Operatoren

Diese Aufgabe besteht aus zwei Aufgabenteilen, die dem Kompetenzschwerpunkt I.5 und dem Kompetenzbereich IV (Anlage 2, PflAPrV) zugeordnet werden können. Der Operator „Erklären Sie …" stellt einen Sachverhalt auf Basis eigener Kenntnisse dar, sodass der Sachverhalt klar wird.

5. Erklären Sie Frau Bergmann die unterschiedlichen Unterstützungsangebote für pflegende Angehörige. 6 Punkte

- **Finanzielle Unterstützung (Pflegegeld)**

Die Pflegeversicherung zahlt das sogenannte Pflegegeld an die Pflegebedürftigen, wenn sich Betroffene entscheiden, von Angehörigen, Freunden oder anderen ehrenamtlich Tätigen versorgen zu lassen.

- **Kombinationsleistung**

Um eine optimale, auf die individuellen Bedürfnisse abgestimmte Pflege zu gewährleisten, ist es möglich, den Bezug von Pflegegeld mit der Inanspruchnahme von ambulanten Pflegesachleistungen zu kombinieren. Das Pflegegeld vermindert sich in diesem Fall anteilig im Verhältnis zum Wert der in Anspruch genommenen ambulanten Sachleistungen.

- **Tagespflege und Nachtpflege (indirekte Unterstützung)**

Pflegebedürftige können auch in Einrichtungen der Tagespflege oder der Nachtpflege gepflegt werden. Unter Tagespflege und Nachtpflege (teilstationäre Versorgung) versteht man die zeitweise Betreuung im Tagesverlauf in einer Pflegeeinrichtung.

- **Soziale Absicherung der Pflegeperson**

Die Pflegeversicherung zahlt für pflegende Angehörige u. a. Beiträge zur Rentenversicherung sowie Rentenversicherungsbeiträge.

- **Pflegekurse für Angehörige**

Die Pflegekassen führen für Personen, die Angehörige pflegen oder sich ehrenamtlich um Pflegebedürftige kümmern, unentgeltlich Schulungskurse durch.

- **Pflegehilfsmittel**

Die Pflegeversicherung übernimmt Kosten von sogenannten Pflegehilfsmitteln. Darunter fallen Geräte und Sachmittel, die zur häuslichen Pflege notwendig sind, diese erleichtern oder dazu beitragen, der beziehungsweise dem Pflegebedürftigen eine selbstständigere Lebensführung zu ermöglichen.

- **Zuschüsse zur Wohnraumanpassung**

Die Pflegekasse kann für Pflegebedürftige bis zu 4.000 Euro als Zuschuss für Anpassungsmaßnahmen zahlen, die die häusliche Pflege in der Wohnung ermöglichen, erleichtern oder eine möglichst selbstständige Lebensführung der pflegebedürftigen Person wiederherstellen sollen.

6. Erläutern Sie Kinderrechte aus der UN-Kinderrechtskonvention, die auf Ronnys Situation zutreffen. 6 Punkte

- Recht auf Gleichheit: Alle Kinder haben die gleichen Rechte. Kein Kind darf benachteiligt werden.
- Recht auf Gesundheit: Jedes Kind hat das Recht, gesund zu leben. Das umfasst ausreichende Ernährung, sauberes Trinkwasser, medizinische Behandlung, Schutz vor Umweltverschmutzung und mehr.
- Recht auf Spiel und Freizeit: Kinder haben das Recht zu spielen, sich zu erholen und künstlerisch tätig zu sein.
- Recht auf besondere Fürsorge und Förderung bei Behinderung: Kinder mit Behinderungen haben das Recht auf besondere Fürsorge und Förderung.

Kompetenzen und Operatoren

Diese Aufgabe kann dem Kompetenzbereich IV (Anlage 2, PflAPrV) zugeordnet werden. Der Operator „Erläutern Sie ..." stellt einen Sachverhalt auf Basis eigener Kenntnisse dar und bietet eine Veranschaulichung durch zusätzliche Informationen.

LITERATUR

1. Amnesty international. Kinderrechte. O.J. Aus: https://www.amnesty.at/themen/kinderrechte/ (letzter Zugriff: 08.04.2023).
2. Bundesministerium für Gesundheit. Pflege zu Hause: Finanzielle Unterstützung und Leistungen für die ambulante Pflege. 2022. Aus: https://www.bundesgesundheitsministerium.de/pflege-zu-hause.html (Letzter Zugriff: 08.04.2023).
3. Deutsches Netzwerk für Qualitätsentwicklung in der Pflege (DNQP). Nationaler Expertenstandard Dekubitusprophylaxe in der Pflege. 2. Akt. https://www.dnqp.de/expertenstandards-und-auditinstrumente/#c18067 (Letzter Zugriff: 08.04.2023).
4. Helms F. Verstopfung. 2023. https://www.pflege.de/krankheiten/verstopfung/ (Letzter Zugriff: 08.04.2023).
5. Lorain P, et al. Risk factors for hypoxic-ischemic encephalopathy in cases of severe acidosis: A case-control study. Acta Obstet Gynecol Scand, 2022;101(4): 471–478. DOI: 10.1111/aogs.14326.
6. Friedemann ML. Die Theorie des systemischen Gleichgewichts. 1996. https://www.angelfire.com/ak3/Friedemann/germancong2.htm (Letzter Zugriff: 08.04.2023).
7. Stoliaroff-Pépin A. Prävention von Infektionen, die von Gefäßkathetern ausgehen. Aktualisierte Empfehlung der KRINKO. 2017. Aus: https://www.rki.de/DE/Content/Infekt/Krankenhaushygiene/Kommission/Ergaenzende_Informationen/Muster_Gefaesskath_Rili_2017.pdf?__blob=publicationFile (letzter Zugriff: 08.04.2023).

17.6 Sechstes Prüfungsbeispiel (➤ Kap. 9.1/9.3)

Christina Krebs (17.6.1), Anke Knebel (17.6.2)

17.6.1 Fallsituation: Stationäre Akutpflege (➤ Kap. 9.1)

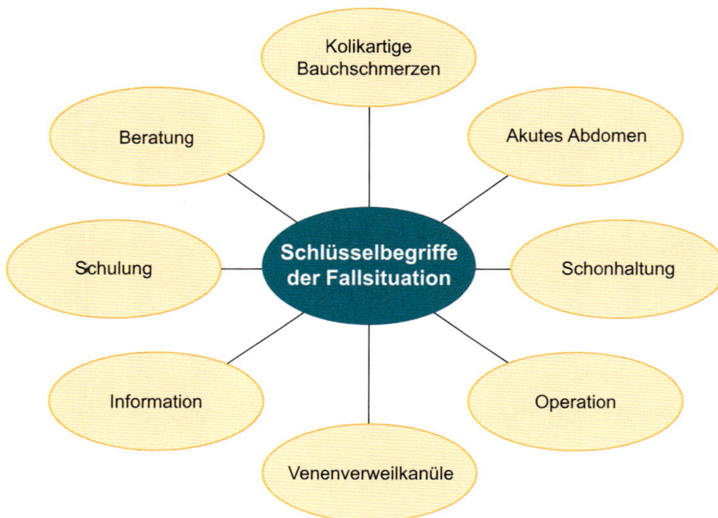

Kompetenzen und Operatoren

Diese Aufgabe besteht aus zwei Aufgabenteilen, die beide dem Kompetenzschwerpunkt I.1 (Anlage 2, PflAPrV) zugeordnet werden können. Der Operator „Erklären Sie …" fordert die Durchdringung eines Sachverhalts mit Einzelinformationen, der Operator „Formulieren Sie …" weist auf die Anwendung der Erklärung hin.

1. Erklären Sie die SMART-Regel für korrekte Pflegeziele, indem Sie die einzelne Bedeutung der Buchstaben aufzählen (5 P.), und formulieren Sie anschließend drei Pflegeziele, die auf Lea zutreffen (3 P.). 8 Punkte

Die einzelnen Buchstaben der SMART-Regel besagen Folgendes:

- **S:** spezifisch
- **M:** messbar
- **A:** akzeptiert
- **R:** realisierbar
- **T:** terminierbar

Pflegeziele:

- Die Patientin ist in zwei Tagen schmerzfrei.
- Die Patientin hat bis Ende des Krankenhausaufenthaltes Bewältigungsstrategien entwickelt, die ihr helfen, ihre Ängste vor einer Operation zu reduzieren.
- Die Patientin ist in 24 Stunden fieberfrei.

LERNTIPP

Es wird zwischen Nah- und Fernzielen unterschieden:
- Nahziele beschreiben Pflegeziele, die schnell zu erreichen sind, und dienen somit stark der Motivation.
- Fernziele berücksichtigen die Gesamtsituation des Menschen und streben einen langfristigen bestmöglichen Zustand für das Kind an.

2. Erklären Sie die Begriffe subjektive und objektive Informationen (2 P.) und nennen Sie jeweils zwei Beispiele (4 P.), die Ihnen die Informationssammlung bezüglich Lea ermöglichen. 6 Punkte

- **Subjektive Information** geben die persönliche Ansicht einer Person, ihre Einschätzung und Empfindungen wieder. **Beispiele:** Befragung der Patientin unter Beachtung der Rechte der Patientin, Befragung der Mutter unter Beachtung der Rechte von Angehörigen, gezielte Beobachtung der Patientin
- **Objektive Information** sind messbar und können überprüft werden. **Beispiele:** Anwendung von Assessmentinstrumenten wie z. B. Schmerzskala, Pflege- und Überleitungsberichte, Krankengeschichte und Untersuchungsergebnisse, Kontrolle der Vitalzeichen

Kompetenzen und Operatoren

Diese Aufgabe besteht aus zwei Aufgabenteilen, die beide dem Kompetenzschwerpunkt I.1 (Anlage 2, PflAPrV) zugeordnet werden können. Der Operator „Erklären Sie …" fordert die Zusammenführung von Ihrem Wissen und Informationen aus der Fallsituation, der Operator „Nennen Sie …" weist auf die Analyse von Informationen aus der Fallsituation hin.

3. Nennen Sie die vier Ebenen der Kommunikation (4 P.) nach Schulz von Thun und analysieren Sie Leas Aussage: *„Ich habe so eine große Angst vor Operationen"* im Sinne der Kommunikationsebenen (4 P.). 8 Punkte

- **Sachinhalt:** „Ich habe Angst."
- **Appell:** „Hilf mir, damit ich keine Angst mehr habe."
- **Beziehung:** „Hör mir zu, ich bin deine Patientin."
- **Selbstoffenbarung:** „Ich bin verunsichert, da ich noch nie eine Operation hatte."

Kompetenzen und Operatoren

Diese Aufgabe besteht aus zwei Aufgabenteilen, die beide dem Kompetenzschwerpunkt II.1 (Anlage 2, PflAPrV) zugeordnet werden können. Der Operator „Nennen Sie …" fordert die strukturierte Aufzählung von Wissen, der Operator „Analysieren Sie …" weist auf die Anwendung Ihres Wissens in Bezug auf Aspekte der Fallsituation hin.

4. Luisas Mutter fragt Sie, was mit Lea los ist. Diese Information ist vertraulich, es gibt jedoch Ausnahmen bei der Verletzung der Schweigepflicht. Nennen und begründen Sie zwei dieser Ausnahmen (2 P.). 4 Punkte

- **Kooperation mit Kinderschutzstellen:** Informationen bei einem Verdacht auf Kindesmisshandlungen müssen an das Jugendamt weitergegeben werden.
- **Infektionsschutzgesetz:** Meldungen von bestimmten Infektionskrankheiten müssen an das Gesundheitsamt weitergegeben werden.

Kompetenzen und Operatoren

Diese Aufgabe besteht aus einem Aufgabenteil, der dem Kompetenzbereich IV (Anlage 2, PflAPrV) zugeordnet werden kann. Die Aufgabe erbringt zwei Punkte. Die Operatoren „Nennen Sie …" und „Begründen Sie …" weisen auf den Fallbezug hin, indem Sie einen Wissensaspekt benennen und ihn für die Erläuterung der Fallsituation verwenden.

IMPULS

Die Schweigepflicht umfasst alle persönlichen Daten des Patienten, Mitteilungen über Krankheiten und Tatsachen aus seinem familiären und wirtschaftlichen Bereich.

Kompetenzen und Operatoren

Diese Aufgabe besteht aus einem Aufgabenteil, der dem Kompetenzschwerpunkt I.6 (Anlage 2, PflAPrV) zugeordnet werden kann. Der Operator „Nennen Sie …" fordert strukturierte Anwendung Ihres Wissens auf die Fallsituation in Einzelaspekten.

5. Nennen Sie vier allgemeine Maßnahmen im Umgang mit Lea, um eine Beeinträchtigung ihrer Entwicklungsphase zu verhindern. 4 Punkte

- Pflegende wahren die Intimsphäre von Lea.
- Informationen werden Lea altersgerecht vermittelt.
- Absprachen werden mit Lea gemeinsam getroffen.
- Die Unterstützung der Selbstständigkeit von Lea steht im Mittelpunkt.
- Pflegende stellen in Absprache mit dem Arzt Kontakt zu anderen Berufsgruppen her wie Psychologen, Pädagogen.
- Altersgerechte Beschäftigungsangebote wie z. B. Kicker, Musik oder Bücher werden gestaltet.

Kompetenzen und Operatoren

Diese Aufgabe besteht aus zwei Aufgabenteilen, die beide dem Kompetenzschwerpunkt I.1 (Anlage 2, PflAPrV) zugeordnet werden können. Der Operator „Nennen Sie …" fordert eine strukturierte Aufzählung von Einzelaspekten, während der Operator „Überlegen Sie …" eine Weiterführung dieser Einzelaspekte im Sinne einer Anwendung erfordert.

6. Nennen Sie vier ABEDL (4 P.) nach Krohwinkel und überlegen Sie sich zu jedem ABEDL ein Beispiel bezüglich der pflegerischen Unterstützung von Lea (4 P.). 8 Punkte

Z. B.:

- **Kommunizieren können:** Vertrauen zu Lea aufbauen, indem man sich Zeit für Gespräche nimmt.
- **Sich bewegen können:** Lea das Angebot machen, mit ihrer Mutter oder durch Begleitung einer Pflegekraft an die frische Luft zu gehen.
- **Sich pflegen können:** Lea anbieten, ihre eigenen Pflegemittel zu verwenden und zuvor Schmerzmittel verabreichen nach Arztanordnung, sodass Lea sich soweit es geht selbstständig pflegen kann.
- **Ausscheiden können:** Lea ballaststoffreiche und leicht verdauliche Kost anbieten, Intimsphäre wahren.
- **Ruhen, schlafen, entspannen können:** Lea Zeit für sich selbst geben, Pflegetätigkeiten bündeln.
- **Soziale Kontakte und Beziehungen sichern und gestalten können:** Lea über die Besuchszeiten informieren, sodass sie Freude zu sich einladen kann.

Kompetenzen und Operatoren

Diese Aufgabe besteht aus drei Aufgabenteilen, die beide dem Kompetenzschwerpunkt I.1 (Anlage 2, PflAPrV) zugeordnet werden können. Der Operator „Nennen Sie …" fordert die strukturierte Aufzählung von Einzelaspekten, der Operator „Ordnen Sie zu …" weist auf eine Klassifizierung hin, während der Operator „Zählen Sie auf …" wieder Aspekte des Gesamtphänomens fordert.

7. Lea äußert Schmerzen. Nennen Sie die beiden Schmerzarten (2 P.) und ordnen Sie Leas Schmerz einer Art zu (1 P.). Zählen Sie zwei Unterschiede zwischen den Schmerzarten auf (2 P.). 5 Punkte

- **Akute Schmerzen:** Diese äußern sich als kurze und plötzlich auftretende Schmerzen; das Ziel bei akuten Schmerzen ist die Beseitigung der Ursachen. Leas Schmerz ist ein Akutschmerz.
- **Chronische Schmerzen:** Sie sind langanhaltend wiederkehrend (länger als 3–6 Monaten); das Ziel bei chronischen Schmerzen ist die Minderung der Beeinträchtigung.

LERNTIPP

Machen Sie sich klar, was überhaupt Schmerzen sind. Suchen Sie dazu Definitionen und vergleichen Sie sie. Vor dem Hintergrund werden akute und chronische Schmerzen noch verständlicher.

8. Leas Mutter wirkt sehr unzufrieden mit der Situation. Durch die unzureichende Kommunikation wurde die Qualität der Pflege beeinflusst. Nennen Sie vier Instrumente (4 P.), um die Qualität im Krankenhaus überprüfbar zu machen. Nennen Sie anschließend die drei Qualitätsebenen nach Donabedian (3 P.). 7 Punkte

- **Instrumente des Qualitätsmanagements:** Risikomanagement, Pflegevisiten, Checklisten, Qualitätszirkel, Umsetzung des PDCA-Zyklus, Fehlermanagement
- **Drei Ebenen nach Donabedian:** Struktur-, Prozess- und Ergebnisqualität

Kompetenzen und Operatoren

Diese Aufgabe besteht aus zwei Aufgabenteilen, die beide dem Kompetenzbereich IV (Anlage 2, PflAPrV) zugeordnet werden können. Der Operator „Nennen Sie …" fordert jeweils eine strukturierte Aufzählung von Einzelaspekten.

LITERATUR

1. Deutsches Netzwerk für Qualitätsentwicklung in der Pflege (Hrsg.). Expertenstandard Schmerzmanagement in der Pflege. Akt. 2020. Osnabrück: DNQP, 2020.
2. Elsevier GmbH (Hrsg.). Checklisten Pflegeplanung 5. Aufl. München: Elsevier, 2019.
3. Schwerdt C. Pflegeplanung. Formulierungshilfen für Probleme, Ressourcen, Ziele und Maßnahmen. 5. Aufl. Hamburg: Handwerk und Technik, 2022.
4. Weigert J. Qualitätsmanagement: Ein praktischer Leitfaden für die ambulante, teil- und vollstationäre Altenpflege. 3. Aufl. Hannover: Schlüterscher, 2019.

17.6.2 Fallsituation: Stationäre Langzeitpflege (➤ Kap. 9.3)

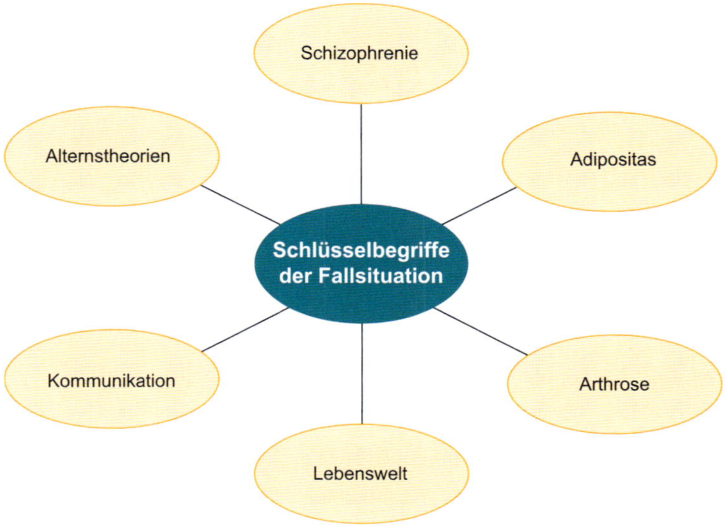

Kompetenzen und Operatoren
Diese Aufgabe besteht aus einem Aufgabenteil, der dem Kompetenzschwerpunkt I.5 (Anlage 2, PflAPrV) zugeordnet werden kann. Der Operator „Analysieren Sie …" erfordert die systematische Untersuchung des Textes, wobei die Sachverhalte mit eigenen Worten in Sätzen strukturiert dargestellt werden.

1. Analysieren Sie die Situation hinsichtlich der pflegerelevanten Informationen (9 P.) und stellen Sie diese übersichtlich dar (1 P.). 10 Punkte

- Die Struktur kann frei gewählt werden. So ist eine Unterteilung z. B. in Daten zur Person, den medizinischen Faktoren bzw. Ressourcen und Problemen möglich. Eine weitere Strukturierung ist z. B. nach den 13 ABEDL von Krohwinkel möglich.
- Daten zur Person: Elfriede Schneider ist 69 Jahre alt und wohnt seit mehreren Jahren im Altenpflegeheim „Abendsonne". Sie hat morgen Geburtstag. Ihre beiden Kinder besuchen Sie. Seit 20 Jahren ist Frau Schneider geschieden. Frau Schneider ist eine freundliche und kommunikative Bewohnerin.
- Medizinische Fakten: Frau Schneider ist 168 cm groß und wiegt 92 kg. Sie ist adipös. Frau Schneider hat aufgrund von Arthrose, in beiden Knien Schmerzen. Somit ist sie in ihrer Mobilität eingeschränkt und benötigt Unterstützung. Bei Frau Schneider wurde eine paranoide Schizophrenie festgestellt, welche in Stress- und Belastungssituationen mit visuellen und akustischen Halluzinationen einhergeht.

LERNTIPP
Formel um BMI (Body-Mass-Index) zu berechnen:
BMI = Körpergewicht : (Körpergröße)^2

Kompetenzen und Operatoren
Diese Aufgabe besteht aus zwei Aufgabenteilen, die beide dem Kompetenzschwerpunkt I.1 (Anlage 2, PflAPrV) zugeordnet werden können. Der Operator „Erklären Sie …" erfordert, die Informationen durch eigenes Wissen und eigene Einsichten in einen begründetet Zusammenhang zu stellen.

2. Erklären Sie das Krankheitsbild der Schizophrenie (3 P.) und nehmen Sie dabei Bezug zu den Symptomen (7 P.). 10 Punkte

- Definition Schizophrenie: Endogene Psychose, die die ganze Persönlichkeit betrifft und tiefgreifend verändert. Sie ist gekennzeichnet durch eine schwere Störung des Denkens, Fühlens und Wahrnehmens. Den unterschiedlichen Erscheinungsformen liegen verschiedene Ursachen zugrunde, die noch nicht vollständig geklärt sind.
- Frau Schneider zeigt folgende Symptome der Schizophrenie: In Belastungs- und Stresssituationen hat Frau Schneider visuelle und akustische Halluzinationen. Dann wirkt sie geistig abwesend und realitätsfern. Frau Schneider hat morgen ihren 70. Geburtstag und bekommt Besuch von ihren Kindern. Das kann eine Stresssituation für sie darstellen. Heute sind ihre Bewegungen fahrig und ihr Gesichtsausdruck wirkt abwesend. Als Sie das Zimmer von Frau Schneider betreten, finden Sie eine total verängstigte Bewohnerin vor. Sie liegt im Bett und starrt mit vor Schreck geweiteten Augen in das Zimmer. Frau Schneider sieht einen Mann mit einem Messer in der Hand und fühlt sich bedroht. Frau Schneider warnt Sie vor diesem Mann, den Sie selbst nicht wahrnehmen.

ACHTUNG
DIE Schizophrenie gibt es nicht. Die paranoide Schizophrenie ist nur eine Form der Schizophrenie. Weiterhin werden unterschieden in Hebephrene Schizophrenie, Katatone Schizophrenie, Schizophrenia simplex, Zönästhetische Schizophrenie sowie schizophrene Residuen.

3. Beschreiben Sie Ihr kommunikatives Vorgehen in der aktuellen Situation. Beachten Sie dabei das Krankheitsbild von Frau Schneider. 10 Punkte

- Eigene Emotionen in der Situation werden erkannt. Die Emotionen von Frau Schneider, wie z. B. ihre Angst, können eingeordnet werden. In der Kommunikation mit der Bewohnerin werden die Grundprinzipien der Empathie, Wertschätzung, Achtsamkeit und Kongruenz beachtet.
- Die Halluzination und die Angst von Frau Schneider werden ernst genommen. Sie empfindet das tatsächlich so. Lügen werden vermieden. Keine Debatten über unterschiedliche Wahrnehmungen. Unterschiedliche Meinungen dürfen sein.
- Gefühlvolle Ablenkung mit neutralen Themen. Dabei wird aktiv zugehört und Blickkontakt gehalten. Bei guter Beziehung zur Bewohnerin mit Initialberührungen arbeiten. Ruhige Tonlage und mäßige Lautstärke der Stimme tragen zur Beruhigung der Bewohnerin bei.
- Wenn es die Bewohnerin wünscht, kann über deren Gefühlslage in der akuten Situation gesprochen werden, ohne dabei auf die Wahnvorstellungen einzugehen.
- Sicherheit anbieten, indem darauf verwiesen wird, dass Fenster und Türen verschlossen werden.
- Auf eigene Sicherheit achten, da schizophrene Patienten unter Umständen zu affektiven Ausbrüchen neigen.

Kompetenzen und Operatoren

Diese Aufgabe besteht aus einem Aufgabenteil, der dem Kompetenzschwerpunkt II.1 (Anlage 2, PflAPrV) zugeordnet werden kann. Der Operator „Beschreiben Sie ..." fordert, dass wesentliche Informationen aus dem Text bzw. Ihrem Wissen zusammenhängend und schlüssig mit eigenen Worten wiedergegeben werden.

4. Wählen Sie eine Alternstheorie aus, die Sie für die Maßnahmenplanung bei Frau Schneider als passend erachten. Erklären (5 P.) und begründen (5 P.) Sie Ihre Entscheidung. 10 Punkte

- Alternstheorien beschreiben den Alterungsprozess und deren Auswirkungen auf den Menschen aus unterschiedlichen Blickwinkeln. Demnach sind z. B. defizitorientierte Theorien von den ressourcenorientierten Theorien zu unterscheiden.
- So betrachten die biologischen Theorien des Alterns diesen Prozess als generellen Abbau physiologischer und psychologischer Fähigkeiten. Dieser Funktionsverlust sei zeitanhängig und irreversibel, führe letztlich zum Tod.
- Die Theorien erfolgreichen Alterns versuchen dagegen Möglichkeiten zu finden, um defizitäre Funktionen wiederherzustellen bzw. noch bestehende Funktionen aufrechtzuerhalten. Im Kompensationsmodell z. B. werden unter Zeitzuwendung, Aufmerksamkeit und Übung bisherige Strategien und entsprechende Fertigkeiten entweder neu erworben oder anders eingesetzt.
- Frau Schneider leidet neben einer paranoiden Schizophrenie unter Adipositas und Arthrose in beiden Knien. Mit dem Fokus auf die bestehenden Defizite wäre eine weitere Verschlechterung insbesondere des psychischen Zustandes von Frau Schneider zu befürchten. Sie äußerte bereits, dass sie als alte Frau gar nicht mehr kann. Demnach ist eine ressourcenorientierte Alternstheorie auszuwählen.

Kompetenzen und Operatoren

Diese Aufgabe besteht aus zwei Aufgabenteilen, die beide dem Kompetenzschwerpunkt I.6 (Anlage 2, PflAPrV) zugeordnet werden können. Der Operator „Erklären Sie ..." macht Ihre Entscheidung plausibel, der Operator „Begründen Sie ..." erfordert komplexe Grundgedanken argumentativ schlüssig zu entwickeln und im Zusammenhang mit eigenen Worten darzustellen.

- Frau Schneider ist kommunikativ, was sich in ihren beliebten „Schwätzchen“ mit dem Personal äußert. Sie ist motiviert, was in ihren Bemühungen mit dem Rollator über den Wohnbereich zu laufen, erkennbar ist. Zudem möchte sie so viel wie möglich allein bewältigen und fragt selten um Hilfe. Dem SOK-Modell von Baltes und Baltes entsprechend, können hier vorhandene Ressourcen genutzt werden, um bestehende Defizite auszugleichen. Das kann durch Übung, Training bzw. Lernen erfolgen. Die Anpassungsprozesse der Selektion, Optimierung und Kompensation stellen einen wichtigen Prozess in dieser Entwicklungsregulation für Frau Schneider dar.
- Bei einer Aktivierung entsprechend der Aktivitätstheorie ist auf ein ausgewogenes Verhältnis von An- und Entspannung zu achten. Frau Schneider neigt in Stress- und Belastungssituationen zu einem Ausbruch der Symptome ihrer paranoiden Schizophrenie, die sich in akustischen und visuellen Halluzinationen äußern. Zudem ist Frau Schneider adipös und durch die Schmerzen infolge der Arthrose, nicht nur in ihrer Mobilität, sondern auch in der Bewältigung des Alltags eingeschränkt. Die Aktivierung erfolgt demnach im Rahmen ihrer Ressourcen.

IMPULS

Alternstheorien beschreiben das Phänomen des „erfolgreichen Alterns“. Diese sind jeweils Forschungsergebnissen entsprungen und nicht unumstritten. Ein einheitlich erlebtes erfolgreiches Altern gibt es nicht.

Kompetenzen und Operatoren

Diese Aufgabe besteht aus einem Aufgabenteil, der den Kompetenzschwerpunkten I.5 und I.6 (Anlage 2, PflAPrV) zugeordnet werden kann. Der Operator „Nennen Sie …“ erfordert, dass Informationen stichpunktartig aufgelistet werden.

5. Nennen Sie zehn Maßnahmen, die Sie ergreifen, um Frau Schneider in ihrem Alltag zu unterstützen. 10 Punkte

- Kontinuierliche Bezugspflege schafft Vertrauen und ein Sicherheitsgefühl
- Aufbau einer guten Beziehung unter Wahrung von Nähe und Distanz
- Kommunikative Angebote wie z. B. Gespräche über Wünsche und Träume
- Einbezug von anderen Professionen wie Alltagsgestalter, Ergotherapeuten etc.
- Mit Einstiegshilfen oder Niedrigbett Transfer erleichtern
- Erlernen von Lagerungsmöglichkeiten, ggf. über technische Assistenzsysteme
- Durch Teilnahme an Auswahl und Zubereitung der Nahrung z. B. Gewichtsreduktion erleichtern
- Für eine Förderung der Mobilität, Schmerzreduktion durch Medikation nach ärztlicher Anordnung
- Bewegungsangebote z. B. Sitz-Tanz erleichtern die Gewichtsabnahme
- Angebote zur Stressreduktion z. B. durch Entspannungstechniken wie Autogenes Training
- Kinder mit einbeziehen, regelmäßigen Kontakt ermöglichen ggf. über Technik wie PC
- Je nach Interessen neue Hobbys erlernen, wie z. B. malen, Handarbeiten, Rätseln

17.6.2 FALLSITUATION: STATIONÄRE LANGZEITPFLEGE (> KAP. 9.3)

LERNTIPP

Nutzen Sie die von Ihnen erhobenen biografischen Informationen aus Aufgabe 1. Formulieren Sie Ihre ausgewählten Maßnahmen entsprechend der von Ihnen ausgewählten Alternstheorie.

LITERATUR

1. Gold K, Geiermann S. Pflege konkret: Neurologie, Psychiatrie. 7. Aufl. München: Elsevier, 2022.
2. Kirschenbauer HJ (Hrsg.). Kinder- und Jugendpsychiatrie für Pädagogik und Soziale Arbeit: Ein Handbuch für die Praxis. 2. Aufl. Bern: Hogrefe, 2023.
3. Lempp T. BASICS Kinder- und Jugendpsychiatrie. 5. Aufl. München: Elsevier, 2023.

17.7 Siebtes Prüfungsbeispiel (➤ Kap. 10.1)

Maren Höpfner

17.7.1 Fallsituation: Stationäre Akutpflege

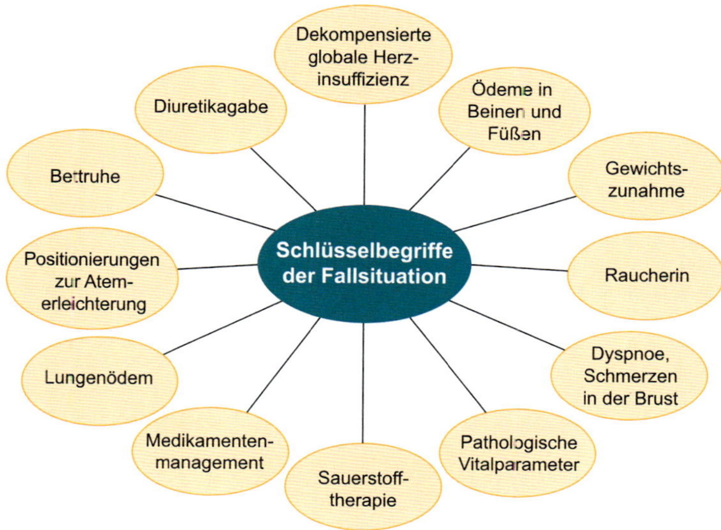

Schlüsselbegriffe der Fallsituation
Dekompensierte globale Herz-insuffizienz
Ödeme in Beinen und Füßen
Gewichts-zunahme
Raucherin
Dyspnoe, Schmerzen in der Brust
Pathologische Vitalparameter
Sauerstoff-therapie
Medikamenten-management
Lungenödem
Positionierungen zur Atem-erleichterung
Bettruhe
Diuretikagabe

Kompetenzen und Operatoren

Diese Aufgabe kann dem Kompetenzschwerpunkt I.1 (Anlage 2, PflAPrV) zugeordnet werden kann. Der Operator „Listen Sie auf …" erfordert, dass Kenntnisse und Informationen zielgerichtet und auf den Fall bezogen zusammengetragen werden.

1. Listen Sie vier pflegerelevante Informationen auf, welche Sie aus dem Fall entnehmen können. 4 Punkte

- Beine sind ödematös
- Raucht wieder
- Pathologische Vitalparameter: Herzfrequenz 145, Blutdruck 90/50 mmHg, Sauerstoffsättigung von 98 % unter 3 Litern Sauerstofftherapie pro Minute
- Dyspnoe
- Bettruhe (bedingt durch die geringe körperliche Belastung und schnelle Erschöpfung)
- Exsikkosegefahr (Diuretika)

2. Erarbeiten Sie für Frau Arent eine Pflegeplanung mit drei Pflegeproblemen (3 P.), jeweils einer Ressource (3 P.), einem Pflegeziel (3 P.) und zwei Pflegemaßnahmen (6 P.). 15 Punkte

Z. B.

- **Pflegeproblem:** Frau Arent hat eine verminderte Herzpumpfunktion und dadurch pathologische Vitalparameter.
- **Ressource:** Frau Arent kann sich bei Veränderungen (z. B. erneute Luftnot) frühzeitig melden.
- **Pflegeziel:** Frau Arent erreicht innerhalb der nächsten acht Stunden physiologische Vitalparameter (Werte, die mir ihrer Vorerkrankung, im Normbereich liegen).
- **Pflegemaßnahmen:**
  - Engmaschige Vitalzeichenkontrolle, zunächst alle 30 Minuten, um einen Verlauf der Parameter beurteilen zu können.
  - Weitere Medikamentengabe nach ärztlicher Anordnung.
  - Bei Anstrengung und Belastungen ausreichend Pausen einplanen und Unterstützung anbieten.

Oder

- **Pflegeproblem:** Frau Arent hat bedingt durch die angeordnete Bettruhe eine erhöhte Dekubitusgefahr.
- **Ressource:** Bei Schmerzen am Gesäß kann sich Frau Arent melden oder kann kleinere Positionierungsveränderungen selbstständig durchführen.
- **Pflegeziel:** Intakte Haut.
- **Pflegemaßnahmen:**
  - Frau Arent bitten Sie, sie trotz der Bettruhe immer wieder in verschiedene Positionen zu positionieren (zu Mikropositionierungen anleiten).
  - Hautinspektion bei pflegerischen Maßnahmen mit dem Fingertest durchführen.
  - Auf glatte Bettwäsche/Unterlagen achten.

Oder

- **Pflegeproblem:** Frau Arent leidet unter Luftnot und Atembeschwerden.
- **Ressource:** Sie kann sich bei Verschlechterung direkt melden und klingeln sowie ihre Beschwerden äußern.
- **Pflegeziel:** Physiologische Atmung in Ruhe. Frau Arent kann zudem atemunterstützende Maßnahmen selbstständig durchführen.
- **Pflegemaßnahmen:**
  - Erhöhte Oberkörperpositionierung.
  - Sauerstofftherapie mithilfe der Pulsoxymetrie überwachen.
  - Atemübungen durchführen.
  - Ruhe bewahren und Ängste reduzieren, Klingel in Reichweite legen.

Oder

- **Pflegeproblem:** Frau Arent hat bedingt durch die Diuretikatherapie eine erhöhte Exsikkosegefahr.
- **Ressource:** Frau Arent kann trinken.
- **Pflegeziel:** Frau Arent trinkt 1,5 Liter über den Tag verteilt.

Kompetenzen und Operatoren

Diese Aufgabe besteht aus vier Aufgabenteilen, die alle dem Kompetenzschwerpunkt I. 1 (Anlage 2, PflAPrV) zugeordnet werden können. Der Operator „Arbeiten Sie heraus …" erfordert, dass Sie aus dem Fall Sachverhalte oder Leitgedanken ableiten und diese in einen logischen Zusammenhang bringen.

- **Pflegemaßnahmen:**
  - Lieblingsgetränke erfragen und nach Möglichkeit zur Verfügung stellen.
  - Bei jeder Pflegetätigkeit Getränke anbieten und über den Tag gut verteilen.
  - Das Getränk, bedingt durch die Bettruhe, immer in Reichweite stellen.

Kompetenzen und Operatoren

Diese Aufgabe kann dem Kompetenzschwerpunkt I.6 (Anlage 2, PflAPrV) zugeordnet werden. Der Operator „Nennen Sie …" erfordert, dass Sie Kenntnisse, Daten und Aussagen zielgerichtet zusammentragen.

3. Corbin und Strauss haben das Trajectory-Work-Modell mit dem Schwerpunkt chronische kranke Menschen entwickelt. Dazu wurden von Corbin und Strauss acht Phasen entwickelt. Nennen Sie vier der acht Phasen. 4 Punkte

IMPULS

Das Trajectory-Work-Modell von Corbin und Strauss legt den Schwerpunkt auf chronisch krankte Menschen. Dadurch liegt der Fokus dieses Modell auf einer langfristigen Perspektive. Neben der Biografie des zu pflegenden Menschen steht das soziale Umfeld ebenfalls im Vordergrund und wird in die Pflegesituation mit einbezogen. Die Krankheitsverlaufskurve wird retrospektiv mit dem zu pflegenden Menschen entwickelt. In jeder Phase erhält der Betroffene das richtige Maß an Unterstützung von den Pflegefachpersonen.

- Vorphase (Vor-Trajectory-Phase)
- Diagnose und Anfang
- Krise
- Akute Phase
- Stabile Phase
- Instabile Phase
- Abnehmende Phase
- Sterben

Kompetenzen und Operatoren

Diese Aufgabe besteht aus zwei Aufgabenteilen, die beide den Kompetenzschwerpunkten I.1 und I.6 (Anlage 2, PflAPrV) zugeordnet werden können. Der Operator „Begründen Sie …" erfordert, dass Einschätzungen argumentativ und nachvollziehbar hergeleitet werden. Diese werden mithilfe von fachlichen Belegen und Argumenten unterstützt.

4. Begründen Sie mithilfe des Modells von Corbin und Strauss, in welcher Phase sich Frau Arent Ihrer Einschätzung nach befindet (1 P.). Begründen Sie Ihre Auswahl mit zwei Argumenten (4 P.). 5 Punkte

Phase:
Akute Phase
Begründung:

- Im Fall wird deutlich, dass Frau Arent bedingt durch das neue große Projekt und ihre Funktion als Bauleiterin, die Krankheitssymptome seit einiger Zeit nicht mehr beachtet und erkennt.
- Die Krankheit führt zu einer notfallmäßigen Aufnahme in die stationäre Akutpflege.
- Die aktuellen neuen Beeinträchtigungen machen ihr sehr zu schaffen.
- Die krankheitsbedingten Belastungen und Komplikationen nehmen zu.

5. Definieren Sie den Unterschied zwischen einer Links-, Rechts- und Globalinsuffizienz (3 P.) und nennen Sie vier typische Diagnostikmöglichkeiten für die Erkrankung (4 P.). 7 Punkte

Kompetenzen und Operatoren

Diese Aufgabe besteht aus zwei Aufgabenteilen, die beide dem Kompetenzschwerpunkt I.1 (Anlage 2, PflAPrV) zugeordnet werden können. Der Operator „Definieren Sie ..." erfordert, dass Sachverhalte mithilfe von Fachbegriffen erklärt werden. Der zweite Operator „Nennen Sie ..." erfordert, dass Sie Kenntnisse, Daten und Aussagen zielgerichtet zusammentragen.

Definitionen und Unterschiede:

- Linksherzinsuffizienz → Die Herzschwäche liegt in der linken Herzkammer vor.
- Rechtsherzinsuffizienz → Die Herzschwäche liegt in der rechten Herzkammer vor.
- Globalinsuffizienz → Die Herzschwäche liegt in beiden Herzkammern vor.

Diagnostik:

- (Langzeit-)EKG
- Belastungsuntersuchungen:
  - Belastungs-EKG
  - Myokardszintigrafie
  - Stressechokardiografie
- Echokardiografie
- Labor (Blutabnahme)
- Ggf. Herzkatheteruntersuchung mit Koronarangiografie

LERNTIPP

Die verschiedenen Erscheinungsformen der Herzinsuffizienz lassen sich am besten lernen, wenn der gesamte Blutkreislauf verinnerlicht ist, wenn also klar ist, wo das Blut jeweils fließt und welche Auswirkungen eine entsprechende Schwäche bzw. Stauung hat.

6. Ordnen Sie den vier NYHA-Stadien (New York Heart Association) die subjektiven Beschwerden (4 P.) und die Aussagen zum Herzminutenvolumen korrekt zu (4 P.). 8 Punkte

Kompetenzen und Operatoren

Diese Aufgabe besteht aus zwei Aufgabenteilen, welche beide dem Kompetenzbereich IV (Anlage 2, PflAPrV) zugeordnet werden können. Der Operator „Ordnen Sie zu ..." fordert, dass Inhalte zum Thema in die korrekte Beziehung gebracht werden.

NYHA Stadium	Subjektive Beschwerden und Herzminutenvolumen (HMV)
I	• Herzerkrankung ohne körperliche Beschwerden • HMV unter Belastung normal
II	• Körperliche Beschwerden bei mittelschwerer körperlicher Belastung • HMV reicht bis zu einer leichten Belastung aus
III	• Körperliche Beschwerden bei leichter körperlicher Belastung • HMV ist bereits bei Belastung reduziert
IV	• Beschwerden treten schon in Ruhe auf • HMV ist in Ruhe reduziert

Kompetenzen und Operatoren

Diese Aufgabe kann den Kompetenzschwerpunkten I.6 und II.1 (Anlage 2, PflAPrV) zugeordnet werden. Der Operator „Erklären Sie …" erfordert, dass Sachverhalte korrekt eingeordnet und diese in einem begründeten und fallorientierten Zusammenhang gebracht werden.

7. Erklären Sie Frau Arent mit drei Aspekten, wie sie sich bei einer dekompensierten Herzinsuffizienz richtig ernähren und worauf sie achten sollte. 6 Punkte

Die Ernährung wird bei einer dekompensierten Herzinsuffizienz zunächst umgestellt:

- nicht blähende, leicht verdauliche und eiweißreiche Kost ermöglichen,
- mehrmals am Tag kleinere Mahlzeiten anbieten,
- Trinkmenge wird auf 1,5 Liter pro Tag reduziert → Getränke über den Tag gut einteilen,
- Kochsalzmenge dauerhaft reduzieren, nicht nachsalzen und auf salzige Lebensmittel verzichten.

LERNTIPP

Wenn Frau Arent wieder stabilisiert wurde, ist keine spezielle Ernährungsumstellung oder Diät mehr notwendig. Sie sollten den Betroffenen jedoch beraten, zukünftig eine ausgewogene und gesunde Ernährung zu wählen.

Kompetenzen und Operatoren

Diese Aufgabe kann dem Kompetenzschwerpunkt I.6 (Anlage 2, PflAPrV) zugeordnet werden. Der Operator „Legen Sie dar …" erfordert, dass Sachverhalte strukturiert und in logischen Zusammenhängen beschrieben werden.

8. Legen Sie mit zwei unterschiedlichen Argumenten dar, warum das Thema Rauchentwöhnung bei Frau Arent so wichtig ist. 4 Punkte

- Bei einer Herzinsuffizienz gilt das Rauchen als Risikofaktor. Aus diesem Grund sollten die Pflegefachpersonen eine Raucherentwöhnung vorschlagen.
- Wenn Frau Arent mit dem Rauchen aufhört, so reduziert sie signifikant ihr Risiko zu sterben.
- Das Risiko einer Hospitalisierung kann ebenfalls signifikant reduziert werden.
- Rauchen ist bei einer Herzinsuffizienz schädlich, da Nikotin die Blutgefäße verengt und somit RR und Puls ansteigen, was zu einer weiteren Belastung des Herzens führt.

IMPULS

Mit dem Rauchen aufzuhören, ist gar nicht so einfach. Pflegefachpersonen können die Betroffenen mit folgenden Tipps unterstützen:

- Nikotinersatz anordnen lassen und verschiedene Varianten vorstellen, z. B. Sprays, Kaugummi und Pflaster
- Möglichkeiten einer Verhaltenstherapie ansprechen und vermitteln
- Telefonnummer des kostenlosen Beratungstelefons der BZgA aufschreiben
- Apps- oder Onlineangebote aufzeigen.

9. Erklären Sie der Auszubildenden Verena Muck, wie die Herzbettpositionierung funktioniert, da diese für Frau Arent beschwerdelindernd und atemerleichternd ist. Berücksichtigen Sie bei Ihrer Ausführung mit jeweils drei Aspekten die Schwerpunkte: was beachtet werden muss (3 P.), die Wirkung (3 P.) und mögliche Kontraindikationen (3 P.). 9 Punkte

Was muss beachtet werden?
- Frau Arent soll im Bett aufrecht sitzen
- Sie sollten mit Kissen und mit einer Einstellung des Bettes ein Herunterrutschen von Frau Arent vermeiden
- Arme aufgestützt positionieren, so übernehmen sie das Gewicht des Schultergürtels
- Frau Arent ggf. stützen, um ein (Um-)Kippen zu vermeiden

Wirkung der Positionierung:
- Thorax wird gedehnt → vergrößerte Atemfläche
- Tiefes Durchatmen möglich
- Erleichterung bei Dyspnoe
- Leichteres Abhusten

Kontraindikationen:
- Kreislaufinstabilität, niedriger Blutdruck, da sehr aufrechtes Sitzen diesen weiter verschlechtert (zu beachten: Herzbettlagerung bei RR < 90 mmHg und Puls > 100/min kontraindiziert, also in der Fallsituation kaum Spielraum)
- Ausgeprägter Dekubitus am Steiß
- Keine Compliance des zu pflegenden Menschen

Kompetenzen und Operatoren

Diese Aufgabe besteht aus drei Aufgabenteilen, die alle den Kompetenzschwerpunkten I.1 und II.1 (Anlage 2, PflAPrV) zugeordnet werden können. Der Operator „Erklären Sie ..." erfordert die Beantwortung der Frage in ganzen Sätzen und das Sachverhalte korrekt eingeordnet und diese in einem begründeten Zusammenhang gebracht werden.

10. Nennen Sie die drei ursächlichen Virchow-Faktoren für die Entstehung einer Thrombose (3 P.). Welcher Faktor trifft auf Frau Arent zu (1 P.)? 4 Punkte

Virchow-Trias:
- Veränderungen in der Zusammensetzung des Blutes (Blutfaktor: Veränderung der Blutzusammensetzung bzw. erhöhte Blutgerinnungsneigung)
- Veränderungen der Strömungsgeschwindigkeit des Blutes (Kreislauffaktor: Mangelhafte Blutzirkulation bzw. verlangsamter venöser Rückfluss)
- Veränderungen an der Gefäßwand (Gefäßwand-/Endothelschädigung)

Fallbezogener Faktor bei Frau Arent:

Bei Frau Arent spielt der Kreislauffaktor (verlangsamter venöser Rückfluss) bedingt durch ihre Herzinsuffizienz eine wesentliche Rolle.

Kompetenzen und Operatoren

Diese Aufgabe besteht aus zwei Aufgabenteilen, die beide dem Kompetenzschwerpunkt I.1 (Anlage 2, PflAPrV) zugeordnet werden können. Der Operator „Nennen Sie ..." erfordert, dass Sie Kenntnisse, Daten und Aussagen zielgerichtet zusammentragen und am Ende fallbezogen anwenden.

Kompetenzen und Operatoren
Diese Aufgabe kann dem Kompetenzschwerpunkt I.1 (Anlage 2, PflAPrV) zugeordnet werden. Der Operator „Begründen Sie …" erfordert, dass Einschätzungen argumentativ und nachvollziehbar hergeleitet werden. Diese werden mithilfe von fachlichen Belegen und Argumenten unterstützt.

11. Begründen Sie, warum Sie im Rahmen der Thromboseprophylaxe bei Frau Arent besonders vorsichtig sein müssen. 3 Punkte

- Frau Arent hat, bedingt durch ihre dekompensierte Herzinsuffizienz ausgeprägte Unterschenkelödeme.
- „Kompressionsstrümpfe" sind durch die Ödeme meist zu eng und schnüren die Beine von Frau Arent weiter ein.
- Wenn eine Kompression stattfinden muss, dann werden die Beine gewickelt. Sie sollten auf jeden Fall vorher mit dem Arzt klären, inwieweit der vermehrte Flüssigkeitsrückstrom und die zusätzliche Belastung des Herzens für Frau Arent gefährlich werden könnten.
- Aus den oben genannten Gründen werden alle Maßnahmen im Rahmen der Thromboseprophylaxe mit dem Arzt im Vorhinein abgesprochen.

Kompetenzen und Operatoren
Diese Aufgabe kann dem Kompetenzschwerpunkt I.1 (Anlage 2, PflAPrV) zugeordnet werden. Der Operator „Erläutern Sie …" erfordert eine ausführliche Antwort in Sätzen mit Fallbezug.

12. Erläutern Sie drei pflegerische Maßnahmen, die bei Frau Arent wichtig sind, da sie aktuell mit Diuretika behandelt wird. 6 Punkte

- Eine tgl. Vitalzeichenkontrolle (Blutdruck und Puls) sind wichtig, um eine Exsikkose frühzeitig zu erkennen und gegensteuern zu können.
- Die regelmäßigen (anfangs täglichen) Gewichtskontrollen zeigen auf, ob die Dosierung der Diuretika bei Frau Arent ausreichen und Wirkung zeigen.
- Frau Arent führt zusätzlich eine Flüssigkeitsbilanzierung durch, um die Ein- und Ausfuhr zu kontrollieren und eine Über- oder Unterdosierung frühzeitig zu erkennen.
- Verabreichung der Diuretika möglichst morgens, damit Frau Arents nachts nicht so oft zur Toilette muss und ausreichend Schlaf erhält.
- Beobachtung des Hautturgors und der Ödeme.

Kompetenzen und Operatoren
Diese Aufgabe kann dem Kompetenzschwerpunkt I.1 (Anlage 2, PflAPrV) zugeordnet werden. Der Operator „Nennen Sie …" erfordert, dass Sie Kenntnisse, Daten und Aussagen zielgerichtet zusammentragen und am Ende fallbezogen anwenden.

13. Nennen Sie vier Körperregionen, welche bedingt durch die Bettruhe von Frau Arent besonders dekubitusgefährdet sind. 4 Punkte

- Schulterblatt
- Wirbelsäule (Vorsprünge durch die Wirbel-Dornfortsätze)
- Kreuzbein
- Hüftknochen (in Seitenlage)
- Ferse.

LERNTIPP

Weitere Körperregionen, die besonders dekubitusgefährdet sind (Prädilektionsstellen), wären:
- Ohrmuschel
- Ellenbogen
- Trochanter
- Knie
- Knöchel
- Hüftknochen
- Hinterkopf bei Säuglingen

14. Der Stationsarzt bittet Sie, am nächsten Tag Frau Arent zu mehreren Themen zu beraten. Ermitteln Sie zunächst vier Strategien, um eine geeignete Atmosphäre für eine Beratung zu ermöglichen (4 P.). Beraten Sie Frau Arent ausführlich mit jeweils drei Aspekten zum Thema Selbstkontrolle der Vitalparameter, selbstständige Gewichtskontrolle und Bewegungsförderung (9 P.). 13 Punkte

Strategien für eine geeignete Beratungsatmosphäre:
- Aktives Zuhören und Konzentration nur auf Frau Arent
- Ausreichend Zeit einplanen
- Empathisches Verhalten
- Interesse und Zuwendung für Frau Arent
- Perspektivwechsel durchführen und sich auch mal in die Lage von Frau Arent hineinversetzen
- Nach Ressourcen suchen

Selbstkontrolle der Vitalparameter:
- Stressige Situationen vermeiden, welche die Vitalparameter pathologisch beeinflussen können (diese Situationen in einem Tagebuch notieren und reduzieren)
- Blutdruck und Puls immer zur gleichen Zeit und unter den gleichen Bedingungen kontrollieren und die Werte in einem Tagebuch/Protokoll notieren
- Bei Veränderungen der Parameter frühzeitig den Hausarzt aufsuchen

Gewichtskontrolle:
- Tägliche Gewichtskontrolle einführen, da Frau Arent bereits mehrfach wegen Ihrer Herzinsuffizienz in der stationären Akutpflege war
- Gewichtskontrolle immer unter den gleichen Bedingungen durchführen: immer um dieselbe Uhrzeit und mit ähnlicher Bekleidung, z. B nur in Unterwäsche oder im Schlafanzug
- Gewicht in einem Protokoll notieren und zu den Arztbesuchen mitnehmen
- Bei starken und schnellen Gewichtsveränderungen frühzeitig den Hausarzt informieren und einen Arztbesuch vereinbaren

Bewegungsförderung:
- Durch eine angemessene körperliche Bewegung kann die Lebenserwartung von Frau Arent verlängert werden
- Spazieren gehen an der frischen Luft oder leichte Gartenarbeit kann die Beschwerden verringern
- Mögliche Ausdauersportarten anbieten: Radfahren, Nordic Walking oder Schwimmen
- Angebote von Herzsportgruppen aufzeigen und anbieten, da hier die Trainings ärztlich überwacht und gesteigert werden können
- Frau Arent beraten, dass sie Übungen in ihren Alltag einbaut, welche ihr Spaß machen

Kompetenzen und Operatoren

Diese Aufgabe besteht aus zwei Aufgabenteilen, die den Kompetenzschwerpunkten I.6 und II.1 (Anlage 2, PflAPrV) zugeordnet werden können. Der Operator „Ermitteln Sie …" erfordert, dass Sachverhalte herausgearbeitet und diese in einen Zusammenhang gebracht werden. Der Operator „Beraten Sie …" dient hier als Überleitung – hier geht hervor, dass Sie drei Aspekte fallbezogen und ausführlich wiedergeben und eine Beratung durchführen.

Kompetenzen und Operatoren
Diese Aufgabe kann dem Kompetenzschwerpunkt I.1 (Anlage 2, PflAPrV) zugeordnet werden. Der Operator „Geben Sie an …" erfordert, dass Kenntnisse und Informationen zielgerichtet zusammengetragen werden.

15. Geben Sie vier Beobachtungskriterien an, welche auf eine Exsikkose hinweisen. 4 Punkte

- Durst/Leistungsabfall
- Konzentrierter Urin und/oder harter Stuhl
- Trockene Schleimhäute
- Verwirrtheit
- Niedriger Blutdruck, schneller Puls, Schwindel
- Hautturgor ist vermindert
- Abgeschlagenheit
- Vigilanzminderung

ACHTUNG
Exsikkose ist gerade im Alter ein bedeutender Faktor für Entgleisungen der körperlichen Funktionen.

Kompetenzen und Operatoren
Diese Aufgabe kann den Kompetenzschwerpunkten I.1 und I.6 (Anlage 2, PflAPrV) zugeordnet werden. Der Operator „Interpretieren Sie …" fordert eine begründete Bewertung in ganzen Sätzen.

16. *„Oh nein, ich hoffe ich komme schnell wieder auf die Beine, jetzt wo beide Herzkammern geschwächt sind? Kann ich nicht mit Unterstützung nach Hause und vom Hausarzt behandelt werden?"* Interpretieren Sie diese Aussage. 4 Punkte

In der Akutphase ist der Aufenthalt in der stationären Akutpflege für Frau Arent lebensnotwendig. Im weiteren Therapiezeitraum ist eine Einstellung der Medikamente und das Medikamentenmanagement mit dem Hausarzt, Kardiologen und Apotheker möglich.

Ob Frau Arent eine Unterstützung zuhause benötigt, lässt sich aktuell noch nicht entscheiden. Vor der Entlassung muss geklärt werden, ob Frau Arent weiterhin in der Lage ist, mit ihrer körperlichen Belastbarkeit ihren eigenen Haushalt zu führen oder nicht. Wenn sie hier Einschränkungen behält, wären Unterstützungsangebote durch eine ambulante Akutpflege möglich.

LITERATUR
1. AMBOSS. Herzinsuffizienz. 2023. Aus: https://www.amboss.com/de/wissen/Herzinsuffizienz (letzter Zugriff: 08.04.2023).
2. Bundesärztekammer (BÄK), Bundesärztekammer (KBV), Arbeitsgemeinschaft der Wissenschaftlichen Medizinischen Fachgesellschaften (AWMF). NVL Chronische Herzinsuffizienz. 2019. Aus: https://www.leitlinien.de/themen/herzinsuffizienz/3-auflage (letzter Zugriff: 08.04.2023).
3. Bundesärztekammer (BÄK), Arbeitsgemeinschaft der Wissenschaftlichen Medizinischen Fachgesellschaften (AWMF). NVL Herzschwäche. Warum es hilft, aufs Rauchen zu verzichten. 2019. Aus: https://www.patienten-information.de/medien/patientenblaetter/herzinsuffizienz-3aufl-pi-rauchstopp.pdf (letzter Zugriff: 08.04.2023).
4. Bundesärztekammer (BÄK), Kassenärztliche Bundesvereinigung (KBV), Arbeitsgemeinschaft der Wissenschaftlichen Medizinischen Fachgesellschaften (AWMF). NVL Herzschwäche. Warum Bewegung wichtig ist. 2019. Aus: https://www.patienten-information.de/medien/patientenblaetter/herzinsuffizienz-3aufl-pi-bewegung.pdf (letzter Zugriff: 08.04.2023).

5. Bundesärztekammer (BÄK), Kassenärztliche Bundesvereinigung (KBV), Arbeitsgemeinschaft der Wissenschaftlichen Medizinischen Fachgesellschaften (AWMF). NVL Herzschwäche. Soll ich mein Gewicht regelmäßig kontrollieren? 2019. Aus: https://www.patienten-information.de/medien/patientenblaetter/herzinsuffizienz-3aufl-pi-gewichtskontrolle.pdf (letzter Zugriff: 08.04.2023).
6. Everts K, Heilig M. PFLEGEN. 1000 Fragen 1000 Antworten. Für Ausbildung und Prüfung. München: Elsevier, 2019.
7. Zegelin A, Quernheim G. Information, Schulung, Beratung und Anleitung. In: Menche N (Hrsg.). Pflege Heute. 8. Aufl. München: Elsevier, 2023. S. 420–445.

17.8 Achtes Prüfungsbeispiel (> Kap. 11.1)

Roland Böhmer-Breuer

17.8.1 Fallsituation: Ambulante Langzeitpflege

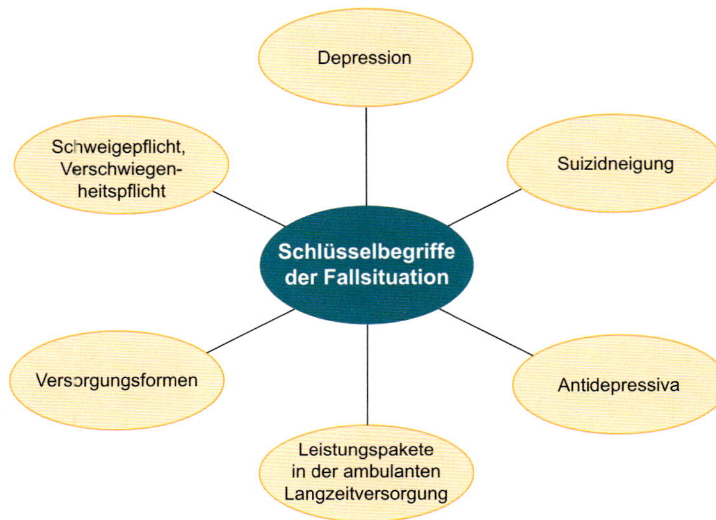

Kompetenzen und Operatoren

Diese Aufgabe besteht aus einem Aufgabenteil, der dem Kompetenzschwerpunkt I.1 (Anlage 2, PflAPrV) zugeordnet werden kann. Der Operator „Was ...?" erfordert alltagsrelevante Kenntnisse, die auf den Fall bezogen werden.

1. Was bedeuten die Abkürzungen „bds.", „Z. n." und „V. a." (je 2 P.). 6 Punkte

- „bds." bedeutet **beidseits**
- „Z. n." bedeutet **Zustand nach**
- „V. a." bedeutet **Verdacht auf**

Kompetenzen und Operatoren

Diese Aufgabe besteht aus einem Aufgabenteil, der dem Kompetenzschwerpunkt I.1 (Anlage 2, PflAPrV) zugeordnet werden kann. Die Operatoren „Ordnen Sie zu ..." und „Formulieren Sie ..." erfordern, dass Sie Daten aus der Fallsituation analysieren, in einen theoretischen Kontext bringen und praxisrelevant weiterverarbeiten.

2. Ordnen Sie drei pflegerelevante Informationen den passenden Themenfeldern der SIS® zu (je 2 P.), formulieren Sie jeweils passende pflegefachliche Einschätzungen (je 2 P.) und einen jeweils passenden Verständigungsprozess (je 2 P.). 18 Punkte

Themenfeld 2 Mobilität und Beweglichkeit

- *Beobachtung:* „Im Haus gibt es keinen Aufzug, es liegen lose Teppiche auf dem Boden, die Gonarthrose macht Frau Oelschläger im Alltag, besonders beim Treppensteigen, sehr zu schaffen."

Pflegefachliche Einschätzung: Frau Oelschläger zeigt Einschränkungen bei der Bewegung, Isolationsgefahr und Sturzgefahr.

Verständigung: Frau Oelschläger lehnt jegliche Hilfestellung ab. Sie akzeptiert die Beratung über die Sturzgefahr, will aber ihre Teppiche liegenlassen. Die Isolationsgefahr empfindet sie nicht so.

Themenfeld 3 Krankheitsbezogene Anforderungen und Belastungen

- *Beobachtung:* „Die Nachttischschublade steht offen und Sie bemerken, dass sich darin eine Schüssel mit vielen gesammelten Tabletten und Kapseln befindet."

Pflegefachliche Einschätzung: Eventuell gibt es bei Frau Oelschläger Polypharmazie. Vielleicht besteht die Gefahr einer suizidalen Medikamentenintoxikation.

Verständigung: Noch keine Maßnahme, eine Beratung über das Ansammeln von Medikamenten ist erforderlich. Beim Eindruck einer suizidalen Absicht müsste das Thema angesprochen werden.

Themenfeld 4 Selbstversorgung

- *Beobachtung:* „Wirkt auf Sie ungepflegt und im Alltag überfordert. Sie weist ausgeprägten Körper- und Mundgeruch auf, die Haare wirken strähnig. […] Sie wird lediglich dreimal in der Woche bei der Körperpflege unterstützt, will aber auch da nur das Nötigste gemacht haben."

Pflegefachliche Einschätzung: Frau Oelschläger hat ein Selbstversorgungsdefizit im Bereich der Körperpflege.

Verständigung: Frau Oelschläger lässt eine Beratung über die Körperpflege zu, wünscht aber keinerlei Veränderungen.

Themenfeld 6 Haushaltsführung

- *Beobachtung:* „Die Wohnung sieht nicht sehr sauber aus. Eigentlich würden Sie gerne etwas sauber machen."

Pflegefachliche Einschätzung: Es zeigt sich eine Tendenz zum ungepflegten Wohnumfeld, möglicherweise ein Infektionsrisiko.

Verständigung: Frau Oelschläger fühlt sich in ihrem Umfeld wohl und will weder Veränderung noch Hilfestellung.

IMPULS

Die Personzentrierung der strukturierten Informationssammlung macht es gar nicht so einfach, sie korrekt auszufüllen, denn dieses Prinzip verändert das Rollenverständnis der Pflegefachperson.

3. Beschreiben Sie das Krankheitsbild „reaktive Depression". 4 Punkte

Kompetenzen und Operatoren

Diese Aufgabe besteht aus einem Aufgabenteil, die dem Kompetenzschwerpunkt I.1 (Anlage 2, PflAPrV) zugeordnet werden kann. Der Operator „Beschreiben Sie …" erfordert, dass Sie einen Sachverhalt strukturiert mit eigenen Worten darstellen.

Die reaktive oder situative Depression beschreibt die Symptome einer Depression, die als Reaktion auf eine Belastungssituation oder einen Stressfaktor auftritt. Ihre Symptome ähneln einer schweren depressiven Störung, sie ist aber keine eigenständige Erkrankung. Vielmehr handelt es sich um eine psychologische Reaktion auf Lebensumstände, mit denen die Betroffenen nicht zurechtkommen. Abhängig von der Dauer der reaktiven Depression werden folgende Ausprägungen unterschieden:

- kurze depressive Auslenkung,
- vorübergehender depressiver Zustand,
- längere reaktive Depression.

Reaktive Depressionen können sich wieder bessern, wenn die Belastungen vermindert werden oder Unterstützung anschlägt, sie können aber zu einer schweren Depression chronifizieren. In manchen Fällen verschwinden diese

Symptome wieder, wenn sich die Situation verbessert, in anderen wiederum können sie anhalten und sich sogar zu einer chronischen Erkrankung wie einer schweren Depression entwickeln.

Kompetenzen und Operatoren
Diese Aufgabe besteht aus zwei Aufgabenteilen, die dem Kompetenzschwerpunkt I.1 (Anlage 2, PflAPrV) zugeordnet werden können. Der Operator „Erläutern Sie ..." erfordert, dass Sie Erklärungen von Sachverhalten formulieren, der Operator „Nennen Sie ..." beschränkt sich auf eine Aufzählung.

4. Es gibt unterschiedliche Antidepressiva. Erläutern Sie zwei Wirkmechanismen (je 4 P.) und nennen Sie drei angestrebte Wirkungen (je 2 P.). 14 Punkte

Zwei Wirkmechanismen:

- Antidepressiva wirken am synaptischen Spalt von Neuronen. Sie beeinflussen das Gleichgewicht der Neurotransmitter, insbesondere das Vorhandensein des Neurotransmitters Serotonin. Die eine Wirkweise von Antidepressiva wirkt sich auf die Produktion von Serotonin aus, sodass relativ mehr Serotonin in der Synapse zur Verfügung steht.
- Die zweite Wirkweise besteht darin, dass gezielt die Wiederaufnahme von Serotonin am postsynaptischen Teil verhindert wird (so genannte selektive Serotonin-Wiederaufnahmehemmer, SSRI). Damit steht Serotonin relativ länger im synaptischen Spalt zur Verfügung.

LERNTIPP
Die Wirkweise von Antidepressiva lässt sich gut behalten, wenn man sich die Bedeutung vor allem des Transmitters Serotonin am synaptischen Spalt verdeutlicht.

Drei angestrebte Wirkungen:

- Antidepressiva sollen antriebssteigernd wirken.
- Antidepressiva sollen stimmungsaufhellend wirken.
- Antidepressiva sollen die beiden Wirkungen kombiniert entfalten.

IMPULS
Antidepressiva müssen immer langsam ein- und ausgeschlichen werden, da sonst überschießende oder paradoxe Wirkungen auftreten können.

Kompetenzen und Operatoren
Diese Aufgabe besteht aus einem verborgen zweiteiligen Aufgabenteil, der den Kompetenzschwerpunkten I.1 und I.5 (Anlage 2, PflAPrV) zugeordnet werden kann. Der Operator „Nehmen Sie ein zu ..." fordert Sie auf, dass Sie vor dem Hintergrund eines Sachverhalts in der Fallsituation eine eigene Meinung begründet formulieren.

5. Nehmen Sie Stellung zu Frau Hellers Aussagen: *„Außerdem werden die meisten Suizide nicht mit Medikamenten und auch nicht während einer aktuellen Krise verübt."* (je 4 P.). 8 Punkte

- **Suizidmethode:** Verschiedene Untersuchungen in unterschiedlichen Ländern zeigen, dass der Suizid durch Intoxikation (meist Medikamentenüberdosierung) die häufigste Suizidmethode ist. Diese Aussage von Frau Heller trifft also nicht zu.
- **Suizidzeitpunkt:** Suizide werden meist nicht in einer aktuellen Krise, sondern dann verübt, wenn die Betroffenen Kraft genug haben, um sich zum Suizid aufraffen zu können. Diese Aussage von Frau Heller ist also korrekt.

IMPULS
Es gibt erstaunlich viele Mythen im Zusammenhang mit Menschen mit Suizidneigung. Eine profunde Kenntnis von Tatsachen in diesem Zusammenhang ist bei der Pflege der Betroffenen unerlässlich.

6. Woher kommt die Unsicherheit der Auszubildenden, ob sie etwas sagen darf (2 P.)? Erläutern Sie den rechtlichen Kontext (6 P.). 8 Punkte

Eigentlich besteht gegenüber der Patientin eine Pflicht zum Schweigen (§ 203 StGB Verletzung von Privatgeheimnissen), da sie ein zum persönlichen Lebensbereich gehörendes Geheimnis im Rahmen ihrer Tätigkeit als Angehörige eines Heilberufs weitergibt.

Diese Pflicht ist hier allerdings außer Kraft gesetzt, weil

- sie das Geheimnis im Rahmen ihres Pflegeauftrags an eine ebenfalls beauftragte Person weitergibt;

Dabei findet der rechtfertigende Notstand (§ 34 StGB) keine Anwendung, weil (noch) keine Gefahr oder Not erkennbar ist.

Kompetenzen und Operatoren

Diese Aufgabe besteht aus zwei Aufgabenteilen, die dem Kompetenzbereich IV (Anlage 2, PflAPrV) zugeordnet werden können. Der Operator „Erläutern Sie ..." erfordert, dass Sie Ihre Kenntnisse im Rahmen einer strukturierten Erklärung nutzen.

ACHTUNG

Die Verletzung von Privatgeheimnissen ist ein hohes Rechtsgut, deswegen ist sie auch unter Strafe gestellt. Pflegefachpersonen sichern sich im Zweifelsfall immer ab und klären die jeweilige Angelegenheit mit ihren Vorgesetzten.

7. Neben den rechtlichen Regelungen befindet sich die Auszubildende in einem ethischen Dilemma. Beschreiben Sie dieses ausführlich. 8 Punkte

Die Auszubildende befindet sich neben rechtlichen Bedenken auch in einem ethisch begründeten Dilemma. Sie will einerseits behilflich sein und somit die Forderung des ICN-Kodex erfüllen, die Sicherheit und Fürsorge von Pflegebedürftigen zu gewährleisten. Gleichzeitig schreibt ihr dieser Kodex neben den Bestimmungen des StGB vor, dass personenbezogene Daten vertraulich behandelt werden. Dazu kommt, dass jeder Mensch ein Recht auf autonome Entscheidungen und ein Recht auf Unvernunft hat. Dieses Recht gilt auch bei selbstschädigendem Verhalten. Letzten Endes konkurrieren Fürsorge und Autonomie miteinander.

Kompetenzen und Operatoren

Diese Aufgabe besteht aus einem Aufgabenteil, die den Kompetenzschwerpunkten I.6 und IV (Anlage 2, PflAPrV) zugeordnet werden kann. Der Operator „Beschreiben Sie ..." erfordert, dass Sie Ihre theoretischen Kenntnisse auf eine konkrete Konstellation in der Fallsituation anwenden. Der Zusatz „ausführlich" erfordert eine umfassende Darstellung in ganzen Sätzen.

8. Beurteilen Sie die Äußerung der Auszubildenden bezüglich des guten Wetters. Welche Absicht steckt dahinter (4 P.), inwieweit ist sie passend bzw. unpassend zum Krankheitsbild (4 P.) und was wäre eine passendere Formulierung (4 P.)? 12 Punkte

Der Hinweis der Auszubildenden auf das schöne Wetter entspringt der Absicht, mit einer gängigen Formulierung einer Aufhellung der Stimmung von Frau Heller zu bewirken. In üblichen Pflegesituationen ist ein solcher Hinweis angebracht, gerade in der stationären Langzeitpflege, wo die Wahrnehmung des Wetters direkt angeregt werden kann. Im Pflegezusammenhang mit Frau Heller ist dieser Versuch der Stimmungsaufhellung nicht angebracht, da depressiv erkrankte Menschen für solche Hinweise im Allgemeinen nicht empfänglich sind. Vielmehr könnte für Frau Heller der Eindruck entstehen, sie solle sich doch über das Wetter freuen, obwohl sie ganz anders in sich empfindet. Das könnte eine innere Entfernung stabilisieren, gerade bei einer reaktiven Depression, hinter der ein Auslöser steht. Eine passendere Formulie-

Kompetenzen und Operatoren

Diese Aufgabe besteht aus drei aufeinander bezogenen Aufgabenteilen, die dem Kompetenzschwerpunkt II.1 (Anlage 2, PflAPrV) zugeordnet werden können. Der Operator „Beurteilen Sie ..." erfordert, dass Sie die gegebenen Informationen unter verschiedenen Perspektiven einschätzen und weiterverarbeiten.

rung wäre in einer validierenden Grundhaltung formuliert, z. B. „Ich habe den Eindruck, dass etwas Sie bedrückt. Möchten Sie mit mir sprechen? Ich kann mir etwas Zeit für Sie nehmen.". Das pflegerische Angebot zielt dann weniger auf Ablenkung ab als auf akzeptierendes Interesse mit einer kongruenten Gesprächshaltung.

IMPULS

Kongruenz ist ein Begriff aus dem Modell menschlicher Kommunikation von Paul Watzlawick, Janet H. Beavin und Don D. Jackson (Watzlawick, Beavin und Jackson 2000). Das metakommunikative Axiom „Jede Kommunikation hat einen Inhalts- und einen Beziehungsaspekt, wobei Letzterer den Ersteren bestimmt." weist auf die Notwendigkeit der Übereinstimmung von Inhalts- und Beziehungsaspekt für eine gelingende Kommunikation hin.

Kompetenzen und Operatoren

Diese Aufgabe besteht aus einer zweiteiligen Aufgabe, die dem Kompetenzbereich IV (Anlage 2, PflAPrV) zugeordnet werden kann. Der Operator „Erläutern Sie ..." erfordert, dass Sie Ihre Kenntnisse sinnvoll auf Informationen aus der Fallsituation anwenden und so Strukturen verdeutlichen.

9. Die ambulante Langzeitpflege ist in mancher Hinsicht anders strukturiert als andere Versorgungsbereiche. Welche Rolle spielen Leistungspakete im Rahmen der ambulanten Langzeitpflege? Erläutern Sie den Begriff (2 P.) und das dahinterstehende Konzept (6 P.). 8 Punkte

In der ambulanten Langzeitversorgung werden Leistungen nicht als Einzelleistungen erfasst und finanziert. Neben der grundsätzlichen Unterscheidung zwischen Grund- und Behandlungspflege (§ 2 SGB XI und § 2 SGB V) werden zusammengehörige Leistungen der Grundpflege und/oder der Hauswirtschaft zu Leistungskomplexen, den Leistungspaketen, zusammengefasst. Jedes Leistungspaket beinhaltet alle Tätigkeiten, die nach allgemeiner Lebenspraxis und nach fachlichem Standard zusammengehören. Es kann auch – auf Wunsch der Pflegebedürftigen – mehr als einmal pro Tag gebucht werden. Die entsprechenden Leistungen können je nach der individuellen Situation in Form von vollständiger oder teilweiser Übernahme, Anleitung oder Überwachung der Ausführung erbracht werden.

Das Leistungskomplexsystem ist also ein System zur Vergütung von Leistungen in der ambulanten Langzeitpflege. Dabei unterscheiden sich der Inhalt und die Anzahl der Leistungskomplexe von Bundesland zu Bundesland zum Teil deutlich. Die Rahmenverträge und Vergütungsvereinbarungen des jeweiligen Bundeslands regeln das jeweilige System der Leistungskomplexe. Durch dieses System wird bezogen auf das Bundesland eine gewisse Preisregelung und -transparenz gewährleistet.

LERNTIPP

Machen Sie sich klar, dass im ambulanten Versorgungsbereich in besonderem Maße die Sozialgesetzbücher V und XI eine Rolle spielen, weil es zwei Systeme der Abrechnung von pflegerischen Leistungen gibt.

10. Vergleichen Sie Frau Oelschlägers Versorgungssituation in der ambulanten Langzeitpflege mit einer passenden Versorgungsform Ihrer Wahl (4 P.). Beachten Sie dabei insbesondere die Stichpunkte Barrierefreiheit, Isolationsneigung, Aktivierung, Versorgungssituation und Medikamentenmanagement (je 2 P.). 14 Punkte

IMPULS

Denken Sie bei der Reflexion von Versorgungsformen immer daran, dass es neben dem Wohl und den Wünschen der Betroffenen unterschiedliche Einflussgrößen gibt. So gilt der sozialrechtliche Grundsatz „ambulant vor stationär" genauso wie der Grundsatz „Rehabilitation vor Pflegebedürftigkeit". Insgesamt gesehen ist auf jeden Fall die Versorgung daheim der absolute Normalfall, während die stationäre Langzeitpflege zwar hohe Kosten verursacht, aber von einem kleinen Teil von Pflegebedürftigen in Anspruch genommen wird.

Kompetenzen und Operatoren

Diese Aufgabe kann dem Kompetenzbereich IV (Anlage 2, PflAPrV) zugeordnet werden. Der Operator „Vergleichen Sie ..." erfordert eine strukturierte Gegenüberstellung von Aussagen. Wichtig ist hier, dass vorgegebene Stichwörter unbedingt berücksichtigt werden. Insbesondere weist allerdings darauf hin, dass Sie gerne mehr Stichpunkte einbringen können.

Stichpunkt	Stationäre Langzeitpflege	Ambulante Versorgung
Barrierefreiheit	Einrichtungen der stationären Langzeitpflege werden grundsätzlich barrierefrei gebaut.	Barrierefreiheit ist nicht immer gewährleistet.
Isolationsneigung	Durch unterschiedliche Angebote ist die Gefahr der Isolation verringert.	Je nach Wohn- und sozialer Situation ist möglicherweise eine Isolationsgefahr gegeben.
Aktivierung	In der Einrichtung werden kontinuierlich verschiedene Aktivierungsaktivitäten angeboten.	Aktivierung geschieht nur im sozialen Kontext, d.h. wenn Bezugspersonen oder Ehrenamtliche dies übernehmen. Dazu kommen eigene Aktivitäten im gewohnten Umfeld, wenn es der körperliche oder geistige Zustand zulässt.
Versorgungssituation	Eine Versorgung ist jeden Tag rund um die Uhr – je nach Erfordernis – gewährleistet.	Die Versorgung ist nur während der Anwesenheit der Pflegepersonen gewährleistet und wird durch andere Beteiligte, z.B. Angehörige ergänzt.
Medikamentenmanagement	Das Aufbewahren, Richten, Bestellen und Verabreichen von Medikamenten kann von der Einrichtung übernommen werden.	Medikamente werden in der Regel eigenständig verwaltet, ggf. vom ambulanten Dienst gerichtet und verabreicht.

LITERATUR

1. ICN. International Council of Nurses. Der ICN-Ethikkodex für Pflegefachpersonen. Deutsche Fassung 2021. Aus: https://www.dbfk.de/media/docs/download/Allgemein/ICN_Code-of-Ethics_DE_WEB.pdf (letzter Zugriff: 08.04.2023).
2. Klie T. Rechtskunde: Das Recht der Pflege alter Menschen. 12. Aufl. Hannover: Vincentz, 2020.
3. Siefarth T. Aufbauwissen Pflege Recht. München: Elsevier, 2020.
4. Watzlawick P, Beavin JH, Jackson DD. Menschliche Kommunikation. Formen, Störungen, Paradoxien. Bern: Hogrefe, 2000.

17.9 Neuntes Prüfungsbeispiel (➤ Kap. 12.1)

Roland Böhmer-Breuer

17.9.1 Fallsituation: Stationäre Langzeitpflege

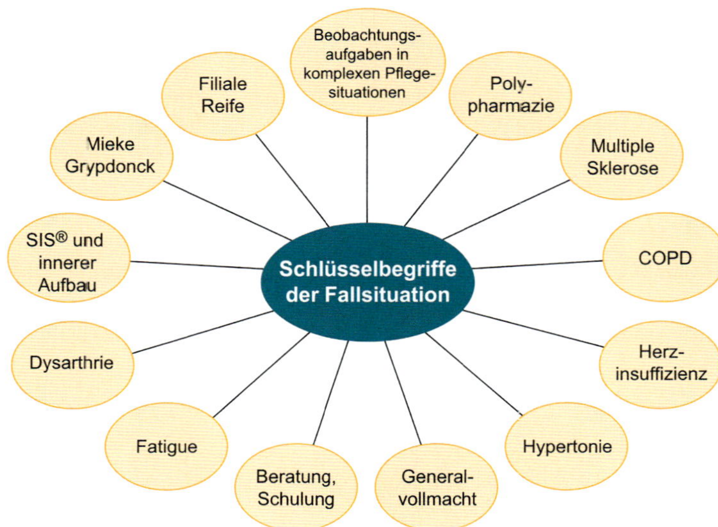

Kompetenzen und Operatoren

Diese Aufgabe kann dem Kompetenzschwerpunkt I.1 (Anlage 2, PflAPrV) zugeordnet werden. Der Operator „Nennen Sie …" erfordert, dass Kenntnisse und Informationen zielgerichtet und auf den Fall bezogen zusammengetragen werden.

1. Nennen Sie 14 mögliche Beobachtungsaspekte, die sich aus Herrn Sprangers Diagnosen ergeben können. 14 Punkte

- Gewichtsschwankungen
- BZ
- RR
- Flüssigkeitsaufnahme und -ausscheidung
- Ödeme
- Atemnot, Husten, Auswurf
- Hautzustand (Füße)
- Sehvermögen
- Parästhesien
- Wundheilung
- Wachheit/Müdigkeit
- Schmerzen
- Spasmen
- Ankündigungen von Schüben
- Exazerbationen der COPD

2. Warum kommen bei Herrn Spranger häufig Medikamente nicht infrage? Nennen Sie den Fachbegriff bei seiner Medikation (2 P.), die Definition (2 P.) und erklären Sie den pharmazeutischen Mechanismus (4 P.). 8 Punkte

Es handelt sich hier um den Begriff **Polypharmazie.** Polypharmazie bedeutet die gleichzeitige und dauerhafte medikamentöse Therapie mit mehreren Arzneimitteln. Es gibt keine international anerkannte Definition, meistens geht man von vier, fünf oder mehr Medikamenten aus.

Medikamente haben neben ihrer Haupt- auch Wechsel- und unerwünschte Arzneimittelwirkungen. Gerade bei der Polypharmazie können sich diese unterschiedlichen Wirkungen verstärken, neutralisieren oder abschwächen. Damit können manche Medikamente – obwohl notwendig – nicht bei entsprechender Konstellation verabreicht werden.

Kompetenzen und Operatoren

Diese Aufgabe besteht aus drei Aufgabenteilen, die alle dem Kompetenzschwerpunkt I.1 (Anlage 2, PflAPrV) zugeordnet werden können. Der Operator „Nennen Sie …" erfordert, dass Sie den passenden Begriff anwenden, dann muss eine gültige Definition aufgeführt und schließlich durch „Erklären Sie …" der Sachverhalt theoretisch beleuchtet werden.

IMPULS

Obwohl die medikamentöse Therapie den Ärzten vorbehalten ist, ist es sinnvoll, dass Pflegefachpersonen einen Überblick über die wichtigsten Medikamente, ihre Wirkungen, Wechselwirkungen und unerwünschten Arzneimittelwirkungen haben. Somit ist ihre Krankenbeobachtung geschärft und sie können die Ärzte wirksam unterstützen.

3. Welches ist der zentrale Grundgedanke der SIS® (2 P.)? Erklären Sie den Begriff Verständigungsprozess (4 P.) und erläutern Sie, wie er mit dem zentralen Grundgedanken zusammenhängt (4 P.). 10 Punkte

Der zentrale Grundgedanke der SIS besteht in der Überzeugung, dass in der Dokumentation des Pflegeprozesses die Perspektive der zu pflegenden Menschen (hilfsweise der Bezugspersonen) eine besondere und ausdrücklicher Rolle spielen muss. Der Verständigungsprozess findet sich in den Themenfeldern wieder: Es wird eine pflegefachliche Einschätzung gegeben, die Perspektive der zu pflegenden Person geschildert und schließlich in einem Verständigungs- und Aushandlungsprozess die beiden Perspektiven zueinander gebracht. Mit diesem Verständigungsprozess wird die Sicht des zu pflegenden Menschen ausdrücklich berücksichtigt, weil

- die Expertise des zu pflegenden Menschen für seinen eigenen Zustand Gehör findet,
- die Entscheidungsautonomie des zu pflegenden Menschen gestärkt wird und
- zugelassen wird, dass fehlende Compliance oder abweichende Wünsche im Pflegeprozess ernstgenommen werden.

Kompetenzen und Operatoren

Diese Aufgabe besteht aus drei Teilen, welcher den Kompetenzschwerpunkten I.1 und I.6 (Anlage 2, PflAPrV) zugeordnet werden können. Die erste Frage ist lediglich mit dem Fragewort „Welches" versehen und erfordert die passende Beschreibung. Der Operatoren „Erklären Sie …" und „Erläutern Sie …" erfordern angewandtes und prägnant formuliertes Hintergrundwissen.

IMPULS

Die entbürokratisierte Pflegedokumentation ist zwar kein neues Pflegemodell, hat aber mit seinem radikalen Ansatz der Personenzentrierung pflegebedürftige Menschen als gleichberechtigte Partner im pflegerisch-therapeutischen Prozess fokussiert.

Kompetenzen und Operatoren

Diese Aufgabe besteht aus einem Aufgabenteil, der dem Kompetenzschwerpunkt I.5 (Anlage 2, PflAPrV) zugeordnet werden kann. Der Operator „Beschreiben Sie …" erfordert, dass zusätzliches Wissen ohne spezielle Begründungen in ganzen Sätzen niedergeschrieben wird.

4. Beschreiben Sie die zwei Betrachtungsweisen im Erleben chronisch Erkrankter, die Grypdonck charakterisiert. 4 Punkte

- Chronisch erkrankten Menschen können ihre Situation unter dem Aspekt „**Funktionieren im Alltag**" betrachten. Dies bedeutet, dass die Defizite und mögliche Ressourcen im Vordergrund stehen und auch Mittelpunkt von pflegerischen Handlungen sind. Pflegefachpersonen sorgen dafür, dass die Betroffenen ihre alltäglichen Aufgaben so gut wie möglich selbst besorgen und kompensieren Selbstpflegedefízite.
- Chronisch erkrankte Menschen können ihre Situation auch unter dem Aspekte des **Erlebens von Lebensqualität** betrachten. Hier steht nicht das Funktionieren im Vordergrund, sondern eine stabile, selbstbestimmte und würdevolle Gesamtsituation, die Defizite integriert und eine erlebte Balance zwischen Beeinträchtigung und Qualität beinhaltet.

Kompetenzen und Operatoren

Diese Aufgabe besteht aus zwei Aufgabenteilen, die beide dem Kompetenzschwerpunkt I.5 (Anlage 2, PflAPrV) zugeordnet werden können. Der Operator „Bilden Sie …" erfordert, dass Sie aus der Fallsituation passende Konstellationen extrahieren. Mit dem Operator „Begründen Sie …" müssen Sie die Sachverhalte auf theoretischem Hintergrund beleuchten.

5. Bilden Sie für Grypdoncks Aussage *„To lift life above illness"* vier auf die Fallsituation bezogene Beispiele (4 P.) und begründen Sie diese detailliert (8 P.). 12 Punkte

1. **Beispiel Müdigkeit:** Herr Spranger soll seine Müdigkeit nicht mehr so einschneidend für seinen Alltag erleben. Ein Symptom wie die Fatigue wirkt sich negativ auf das Erleben des gesamten Alltags aus. Dadurch können sich Betroffene weniger leistungsfähig und unwert fühlen und ihre Ressourcen nicht mehr erkennen. Maßnahmen, die der Fatigue entgegenwirken, verändern den Blick auf die eigene Person, die nicht mehr nur durch dieses Symptom bestimmt wird.
2. **Beispiel Verhältnis zu seiner Tochter:** Herr Spranger soll ein ausgewogenes, förderliches Verhältnis zu seiner Tochter entwickeln. Bereits Krohwinkel hat darauf hingewiesen, dass gelingende Beziehungen zentral wichtig für die Lebenswelt von Menschen sind. Belastete Beziehungen hingegen können die Lebensqualität beeinträchtigen und wirken sich häufig auch negativ auf die gesamte Pflegesituation aus. Obwohl das Verhältnis von Herrn Spranger zu seiner Tochter nicht direkt beeinflusst werden kann, kann die Pflege hier versuchen, vermittelnd und relativierend zu wirken.
3. **Beispiel Pflegeabhängigkeit:** Herr Spranger soll im Rahmen seiner Möglichkeiten Selbstständigkeit im Alltag ermöglicht bekommen. Selbstständigkeit im Alltag bedeutet Selbstbewusstsein, Wohlbefinden und Lebensqualität und hilft bei der Stabilisierung im Erleben der chronischen Krankheitssituation. Damit wird Herr Spranger mehr und mehr zu einem Akteur in seiner Situation, die er gestalten kann, ohne sich ständig ausgeliefert zu fühlen.
4. **Beispiel krankheitsbedingte Anforderungen und Einschränkungen:** Herr Spranger soll wegen seiner Diagnose COPD unterstützende Maßnahmen bekommen, die eine freie Atmung weitgehend garantieren. Die Symptome Atemnot, Husten und Auswurf bestimmen je nach Krankheitsfortschritt den Alltag von an COPD erkrankten Menschen. Einerseits

unterstützt hier die medikamentöse Therapie, andererseits können unterstützende Maßnahmen wie Atemtraining, Befeuchtung der Atemluft, regelmäßiges Lüften etc. die Lebensqualität der betroffenen Menschen weiter verbessern.

5. **Beispiel Kommunikation:** Der funktionierende Austausch mit anderen Menschen ist ein elementares Grundbedürfnis. Menschen sind darauf angewiesen, sich auszudrücken und verständlich zu machen. Nur so können sie ihr Inneres wie z. B. Gedanken, Wünsche, Bedürfnisse oder Vorstellungen anderen mitteilen. Ist die Kommunikation beeinträchtigt, stellt dies ein Erschwernis für dieses fundamentale Bedürfnis dar. Wird Kommunikation gelingend gestaltet, erweist sie sich als Garant für Lebensqualität, gerade, wenn Beeinträchtigungen auch in anderen Bereichen bestehen.

6. Herr Spranger fühlt sich durch seine Tochter bevormundet. Erklären Sie die innerpsychische Konstellation zwischen Tochter und Vater anhand des passenden theoretischen Ansatzes (4 P.) und zeigen Sie vier Folgen für die Pflegesituation auf (4 P.). 8 Punkte

Kompetenzen und Operatoren

Diese Aufgabe besteht aus zwei Aufgabenteilen, welche dem Kompetenzschwerpunkt I.5 (Anlage 2, PflAPrV) zugeordnet werden können. Der Operator „Erklären Sie …" fordert, dass eine Konstellation aus der Fallsituation mit theoretischem Wissen beleuchtet wird, während der Operator „Zeigen Sie auf …" eine Fortführung dieser Gedanken erfordert.

Es handelt sich hier um das theoretische Konzept der **filialen Reife,** das von Margret Blenkner 1965 beschrieben worden ist. Dieses Konzept ist sehr vielschichtig und geht von der Annahme aus, dass erwachsene Kinder im Alter von ca. 40–50 Jahren realisieren müssen, dass sie nicht mehr uneingeschränkt auf die Unterstützung der Eltern zurückgreifen können, wenn sie selbst physische, psychische oder emotionale Krisensituationen durchleben. Die Eltern benötigen umgekehrt verstärkt Hilfe und Unterstützung, wenn die eigenen Fähigkeiten altersbedingt nachlassen. Die filiale Reife beschreibt nun eine **Entwicklungsaufgabe,** in der die Kinder gegenüber den Eltern nicht eine Form von elterlich-vormundschaftlicher Rolle einnehmen, sondern in der die Beteiligten eine gänzlich neue Form von Beziehung mit veränderter emotionaler Grundlage und neuartigem Rollenverständnis eingehen. Diese neue Form der Beziehung stellt sich allerdings nicht automatisch ein, sie verlangt nach **aktiver Beziehungsarbeit** und dem **Zurücklassen alter Kindheitsmuster.** Gleichzeitig bereiten sich die Eltern darauf vor, eigene Verantwortung eventuell abzugeben und die eigene Hilfsbedürftigkeit zu akzeptieren. Eine produktive Bewältigung dieser Rollenumwälzung kann in eine neue Form von Beziehung mit einem veränderten Blick auf Ressourcen, Schwächen und die innewohnenden Möglichkeiten der familiären Vertrautheit eröffnen.

Ein wichtiger Schritt innerhalb der filialen Reife ist die jeweilige **Abgrenzung:**

- Töchter machen ihr Bedürfnis nach einem eigenen Leben deutlich und vereinen dieses Bedürfnis mit der Hilfszusage gegenüber den Eltern.
- Die Eltern klären ihr Bedürfnis nach emotionaler Zuwendung und offenbaren ihre Hilfsbedürftigkeit, wenn sie vorliegt.
- Die Beteiligten übernehmen für das eigene Glück und Wohlergehen die Verantwortung, auch wenn aufgrund von Hilfsbedürftigkeit ein Abhän-

gigkeitsverhältnis entsteht. Diese Verantwortung beinhaltet auch die beiderseitige Bereitschaft, rechtzeitig vor einer Situation der Überforderung professionelle Unterstützung (z. B. durch Pflegefachpersonen) zuzulassen.
Die Beteiligten verzichten auf die Verstrickung in frühere emotionale Muster und üben eine Art Versöhnung, indem gegenseitige Vorwürfe aus früheren Zeiten keine Rolle mehr spielen. Hier drückt sich Reife bei beiden Beteiligten aus, die sich auf Augenhöhe begegnen können. Für das Gelingen der filialen Reife sind drei Faktoren konstitutiv:

- **Fähigkeit zur emotionalen Autonomie:** mit dieser Fähigkeit werden Gefühle nicht an frühere Handlungen oder Muster geknüpft, sondern in eigener Verantwortung betrachtet und eingeschätzt. Dieses Konzept wird durch die emotionale Intelligenz erweitert.
- **Fähigkeit zu einem fürsorglich-autoritären Umgang:** Mit dieser Haltung werden Klarheit und Fürsorge verknüpft, die in der Beziehung mit einem hilfsbedürftigen Menschen zu einer authentischen Grundhaltung führen.
- **Kontrollfähigkeit unangemessener Schuldgefühle:** Diese Fähigkeit ermöglicht, dass die Fixierung auf Schuldaspekte überwunden werden kann, die möglicherweise gar nicht der aktuellen Situation entsprechen und Entwicklung blockieren.

Die Aufgabe für die Kinder ist es, sich in die Lebenssituation ihrer Eltern einzufühlen, die von nachlassenden Kräften gekennzeichnet ist. Dabei zeigt sich der innere Kontrast, dass die Eltern zeitlebens für Sicherheit, Stärke und Zuverlässigkeit gestanden haben. Letzten Endes soll sich ein Verantwortungsgefühl für die eigenen Eltern entwickeln.

Verlaufen filiale Reifungsprozesse nicht erfolgreich oder sind pflegende Angehörige körperlich bzw. emotional überfordert, können aus dieser Überforderung Gewalthandlungen gegen die Pflegebedürftigen entstehen.

Folgen für die Pflegesituation:

- Negativer seelischer Zustand von Herr Spranger.
- Tochter ist keine adäquate Ansprechpartnerin.
- Für die Pflegesituation entfällt die Tochter als Motivator.
- Bei schwierigen Entscheidungen können Konflikte entstehen, die sich auf die medizinisch-pflegerische Situation auswirken.
- Tochter könnte Rat benötigen und damit pflegerische Ressourcen binden.

Kompetenzen und Operatoren
Diese Aufgabe kann dem Kompetenzschwerpunkt II.1 (Anlage 2, PflAPrV) zugeordnet werden. Der Operator „Nennen Sie …" erfordert den passenden Begriff, während „Beschreiben Sie …" eine erweiterte Darstellung des Begriffs bedeutet.

7. *„Wenigstens kann ich mich noch verständlich machen, wenn auch mühsam. Sie hätten mal meine Stimme hören sollen, wie sie früher war. Jetzt ist alles anders …"* Nennen Sie den Fachbegriff für diese Kommunikationseinschränkung (1 P.) und beschreiben Sie sieben Anregungen zur Gestaltung bei dieser Kommunikationseinschränkung (7 P.). 8 Punkte

Der Fachbegriff heißt **Dysarthrie.**

Anregungen zur Gestaltung der Kommunikationssituation:

- Ruhige Sprachumgebung
- Mehrere Kommunikationskanäle benutzen

- Dem Sprechenden Feedback geben, wenn etwas nicht verstanden wurde
- Auf Augenkontakt achten
- Zeit geben (Sprechen ist anstrengend)
- Nicht bevormunden
- Bei zu großer Anstrengung Pausen machen
- Hinweis auf lautes Sprechen geben (Artikulation folgt Lautstärke)

LERNTIPP

Die Begriffe Aphasie und Dysarthrie sollten immer sauber unterschieden werden. Beide sind zentral bedingt und wirken sich auf die Kommunikation aus. Die Aphasie ist allerdings eine Sprach-, die Dysarthrie eine Sprechstörung. In der Praxis treten beide häufig gemischt auf.

8. Welche ungünstigen Faktoren kommen bei Herrn Sprangers Fatigue zusammen (2 P.)? Machen Sie innerhalb Ihrer Beratung sechs Vorschläge für seine Alltagsgestaltung (6 P.). 8 Punkte

Ungünstige Faktoren:
- Fatigue ist eine Hauptsymptom bei MS.
- Auch Herzinsuffizienz NYHA 3 ist durch Ermüdbarkeit bei Anstrengung gekennzeichnet.
- Auch COPD führt zu einer eingeschränkten Belastung mit Tendenz zur raschen Ermüdung.
- Darüber hinaus könnten Medikamente als unerwünschte Arzneimittelwirkung zur Ermüdung beitragen.

Vorschläge:
- Wichtige Aufgabe auf den Morgen legen
- Regelmäßige Pausen planen
- Mittags konsequent Ruhepausen machen (z. B. Powernapping)
- Auf die Tagestemperatur achten und Hitze vermeiden
- Vollwertig ernähren und viel trinken
- Anstrengende Projekte gut vorplanen
- Flexibel bleiben und auf die innere Stimme hören
- Online-Trainingsprogramme nutzen (z. B. elevida)
- Für die eigene Fitness sorgen

IMPULS

Fatigue findet sich bei verschiedenen Erkrankungen und ist von einfacher Ermüdung abzugrenzen.

Kompetenzen und Operatoren

Diese Aufgabe besteht aus zwei Aufgabenteilen, welche den Kompetenzschwerpunkten I.5 und II.1 (Anlage 2, PflAPrV) zugeordnet werden können. Sie Die Aufgabe wird mit dem Fragewort „Welche" eingeleitet, das Inhalte aus der Fallsituation erfordert. Der Operator „Machen Sie Vorschläge …" erfordert, dass der Sachverhalt im Sinne von kreativen Antworten aufgrund Ihres Wissens erweitert wird.

Kompetenzen und Operatoren

Diese Aufgabe besteht aus einem Aufgabenteil, der dem Kompetenzbereich IV (Anlage 2, PflAPrV) zugeordnet werden kann. Der Operator „Erläutern Sie ausführlich …“ erfordert die Beantwortung der Frage in ganzen Sätzen und die umfassende Darstellung der Hintergründe des Sachverhalts.

9. Erläutern Sie ausführlich, wann (laut BfArM und ABDA) Tabletten geteilt werden dürfen und wann nicht. 8 Punkte

Tabletten sollten prinzipiell nicht geteilt werden.

- Bei Dosisanpassung soll eine andere Tablette mit passender Dosis gefunden werden.
- Rillen und Kerben bedeuten nicht automatisch die Teilbarkeit.
- Bei der Teilung von Tabletten entstehen meist dosisungleiche Teile, außerdem kann die Wirkstofffreisetzung an der Bruchkante anders verlaufen.
- Mit einem Schutzüberzug versehene Tabletten (z. B. Retardtabletten) verlieren durch das Teilen die Retardwirkung.
- Verbleibt eine halbe Tablette, wird diese immer unsachgemäß aufbewahrt.
- Tabletten können hilfsweise geteilt werden, um das Einnehmen zu erleichtern.

Kompetenzen und Operatoren

Diese Aufgabe besteht aus drei Aufgabenteilen, die alle dem Kompetenzschwerpunkt I.6 (Anlage 2, PflAPrV) zugeordnet werden können. Die Frage nach „Welche Voraussetzungen …?“ bezeichnet das Umfeld der von Ihnen zu gestaltenden Situation, „Welche Schritte …?“ führt die Erstüberlegungen sachlogisch fort und „Wie …?“ erfordert von Ihnen eine Darstellung weitergehender Überlegungen.

10. Sie wollen Herrn Spranger dabei unterstützen, sich selbst den Blutzucker zu messen und das Insulin zu injizieren. Welche Voraussetzungen braucht Herr Spranger (4 P.), welche Schritte planen Sie bei Ihrer Schulung (6 P.) und wie schließen Sie Eigengefährdung weitgehend aus? (2 P.). 12 Punkte

Voraussetzungen:

- Motorische Voraussetzungen: Grob- und Feinmotorik vorhanden
- Visuelle Voraussetzungen: Details und Schrift erkennen
- Kognitive Voraussetzungen: Handlung und Zusammenhänge verstehen können
- Motivationale Voraussetzungen: für eine gelingende Patientenschulung muss Herr Spranger motoviert sein

Planung:

- Demonstrieren: dabei erklären, auf Besonderheiten hinweisen, auf Teilaspekte wie Hygiene besonders hinweisen
- Nachmachen lassen mit enger Kontrolle, zeitnahem Feedback, Hinweis auf Komplikationen
- Üben lassen, ggf. an einem Hilfsmedium, Fragen besprechen, engmaschige Vitalwertkontrolle, Erfolgskontrolle in festgelegten Zeiträumen

Eigengefährdung ausschließen:

- Ansprechpartner sein
- Handlung immer wieder nachkontrollieren und Werte überwachen

IMPULS

Das Konzept der Patientenedukation gewinnt im Zeitalter der Patientenautonomie einen immer größer werdenden Stellenwert. Letzten Endes werden auch das Gesundheitssystem und die Pflege entlastet. Daher sind auch in den Expertenstandards immer Hinweise zur Beratung der Pflegebedürftigen hinterlegt.

11. Erklären Sie den Begriff Generalvollmacht (2 P.) und führen Sie je einen Vor- bzw. Nachteil auf (je 1 P.). 4 Punkte

Eine Generalvollmacht ist eine Ermächtigung, dass eine Person den Vollmachtgeber in allen möglichen Angelegenheiten rechtlich wirksam vertritt. Sofern keine Einschränkung getroffen werden, gilt die Generalvollmacht also in allen rechtlich zulässigen Vertretungshandlungen.

- **Vorteil:** Eine Generalvollmacht ermöglicht im Notfall schnelle Handlungsmöglichkeit (z. B. Zustimmung zu einem operativen Eingriff).
- **Nachteil:** Eine Generalvollmacht erfordert ein solides Vertrauensverhältnis zum Vollmachtsempfänger (da die Vollmacht missbraucht werden kann).

Kompetenzen und Operatoren

Diese Aufgabe besteht aus zwei Aufgabenteilen, die dem Kompetenzbereich IV (Anlage 2, PflAPrV) zugeordnet werden können. Der Operator „Erklären Sie …" erfordert eine Begriffserläuterung in eigenen Sätzen, während „Führen Sie … auf" die Nennung von passenden Inhalten erfordert.

12. Erläutern Sie, warum es sinnvoll ist, neben einer Generalvollmacht eine Patientenverfügung abzufassen. 4 Punkte

- Eine Generalvollmacht an sich ist eine uneingeschränkte Handlungsvollmacht anstelle des Vollmachtgebers.
- Für medizinische Notfälle und Grenzbereiche wird die Patientenverfügung formuliert, die die Grenzen der dann durchzuführenden Behandlungen bestimmt.
- Eine Patientenverfügung in Kombination mit einer Generalvollmacht gibt größere Handlungssicherheit, da der Wille des Vollmachtgebers ausdrücklich formuliert ist und der Bevollmächtigte diesen Willen durchsetzen kann.

Kompetenzen und Operatoren

Diese Aufgabe kann dem Kompetenzbereich IV (Anlage 2, PflAPrV) zugeordnet werden kann. Der Operator „Erläutern Sie …" erfordert eine ausführliche Antwort in Sätzen mit Fallbezug.

LITERATUR

1. ABDA. Vor dem Teilen von Tabletten den Apotheker fragen. Pressemitteilung vom 0ß5.09.2019. Aus: https://www.abda.de/aktuelles-und-presse/newsroom/detail/vor-dem-teilen-von-tabletten-den-apotheker-fragen/ (letzter Zugriff: 20.04.2023).
2. BGB. Bürgerliches Gesetzbuch in der Bekanntmachung vom 2. Januar 2002 (BGBl. I S. 24, 2909; 2003 I S. 738, das zuletzt durch Art. 1 des Gesetzes vom 14. März 2023 (BGBl. 2023 I Nr. 72) geändert worden ist.
3. Blenkner M. Social work and family relationships in later life with some thoughts on filial maturity. In: Shanas E, Streib GF (eds.). Social structure and the family: generational relations. Englewood Cliffs, N.J.: Prentice-Hall, 1965: 46–59.
4. GAIA AG. Elevida. Das Online-Programm für Menschen mit Fatigue bei MS. Aus: https://elevida.de (letzter Zugriff: 20.04.2023).
5. Grypdonck M. Ein Modell zur Pflege chronisch Kranker. 2005. Aus: https://www.anil.lu/resources/pdf/EXTERN/Mme_Lair/Grypdonck2005_Ein_Modell_zur_Pflege_chronisch_Kranker.pdf (letzter Zugriff: 20.04.2023).

17.10 Zehntes Prüfungsbeispiel (➢ Kap. 13.1)

Anke Knebel

17.10.1 Fallsituation: Ambulante Langzeitpflege

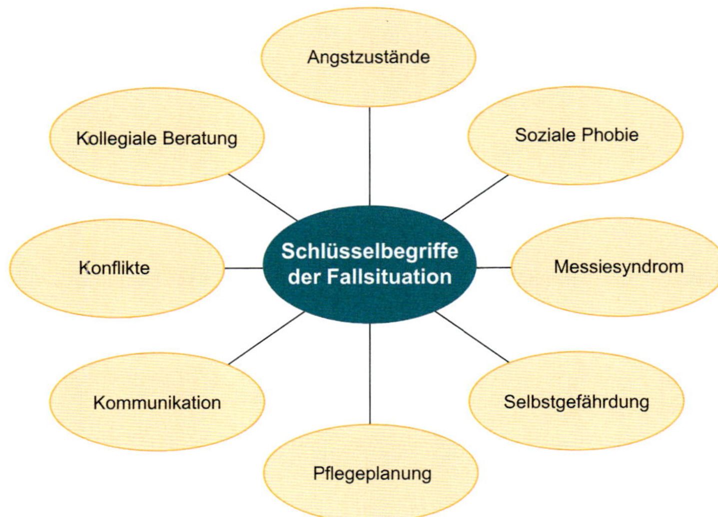

Kompetenzen und Operatoren
Diese Aufgabe kann dem Kompetenzschwerpunkt I. 1 (Anlage 2, PflAPrV) zugeordnet werden. Der Operator „Analysieren Sie …" erfordert die systematische Untersuchung des Textes, wobei die Sachverhalte mit eigenen Worten in Sätzen strukturiert dargestellt werden.

1. Frau Peters befindet sich in einer besonderen Lebenssituation. Analysieren Sie ihre Lage hinsichtlich ihrer Ressourcen (5 P.) und Probleme (5 P.). 10 Punkte

- Frau Peters verfügt über die folgenden Ressourcen. Sie ist 50 Jahre alt und wohnt in einer Dreiraumwohnung. Frau Peters kann sich kommunikativ mitteilen und selbstständig bewegen. Sie versorgt sich selbstständig mit Nahrung und hat Wünsche, wie z. B. sich eine Katze zu halten. Frau Peters wird durch einen ambulanten Pflegedienst versorgt.
- Folgende Probleme werden für Frau Peters analysiert. Sie redet wenig und wirkt verschlossen. Ihre Wohnung liegt im vierten Obergeschoss ohne Aufzug. Gegenüber neuem Pflegepersonal ist sie ängstlich. Männliche Pfleger lehnt sie ab. Aufgrund ihrer sozialen Phobie geht sie nicht mehr aus dem Haus. Sie bestellt alle Waren online, bringt aber den Müll bzw. die Verpackungen nicht aus der Wohnung. Frau Peters sammelt viele Dinge, weil sie der Meinung ist, diese noch zu brauchen. Sie hat keine Einsicht, dass aufgeräumt werden muss. Auch der unangenehme Geruch des Katzenfutters bringt sie nicht zur Einsicht.

LERNTIPP

Informationen in der Anamnese sollten gut strukturiert und möglichst ganzheitlich sein. Hierbei bietet sich z. B. das Modell der Aktivitäten, Beziehungen und existenziellen Erfahrungen des Lebens (ABEDL) nach Monika Krohwinkel an.

2. Erklären Sie das Krankheitsbild soziale Phobie (5 P.) und dessen Zusammenhang mit dem Messiesyndrom (5 P.). 10 Punkte

Kompetenzen und Operatoren

Diese Aufgabe besteht aus zwei Aufgabenteilen, die beide dem Kompetenzschwerpunkt I.1 (Anlage 2, PflAPrV) zugeordnet werden können. Der Operator „Erklären Sie ..." erfordert die Informationen durch eigenes Wissen und eigene Einsichten in einen begründeten Zusammenhang zu stellen.

- Die soziale Phobie ist eine spezifische Phobie, die sich auf bestimmte Situationen eingrenzen lässt. Menschen mit einer sozialen Phobie fühlen sich der Bewertung und Betrachtung von anderen Menschen ausgesetzt und entwickeln eine Angst davor. Unter Menschen bekommt Frau Peters regelmäßig Panikattacken. Daraufhin vermeidet sie Situationen mit Menschen. So geht sie seit Jahren nicht mehr einkaufen. Auch dem Pflegepersonal gegenüber redet sie wenig und wirkt verschlossen. Sie reagiert ängstlich auf neue Mitarbeiter des Pflegedienstes.
- Als Messiesyndrom wird bezeichnet, wenn die betreffende Person einen starken Drang besitzt, Gegenstände anzuhäufen und aufzubewahren. Sie kann sich nicht von diesen Dingen trennen. Mit der Zeit hat sie immer weniger Platz, die gesammelten Dinge unterzubringen.
- Frau Peters geht aus Angst nicht mehr unter Menschen. Sie verlässt ihre Wohnung nur im äußersten Notfall. Da sie aber z. B. Nahrungsmittel benötigt, bestellt sie diese online. Sie schafft es allerdings nicht, die Verpackungen aus der Wohnung zu bringen, schließlich könnte sie Menschen begegnen. Davor hat sie Angst. Also sammelt sie alles, was sie bestellt. Da diese Strategie Wirkung zeigt, sie niemandem begegnet, hat sie ein Messiesyndrom entwickelt. Sie ist zu der Überzeugung gelangt, all die angesammelten Dinge noch zu benötigen.

3. Entwickeln Sie Ziele für die Versorgung von Frau Peters, diese sollen aber für alle Beteiligten passen. Beachten Sie dabei die SMART-Regel. 10 Punkte

Kompetenzen und Operatoren

Diese Aufgabe kann dem Kompetenzschwerpunkt I.1 (Anlage 2, PflAPrV) zugeordnet werden. Der Operator „Entwickeln Sie ..." fordert die schrittweise und weiterführende Formulierung von Aussagen, auf der Grundlage fachspezifischen Wissens.

- Mit der SMART-Regel werden die Ziele so formuliert, dass sie spezifisch, messbar, attraktiv, realistisch und auf eine bestimmte Zeit bezogen werden.
- Frau Peters ist kommunikativ. Sie bewegt sich täglich zwei Stunden lang. Die Klientin hält die vitalen Funktionen des Lebens aufrecht. Sie fühlt sich jeden Tag, ihren Wünschen und Bedürfnissen entsprechend, sauber und gepflegt. Frau Peters isst täglich ausgewogene und abwechslungsreiche Kost und trinkt 1,5 l Flüssigkeit am Tag. Die Klientin kann selbstständig ausscheiden. Sie ist jeden Tag witterungsgerecht und nach ihren Wünschen bekleidet. Frau Peters hat einen regelmäßigen Schlaf-Wach-Rhythmus. Täglich beschäftigt sich die Klientin mit ihren Hobbys. Sie fühlt sich als Frau. Die Klientin fühlt sich in ihrer Umgebung sicher und erkennt Gefahren. Frau Peters pflegt soziale Kontakte. Sie sieht ihrer Zukunft positiv entgegen.

Kompetenzen und Operatoren

Diese Aufgabe kann den Kompetenzschwerpunkten I.1 und I.5 (Anlage 2, PflAPrV) zugeordnet werden. Der Operator „Beschreiben Sie …" erfordert, dass wesentliche Informationen aus dem Text bzw. Ihrem Wissen zusammenhängend und schlüssig mit eigenen Worten wiedergegeben werden.

4. Für Frau Peters sollten Interventionen geplant werden, die sie in ihrem Alltag unterstützen. Beschreiben Sie mögliche und akzeptable Maßnahmen, die Sie als Pflegefachperson ergreifen können. 10 Punkte

- Frau Peters werden Gespräche angeboten. So können Beratungs- bzw. Informationsgespräche für Aufklärung sorgen. Themen wie z. B. ihre Ernährung, auch in Hinsicht auf den bestehenden Diabetes und Ernährungsgewohnheiten können angesprochen werden.
- Frau Peters wird zwei Mal täglich zu Bewegungsübungen angeleitet. Darüber hinaus wird die Möglichkeit zu gemeinsamen Spaziergängen angeboten.
- Nach ärztlicher Anordnung kann das Messen der Vitalwerte während der Durchführung der behandlungspflegerischen Aufgaben mit eingebunden werden.
- Nach den Wünschen und Bedürfnissen von Frau Peters kann diese in der Grundpflege angeleitet werden.
- Frau Peters kann eine gemeinsame Auswahl bzw. Unterstützung beim Kauf von Nahrungsmitteln angeboten werden. Dabei sollte auf ihre Vorlieben eingegangen werden. Zur Unterstützung bei den gemeinsamen Einkäufen kann die soziale Betreuung hinzugezogen werden.
- Hobbys und Vorlieben können durch Biografiearbeit ermittelt werden; optimalerweise können neue gefunden werden, damit sich Frau Peters selbst beschäftigen kann.
- Männliche Pflegepersonen werden vorerst nicht zu Frau Peters geschickt.
- Frau Peters soll in einem Gespräch auf die Möglichkeit eines Betreuers bzw. auf soziale Leistungen durch den Pflegedienst hingewiesen werden.
- In der Tourenplanung wird auf eine stetige Bezugspflege geachtet, um ihre Angst vor neuen Mitarbeitern nicht weiter zu fördern.

LERNTIPP

Beziehen Sie die Maßnahmen auf die formulierten Ziele aus Aufgabe 3. Dann haben Sie nicht nur eine gute Struktur, sondern die Beschreibung der Maßnahmen fällt Ihnen auch leichter.

5. Nennen Sie die vier kommunikativen Grundhaltungen, die Sie anwenden, um die Autonomie der Klientin zu wahren (4 P.). Beschreiben Sie davon eine ausführlich vor dem Hintergrund der Fallsituation (6 P.). 10 Punkte

- **Kommunikative Grundhaltungen** sind Empathie, Wertschätzung, Achtsamkeit und Kongruenz.
- Unter **Autonomie** wird verstanden, dass der Mensch die Fähigkeit besitzt, seine Ziele frei zu bestimmen und dementsprechend zu handeln. Die persönliche Freiheit und Selbstbestimmung sowie das Recht, eine eigene Meinung zu haben, diese frei einzubringen und dabei als Individuum respektiert zu werden, ist darin eingeschlossen.
- Mit **Kongruenz** ist gemeint, dass der Mensch echt, unverfälscht und oder mit Transparenz agiert. Frau Peters kann nur wachsen, wenn ihr die Pflegekräfte so entgegentreten, wie sie sind. Das schließt allerdings eine wertschätzende, empathische und achtsame Grundeinstellung gegenüber allen Menschen, auch Frau Peters, unabdingbar mit ein. Ihr Lebensstil darf nicht abschätzig betrachtet werden. Sie sollte einfach als Mensch angesehen werden. Man kann über seine Gefühle offen reden, immer unter Beachtung der Ich-Botschaften, d.h. ohne Vorwürfe und Anklagen. Um Vertrauen aufzubauen, ist es wichtig, weder von „oben herab“ zu reden, noch sich hinter Floskeln und Fassaden zu verstecken. Mit nonverbaler Kommunikation wird Inkongruenz sofort entlarvt.

Kompetenzen und Operatoren

Diese Aufgabe besteht aus zwei Aufgabenteilen. Der erste Teil kann dem Kompetenzschwerpunkt II.1 und der zweite Teil dem Kompetenzschwerpunkt I.6 (Anlage 2, PflAPrV) zugeordnet werden. Der Operator „Nennen Sie …“ erfordert, dass Informationen stichpunktartig aufgelistet werden. Der Operator „Beschreiben Sie …“ fordert, dass wesentliche Informationen aus dem Text bzw. Ihrem Wissen zusammenhängend und schlüssig mit eigenen Worten wiedergegeben werden.

IMPULS

Carl Rogers stellte in einem humanistischen Ansatz die personenzentrierte Psychotherapie auf. In dieser finden sich die kommunikativen Grundhaltungen beschrieben. Er geht grundsätzlich davon aus, dass nur durch eine aufrichtige Beziehung von Mensch zu Mensch Hilfe (zur Selbsthilfe) möglich sei.

6. Frau Peters wohnt zurzeit in nicht unbedingt gesundheitsförderlichen Verhältnissen. Erläutern Sie fünf drohende Gefahren, wenn sich an ihrer momentanen Situation nichts ändert (je 2 P.). 10 Punkte

- Durch diese Vermeidung von sozialen Kontakten verliert sie ihre sozialen Kompetenzen immer weiter. Sie ist in einem Teufelskreis gefangen. Es besteht die Gefahr des Hospitalismus aufgrund ihrer sozialen Isolation.
- Im schlimmsten Fall droht ihr eine Depression, da sie völlig allein lebt und keinerlei soziale Kontakte hat.
- Frau Peters bestellt sich ihre Nahrungsmittel online. Damit besteht die Gefahr einer Fehl- bzw. Mangelernährung. Auch hinsichtlich ihres bestehenden Diabetes mellitus ist auf eine abwechslungsreiche und ausgewogene Ernährung zu achten.
- Durch die angesammelten Dinge können Infektionskrankheiten entstehen. Das Katzenfutter riecht sehr stark übel. Parasiten können ebenfalls zum Problem für Frau Peters werden, da der Müll nicht beseitigt wird.
- Durch ständige Online-Einkäufe besteht die Gefahr des übermäßigen Konsums, der in einer Überschuldung der Klientin münden kann.

Kompetenzen und Operatoren

Diese Aufgabe kann dem Kompetenzschwerpunkt I.6 (Anlage 2, PflAPrV) zugeordnet werden. Der Operator „Erläutern Sie …“ erfordert die zusammenhängende Beschreibung von Sachverhalten, die mit Beispielen anschaulich mit eigenen Worten erklärt werden.

- Sollte durch den Unrat Ungeziefer angelockt werden und sich ausbreiten, droht Frau Peters unter Umständen die Kündigung der Wohnung.

IMPULS

In der Pflege gibt es häufig Situationen, in denen verschiedene Vorstellungen und Rechtsgüter miteinander konkurrieren. Häufig stehen sich das Selbstbestimmungsrecht des zu pflegenden Menschen und die Fürsorge der Pflegepersonen gegenüber. Dies führt zu rechtlichen Konflikten, aber auch zu ethischen Fragen, was die beste Lösung für eine bestimmte Situation ist.

Kompetenzen und Operatoren

Diese Aufgabe besteht aus zwei Aufgabenteilen, die dem Kompetenzschwerpunkt II.1 (Anlage 2, PflAPrV) zugeordnet werden können. Der Operator „Beschreiben Sie …" fordert, dass wesentliche Informationen aus dem Text in Kombination mit Ihrem Wissen zusammenhängend und schlüssig mit eigenen Worten wiedergegeben werden. Der Operator "Erstellen Sie ..." verlangt, dass unter Berücksichtigung der gegebenen Informationen ein neuer Gesamtzusammenhang erarbeitet wird.

7. Um den Konflikt im Team zu lösen, wenden Sie die kollegiale Beratung an. Beschreiben Sie den Ansatz (2 P.) und erstellen Sie dazu ein entsprechendes Konzept im Überblick (8 P.). 10 Punkte

- **Kollegiale Beratung** stellt ein strukturiertes Beratungsgespräch in einer Gruppe dar, in dem ein Teilnehmer von den übrigen Teilnehmern nach einem feststehenden Ablauf mit verteilten Rollen beraten wird.
- Voraussetzungen für eine kollegiale Beratung sind zum einen ein regelmäßiger, feststehender Termin, eine ungestörte, angenehme Atmosphäre, maximal zehn Teilnehmer. Zudem sollte die Teilnahme freiwillig und aktiv sein, damit ein Vertrauensverhältnis, Offenheit, gegenseitiger Respekt und Wertschätzung möglich sind.
- Dargestellt wird symbolisch eine kollegiale Beratung nach dem Modell von Tietze. In der Startphase werden die Rollen Fallerzähler, Moderator, Schreiber und Berater untereinander verteilt. Der Fallerzähler stellt den Fall der Klientin Frau Peters vor. Durch erkundende Frage unterstützt der Moderator. Um das Verständnis zu unterstützen, stellen die Berater dazu Fragen. Der Fallerzähler formuliert eine Schlüsselfrage, wobei ihn dabei der Moderator unterstützt. In der nächsten Phase wird eine geeignete Methode ausgewählt, damit eine Lösung gefunden werden kann. Lösungen und Alternativen werden gesammelt, indem die Berater verschiedene Ansätze formulieren. Der Fallerzähler wählt aus, welche Ansätze ihm wertvoll und umsetzbar erscheinen. Daraus werden entsprechende Maßnahmen entwickelt und Zuständigkeiten, Zeitpläne sowie Evaluationsmöglichkeiten festgelegt.
- Die Rolle des Fallerzählers übernimmt eine Pflegekraft, die die Biografie von Frau Peters gut kennt und bereits eine gute Bindung zu ihr hat. Der Fall der Klientin wird allen Teilnehmenden vorgestellt. Gegebenenfalls werden Fragen gestellt. Eine Schlüsselfrage kann sein, *„Wie kann Frau Peters dabei unterstützt werden, ihre Wohnung aufzuräumen?"*. Anschließend werden im Brainstorming Möglichkeiten zusammengetragen. Der Fallerzähler wählt davon einige Maßnahmen aus. Gemeinsam werden Zuständigkeiten und Zeitpläne entwickelt. Abschließend werden Evaluationsmöglichkeiten besprochen und festgelegt.

LERNTIPP

- Ein **Konflikt** ist eine mindestens von einer Seite als emotional belastend und/oder sachlich inakzeptabel empfundene Interaktion, die durch eine Unvereinbarkeit der Verhaltensweisen, der Interessen und Ziele sowie der Annahmen und Haltungen der Beteiligten gekennzeichnet ist.
- Unter einem **Team** versteht man eine Gruppe von Personen, die gemeinsam an einer wichtigen Aufgabe ihrer Organisation arbeiten.
- **Beratung** ist eine kommunikative Unterstützung, die das Ziel verfolgt, Strategien zur Problemlösung zu entwickeln, die auf den eigenen Erfahrungswerten des Ratsuchenden basieren.
- **Evaluation** bedeutet eine sach- und fachgerechte Untersuchung und Bewertung eines Sachverhaltes.

8. Entscheiden Sie sich für eine fachliche kommunikative Möglichkeit, um Frau Peters zu helfen (5 P.). Entwickeln Sie dazu ein entsprechendes adressatengerechtes Angebot (15 P.). 20 Punkte

- Mithilfe eines **Informations- oder Beratungsgesprächs** kann Frau Peters Hilfe zur Selbsthilfe angeboten werden. Da hierbei die kommunikativen Grundhaltungen Beachtung finden, kann Vertrauen aufgebaut werden. Die Sorgen und Ängste von Frau Peters werden ernst genommen und sachlich betrachtet, sodass Frau Peters im besten Fall selbst zu Einsicht gelangt und ihr Verhalten aus eigenem Antrieb ändert.
- Im Folgenden wird ein **Beratungsgespräch** exemplarisch dargestellt. Durch die bisherige regelmäßige Betreuung besteht ein guter und freundlicher Kontakt zur Klientin.
- Begrüßung/Smalltalk, sich auf den Menschen einstellen, Beziehung herstellen: *„Guten Tag Frau Peters, wir kennen uns ja bereits. Ich bin Frau A und betreue Sie regelmäßig. Was haben Sie denn heute schon so gemacht? …“*
- Beratungsbedarf/-bedürfnis feststellen, Daten und Informationen sammeln, wahrnehmen, beobachten, Fragen stellen und erzählen lassen, Problem benennen und besprechen: *„Bei unserem letzten Treffen habe Sie mir erzählt, dass Sie sich oft so allein fühlen. Da ich mir Sorgen um Sie mache, möchte ich Sie heute gern zu diesem Thema beraten. Sind Sie damit einverstanden? Erzählen Sie mal, was liegt Ihnen auf dem Herzen?“*.
- Ziele festlegen, was soll erreicht werden? Erwartungen ausbalancieren und realistische Vorstellungen aushandeln: *„Was denken Sie, welches Thema ist für Sie heute am wichtigsten? … Wollen wir das gemeinsam angehen?“*
- Lösungsstrategien gemeinsam anhand der Biografie der Klientin erarbeiten, aktiv zuhören, fragen, verbalisieren, paraphrasieren, keine Ratschläge geben, Ressourcen aufzeigen: *„Haben Sie irgendwelche Vorlieben, Interessen oder Hobbys, die Sie schon einmal gern gemacht haben? …“* (ggf. Aufzählung aus bisherigen biografischen Daten) *„Was davon möchten Sie gern wieder einmal tun? … Worauf haben Sie besonders große Lust? … Worin kann ich Sie unterstützen? …“*

Kompetenzen und Operatoren

Diese Aufgabe besteht aus zwei Aufgabenteilen, die beide dem Kompetenzschwerpunkt II.1 (Anlage 2, PflAPrV) zugeordnet werden können. Der Operator „Entwickeln Sie …“ fordert die schrittweise und weiterführende Formulierung von Aussagen, auf der Grundlage fachspezifischen Wissens.

- Beratungsprozess evaluieren, Begleitung der Veränderungsprozesse anbieten, Nachfragen zulassen, Vereinbarungen zeitlich terminieren und dokumentieren, ggf. weitere Angebote machen: *„Frau Peters, habe ich richtig verstanden, dass Sie sich ein Haustier wünschen, um das Sie sich kümmern wollen? Damit wären Sie nicht so allein. Wollen Sie sich bis nächste Woche mal Gedanken machen, um was Sie sich da alles kümmern müssen? Was muss bedacht und was besorgt werden? Schreiben Sie dies am besten auf, und wir besprechen es dann gemeinsam."*
- Verabschiedung, evtl. Kontaktdaten hinterlassen, wertschätzende Zusammenfassung des Gesprächs: *„Frau Peters, hier sind noch meine Daten, wenn Sie weitere Fragen haben. Ansonsten sehen wir uns ja, wenn ich zu Ihnen Insulin spritzen komme. Ich fand das Gespräch sehr angenehm und wünsche Ihnen einen schönen Tag. Auf Wiedersehen.*

Kompetenzen und Operatoren

Diese Aufgabe besteht aus zwei Aufgabenteilen, die beide dem Kompetenzbereich IV (Anlage 2, PflAPrV) zugeordnet werden können. Die Operatoren „Beschreiben Sie …" und „Stellen Sie … dar" fordern die strukturierte Formulierung von Aussagen, die auf der Grundlage fachspezifischen Wissens erfolgen.

9. Frau Peters kann ihre Angelegenheiten teilweise nicht selbst besorgen. Beschreiben Sie, welche rechtliche Lösung (mit Rechtsquelle) hier greift (2 P.). Stellen Sie die wichtigsten Regelungen im Überblick dar (8 P.). 10 Punkte

- Es greift die **Betreuung** nach §§ 1814 ff. BGB.
- Eine Betreuung wird eingerichtet, wenn ein Mensch seine Angelegenheiten ganz oder teilweise nicht selbst besorgen kann. Er muss volljährig sein.
- Zuständig ist das jeweilige Betreuungsgericht.
- Dieses legt für die Betreuung so genannte Aufgabenbereiche individuell fest, z. B. Aufenthaltsbestimmung, Vermögensverwaltung, Post- und Fernmeldewesen.
- Der Betreuer muss geeignet sein, z. B. ein Angehöriger, Bekannter, ein Betreuungsverein oder ein Berufsbetreuer.
- Die Betreuung geschieht im Interesse des Betreuten und wird vom Betreuungsgericht überprüft.

ACHTUNG

Die Betreuung muss immer das Wohl des Betreuten zum Ziel haben.

LITERATUR

1. BGB. Bürgerliches Gesetzbuch in der Fassung der Bekanntmachung vom 2. Januar 2002 (BGBl. I S. 42, 2909; 2003 I S. 738), das zuletzt durch Artikel 1 des Gesetzes vom 14. März 2023 (BGBl. 2023 I Nr. 72) geändert worden ist. Aus: https://www.gesetze-im-internet.de/bgb/BGB.pdf (letzter Zugriff: 08.04.2023).
2. Gold K, Geiermann S. Pflege konkret: Neurologie, Psychiatrie. 7. Aufl. München: Elsevier, 2022.
3. Zentrum für Qualität in der Pflege (Hrsg.). Qualitätsrahmen für Beratung in der Pflege. 2016. Aus: https://www.zqp.de/wp-content/uploads/Qualitaetsrahmen_Beratung_Pflege.pdf (letzter Zugriff: 08.04.2023).
4. Rosenberg MB. Gewaltfreie Kommunikation: Eine Sprache des Lebens. 12. Aufl. Paderborn: Junfermann, 2016.
5. Watzlawick P. Die Lösung ist immer der beste Fehler: Typische Probleme der Kommunikation im Alltag. 11. Aufl. Augsburg: Carl Auer, 2021.

17.11 Elftes Prüfungsbeispiel (> Kap. 14.1)

Maren Höpfner

17.11.1 Fallsituation Stationäre Akutpflege

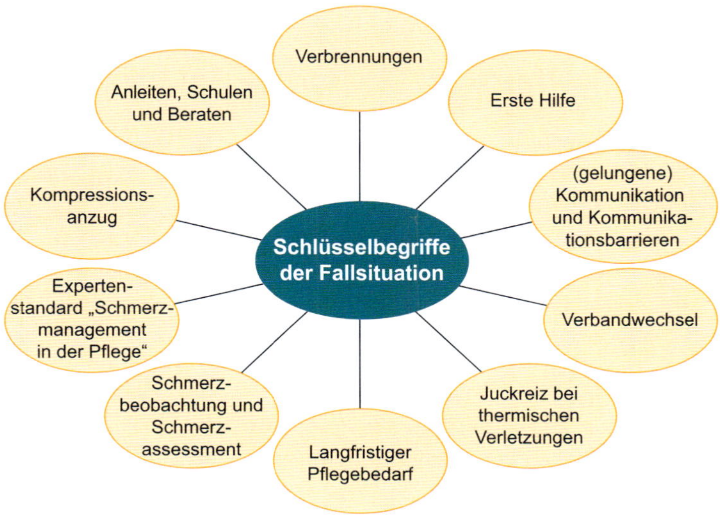
Schlüsselbegriffe der Fallsituation
Verbrennungen
Erste Hilfe
(gelungene) Kommunikation und Kommunikationsbarrieren
Verbandwechsel
Juckreiz bei thermischen Verletzungen
Langfristiger Pflegebedarf
Schmerzbeobachtung und Schmerzassessment
Expertenstandard „Schmerzmanagement in der Pflege"
Kompressionsanzug
Anleiten, Schulen und Beraten

1. Erläutern Sie vier vorrangige Pflegeprobleme (8 P.) und jeweils eine passende Ressource (4 P.) zu der Fallsituation von Walli Sulaiman. 12 Punkte

- **Pflegeproblem 1:** Bei Walli besteht aufgrund der Hautschädigung eine hohe Infektionsgefahr.
- **Ressource:** Bei Veränderungen an der Wunde oder an den diversen Kathetern und Einstichstellen kann Walli die Veränderung äußern.

Oder

- **Pflegeproblem 2:** Walli hat starke Schmerzen.
- **Ressource:** Walli kann Schmerzen mitteilen und Hilfe einfordern.

Oder

- **Pflegeproblem 3:** Aufgrund der bevorstehenden Narbenbildung kann es zu einer erhöhten Kontrakturgefahr im Oberkörperbereich kommen.
- **Ressource:** Walli versteht die Bewegungsübungen und kann bei diesen mithelfen.

Oder

- **Pflegeproblem 4:** Walli hat durch den Volumenmangel eine Ausscheidungsstörung.
- **Ressource:** Walli kann trinken.

Kompetenzen und Operatoren

Diese Aufgabe besteht aus zwei Aufgabenteilen, die beide dem Kompetenzschwerpunkt I.1 (Anlage 2, PflAPrV) zugeordnet werden können. Der Operator „Erläutern Sie ..." erfordert eine ausführliche Antwort in Sätzen mit Bezug zur Fallsituation.

Oder

- **Pflegeproblem 5:** Aufgrund der Verbrennungen besteht die Gefahr einer Hypothermie.
- **Ressource:** Walli kann Unwohlsein oder Kälteanzeichen äußern.

Kompetenzen und Operatoren

Diese Aufgabe kann dem Kompetenzschwerpunkt I.1 (Anlage 2, PflAPrV) zugeordnet werden. Der Operator „Arbeiten Sie heraus …" erfordert, dass aus der Fallsituation Sachverhalte oder Leitgedanken verdeutlicht und in einen Zusammenhang gebracht werden.

2. Arbeiten Sie zu den in Aufgabe 1 benannten Pflegeproblemen je zwei Pflegeziele heraus (je 4 P.). 8 Punkte

- **Pflegeproblem 1:**
  - Intakte Wundheilung.
  - Walli akzeptiert die Verbandsmaterialien.
- **Pflegeproblem 2:**
  - Walli akzeptiert die Maßnahmen der medikamentösen und nichtmedikamentösen Schmerztherapie.
  - Walli kann seine Schmerzen auf der NRS-/VRS-Skala einschätzen.
- **Pflegeproblem 3:**
  - Die Gelenke am Oberkörper sind in ihren Freiheitsgraden weiterhin beweglich.
  - Walli ist bei Bewegungen schmerzfrei.
- **Pflegeproblem 4:**
  - Die Flüssigkeitszufuhr ist gewährleistet.
  - Walli erkennt die Notwendigkeit zu trinken und schafft mindestens 2 Liter pro Tag.
- **Pflegeproblem 5:**
  - Eine Körpertemperatur von 36,5 Grad wird gehalten.
  - Walli akzeptiert die Pflegemaßnahmen.

Kompetenzen und Operatoren

Diese Aufgabe kann den Kompetenzschwerpunkten I.1 und I.6 (Anlage 2, PflAPrV) zugeordnet werden. Der Operator „Entwickeln Sie …" erfordert, dass Sie fallbezogen begründete Aussagen erstellen und diese miteinander in Verbindung setzen.

3. Entwickeln Sie für Walli Sulaiman aus zwei der oben genannten Pflegeprobleme (Aufgabe 1) jeweils fünf pflegerische Maßnahmen, die zum Erhalt und zur Wiedererlangung von Wallis Alltagskompetenz beitragen (je 2 P.). 10 Punkte

- **Pflegeproblem 1:**
  - Vor jeglicher Manipulation an den Verbänden oder Zugängen Hände desinfizieren
  - Wundverbände auf Durchnässung und/oder Abschnürung hin beobachten
  - In keimarmer Umgebung unterbringen
  - Sterile Materialien beim Verbandwechsel und an den Zugängen benutzen
  - Lage der Zugänge bei Schichtbeginn kontrollieren
- **Pflegeproblem 2:**
  - Wallis Mimik und Gestik beobachten
  - Medikamente nach ärztlicher Anordnung geben
  - Körperwahrnehmung ermöglichen und verbessern
  - Schmerz mithilfe eines Schmerzassessments für Kinder erfassen
  - Basale Stimulation und/oder Kinästhetikkonzepte anwenden

- **Pflegeproblem 3:**
  - Krankengymnastik nach ärztlicher Anordnung ermöglichen, um Narbenkeloide vorzubeugen
  - Bei jeder pflegerischen Handlung die Gelenke am Oberkörper durchbewegen
  - Aktive und assistive Bewegungsübungen anbieten
  - Narbenpflege ermöglichen (wenn die Wundheilung abgeschlossen ist)
  - Ergotherapie nach ärztlicher Anordnung ermöglichen
- **Pflegeproblem 4:**
  - Bilanzierung durchführen
  - Getränkeprotokoll führen
  - Haut auf Ödeme hin beobachten
  - Intravenöse Volumensubstitution überwachen
  - Lieblingsgetränke von Walli erfragen und von den Eltern bringen lassen
- **Pflegeproblem 5:**
  - Kontrolle der Temperatur (einmal pro Schicht)
  - Hohe Raumtemperatur einstellen
  - Hohe Luftfeuchtigkeit ermöglichen
  - Ausreichend Decken bereitlegen
  - Walli auf Hypothermiezeichen beobachten

4. Nennen Sie zwei weitere Informationen, welche Sie zur Gesamteinschätzung der Pflegesituation von Walli Sulaiman und seiner Familie benötigen (4 P.). Erläutern Sie, warum die ausgewählten Informationen handlungsrelevant sind (4 P.). 8 Punkte

Kompetenzen und Operatoren

Diese Aufgabe besteht aus zwei Aufgabenteilen, die beide dem Kompetenzschwerpunkt I.6 (Anlage 2, PflAPrV) zugeordnet werden können. Der Operator „Nennen Sie …" fordert, dass Kenntnisse, Daten und Aussagen zielgerichtet zusammengetragen werden. Der Operator „Erläutern Sie …" erfordert eine ausführliche Antwort in Sätzen mit Fallbezug.

Information	Handlungsrelevanz
Bei der Familie Sulaiman ist unklar, wie der Unfall sich auf die familiäre Situation auswirkt und wie der Vater den Unfall verarbeitet.	Die Familie kann als Ressource für den Heilungsprozess eingesetzt werden. Wenn der Unfall von den Eltern noch nicht verarbeitet wurde, kann es sein, dass diese Ressource frühzeitig erschöpft ist, weil einer der Elternteile die Pflege nicht mehr mit übernehmen kann.
Es ist ebenfalls unklar, inwieweit Walli mit den Langzeitfolgen seines Unfalls zurechtkommt.	Die Motivation, bei der Pflege zu unterstützen oder mitzuhelfen, ist bei Walli reduziert. Da Verbrennungen zu einem langfristigen Pflegebedarf führen, ist es wichtig, die Unterstützung des zu pflegenden Kindes weiterhin zu fördern, sodass dieser gewillt ist, mitzuhelfen und seine Autonomie weiter auszubauen und Folgeschäden zu minimieren.
Es ist unklar, inwieweit ein anschließendes weiteres Versorgungssystem eingesetzt werden kann.	Es ist wichtig, Walli auf die weiteren Behandlungsschritte vorzubereiten. Ob z. B., eine Rehabilitationsmaßnahme folgt oder auch ein ambulanter Akut-/Langzeitpflegedienst eingesetzt wird.

Kompetenzen und Operatoren
Die Aufgabe kann den Kompetenzschwerpunkten I.1 und IV.1 (Anlage 2, PflAPrV) zugeordnet werden. Der Operator „Nennen Sie …" fordert, dass Kenntnisse, Daten und Aussagen zielgerichtet zusammengetragen werden.

5. Nennen Sie vier Maßnahmen, die Sabrina Meyer im Rahmen der Ersten Hilfe bei Walli Sulaiman ergreift. 4 Punkte

- Kind aus der Gefahrenzone bringen
- Oberkörperbekleidung entfernen (nur wenn möglich)
- Wunde nach Möglichkeit kühlen (s. u. Kasten Achtung)
- Kind beobachten und beruhigen
- Wunde nach Möglichkeit steril abdecken
- Kind in eine warme Decke wickeln, wenn vorhanden

ACHTUNG

Die neuen ERC-Leitlinien mit dem Themenschwerpunkt Erste Hilfe (Stand 2021) zeigen auf, dass die betroffene Stelle für 20 Minuten mit kühler oder kalter Flüssigkeit gekühlt werden sollte. Nach Möglichkeit mit steriler Kochsalzlösung, denn diese minimiert Schmerzen, Ödeme und die Verbrennung in der Tiefe.
Bei großflächigen Verbrennungen besteht besonders bei Säuglingen und Kindern die Gefahr der Unterkühlung, da über die betroffenen Körperregionen Wärme verloren geht.

Kompetenzen und Operatoren
Diese Aufgabe kann den Kompetenzschwerpunkten I.1 und IV.1 (Anlage 2, PflAPrV) zugeordnet werden. Der Operator „Begründen Sie …" erfordert, dass komplexe Grundgedanken oder Argumente zu einem Sachverhalt schlüssig ausgeführt werden. Zudem ist die Einbeziehung der Fallsituation erforderlich.

6. Welches Assessment wählen Sie zur Schmerzbeobachtung und zur Schmerzeinschätzung für den siebenjährigen Walli aus (2 P.). Wallis Bewusstseinslage ist nicht eindeutig erkennbar, da er noch am Unfallort sediert wurde. Begründen Sie Ihre Entscheidung (2 P.). 4 Punkte

Assessment: Kindliche Unbehagens- und Schmerzskala (KUS-Skala)
Begründung: Walli Sulaiman ist zwar schon sieben Jahre alt, aber durch die Sedierung ist eine Selbsteinschätzung nur bedingt möglich. Die KUS-Skala ist eigentlich nur bis zum vierten Lebensjahr ausgelegt, kann hier aber aufgrund der Bewusstseinseinschränkung noch eingesetzt werden. Mit der KUS-Skala als Fremdeinschätzungsinstrument können Wallis Verhalten (Weinen/Gesichtsausdruck) sowie seine Haltung und Motorik beobachtet und bewertet werden.

IMPULS

Für verschiedene Gruppen von zu pflegenden Menschen gibt es unterschiedliche Assessmentinstrumente zur Erfassung von Unbehagen und Schmerzen. Pflegefachpersonen haben einen Überblick über diese spezifischen Instrumente, um ein individuelles Pflegeangebot zu gestalten.

Kompetenzen und Operatoren
Diese Aufgabe kann dem Kompetenzschwerpunkt I.1 (Anlage 2, PflAPrV) zugeordnet werden. Der Operator „Nennen Sie …" fordert, dass Kenntnisse, Daten und Aussagen zielgerichtet zusammengetragen werden.

7. Nennen Sie zwei Opioide der WHO-Stufe 3, welche Sie Walli als Bedarfsmedikament geben dürften. 4 Punkte

- Fentanyl
- Morphin
- Oxycodon

8. Erläutern Sie zwei Entspannungsmethoden der nichtmedikamentösen Schmerztherapie (2 P.) und wie diese jeweils wirken (2 P.). Nennen Sie zwei mögliche Indikationen (2 P.). 6 Punkte

Entspannungsmethoden:
- Atementspannung
- Autogenes Training
- Massage
- Meditation

Wirkung:
- Stress- und Schmerzreduktion
- Entspannungszeichen im vegetativen Nervensystem
- Stimmungsaufhellung
- Verbesserte Selbstkontrolle

Indikation:
- Angst
- Innere Unruhe
- Chronische Schmerzzustände
- Präventiv (z. B vor Operationen).

ACHTUNG

Entspannungsmethoden müssen meist erlernt werden, da nicht alle Menschen über geeignete Techniken verfügen.

Kompetenzen und Operatoren

Diese Aufgabe besteht aus drei Aufgabenteilen, die alle dem Kompetenzschwerpunkt I.6 (Anlage 2, PflAPrV) zugeordnet werden können. Der Operator „Erläutern Sie …" erfordert, dass der Sachverhalt mit Beispielen veranschaulicht wird.

9. Definieren Sie den Unterschied zwischen akuten und chronischen Schmerzen nach dem passenden Expertenstandard (Expertenstandard Schmerzmanagement in der Pflege 2020) (4 P.). Ermitteln Sie drei Prozesskriterien, welche Sie als Pflegefachfrau bei Wallis Pflege beachten müssen (6 P.). 10 Punkte

Akuter Schmerz	Chronischer Schmerz
„Akuter Schmerz ist ein plötzlich auftretender und über einen begrenzten Zeitraum andauernder Schmerz, der durch eine tatsächliche oder drohende Gewebeschädigung verursacht wird. Er nimmt eine lebenserhaltende Warn- und Schutzfunktion ein, die sich auch durch physiologische Begleiterscheinungen zeigt. Dazu gehören u. a. der Anstieg des Blutdrucks, des Pulses und der Atemfrequenz."	*„Von chronischem Schmerz spricht man, wenn dieser dauerhaft oder wiederkehrend für mindestens drei Monate vorhanden ist und die akute Warnfunktion der physiologischen Schmerzwahrnehmung fehlt. Wichtig ist, dass dies nicht im Sinne eines exakten Zeitpunktes verstanden wird, sondern der Übergang von akutem zu chronischem Schmerz als fließend und am individuellen Schmerz- und Krankheitserleben ausgerichtet erkannt wird. Eine kontinuierliche Betrachtung der Kriterien ‚Intensität der Pathologie' und ‚Dauer' sowie das wechselseitige und dynamische Zusammenspiel physiologischer und psychologischer Faktoren werden als wichtige Besonderheit der Chronifizierung identifiziert."*

Kompetenzen und Operatoren

Diese Aufgabe besteht aus zwei Aufgabenteilen die beide den Kompetenzschwerpunkten II.1 und IV.1 (Anlage 2, PflAPrV) zugeordnet werden können. Der Operator „Definieren Sie …" fordert eine begründete Auseinandersetzung in Satzform. Der Operator „Ermitteln Sie …" erfordert, dass aus dem Fall Sachverhalte oder Leitgedanken herausgearbeitet und diese in einen Zusammenhang gebracht werden.

Prozesskriterien:

- Die Pflegefachperson ermittelt mithilfe geeigneter Assessments die zu erwartenden Schmerzen. Am Anfang benötigt Walli durch die Sedierung eine Fremdeinschätzung und im weiteren Verlauf der Behandlung kann er die Schmerzen mithilfe der Visuellen Analogskala (VAS) oder der Numerische Rating-Skala (NRS) selbstständig mitteilen.
- Die Pflegefachperson und alle weiteren Berufsgruppen beteiligen sich aktiv an einem individuellen Behandlungsplan für Walli und binden medikamentöse sowie nichtmedikamentöse Maßnahmen in die Pflegeprozessplanung ein.
- Walli wird von den Pflegefachpersonen über seine Schmerzsituation und über sein Selbstmanagementkonzept informiert, geschult oder beraten.
- Die Pflegefachperson gewährleistet und koordiniert das Angebot sowie die Durchführung von medikamentösen Maßnahmen nach ärztlicher Anordnung und die nichtmedikamentösen Maßnahmen.
- Die Pflegefachperson überprüft in regelmäßigen Abständen die Wirksamkeit der Maßnahmen und bespricht diese mit Walli und seinen Eltern. Bei Änderungen werden diese in der Pflegeprozessplanung dokumentiert und die Maßnahmen angepasst.

Kompetenzen und Operatoren
Diese Aufgabe kann dem Kompetenzschwerpunkt I.1 (Anlage 2, PflAPrV) zugeordnet werden. Der Operator „Listen Sie auf ..." erfordert, dass Kenntnisse und Informationen zielgerichtet zusammengetragen werden.

10. Listen Sie zwei Maßnahmen auf, welche Walli zur Linderung seiner juckreizbedingten Beschwerden verhelfen können (je 2 P.). 4 Punkte

- Linderung des Juckreizes durch bedarfsorientierte Gabe von Antipruriginosa, z. B. Fenistil®, nach ärztlicher Anordnung
- Ablenkung.

ACHTUNG
Eine pflegerische physikalische Maßnahme wie Kühlung etc. ist kontraindiziert, denn die Wunden sind steril mit Verbänden versorgt. Eine Kühlung verlangsamt die Neubildung von Hautzellen, was wiederum Wundheilung verzögert.

Kompetenzen und Operatoren
Diese Aufgabe kann dem Kompetenzschwerpunkt I.1 (Anlage 2, PflAPrV) zugeordnet werden. Der Operator „Erklären Sie ..." erfordert, dass Sie die Leitgedanken der Technik präzise aufführen.

11. Beim Wechsel von Wallis Verband wird die Non-Touch-Technik angewendet. Erklären Sie das Prinzip. 4 Punkte

Non-Touch-Technik oder berührungsfreies Arbeiten: Das Prinzip dieser Arbeitsmethode besteht darin, dass das Entfernen des Verbandes mit sterilen Handschuhen oder einer sterilen Pinzette durchgeführt wird, ohne die Wunde mit der Hand oder dem Instrument zu berühren.

12. Erörtern Sie zwei in der Fallsituation vorkommende Aspekte der gelungenen Kommunikation (je 4 P.) sowie zwei Kommunikationsbarrieren in der Interaktion und Beziehungsgestaltung (je 4 P.). 16 Punkte

Gelungene Kommunikation:
Zuerst dreht die Pflegefachperson langsam das Gesicht von Walli in ihr Blickfeld, um ganz sicherzugehen, dass er auch hinschaut und ihr zuhört. Dann äußert sie folgenden Satz *„Dann machen wir eine Monster-AG auf. Ich zeige dir gleich noch, wie du dich vor einem Verbandwechsel entspannen kannst."* Durch die kindgerechte Sprache erreicht sie, dass Walli ihr zuhört und sich trotz seiner Narben erstmals sicher fühlt. Durch das Lächeln und den dankbaren Blick von Walli ist diese Kommunikationssituation gelungen.

Die zweite gelungene Beziehungsgestaltung und Kommunikationssituation zeigt sich durch das gemeinsame „Powerposing" von Walli und der Pflegefachperson. Mithilfe von Powerposing kann man sich bei Nervosität oder Ängsten selbst stärken. Die beiden Betroffenen stellen sich wie Helden hin und sagen laut: *„Wir schaffen das!"*. Dadurch werden Selbstwirksamkeit und das Selbstwertgefühl gestärkt.

Kommunikationsbarrieren:
Die Mutter startet an dem Tag in der Pflegesituation mit folgendem Satz: *„Nun machen Sie schon, er hat Schmerzen. Und bringen Sie direkt das richtige Medikament."* Die Anspielung, dass die Pflegefachperson ein falsches Medikament mitbringen könnte, führt zu einem Bruch in der Kommunikationssituation. Außerdem wählt die Mutter direkt zum Start der Kommunikation einen „motzigen" Ton und schnauzt die Pflegefachperson an.

Die Pflegefachperson reagiert darauf nicht adäquat. Anstatt das Gespräch zu suchen, dreht sie sich frustriert um und verlässt ohne Antwort das Zimmer. Das ist keine professionelle Kommunikation.

Kompetenzen und Operatoren

Diese Aufgabe besteht aus zwei Aufgabenteilen, die beide dem Kompetenzschwerpunkt II.1 (Anlage 2, PflAPrV) zugeordnet werden können. Der Operator „Erörtern Sie …" fordert, dass Sie zu einer vorgegebenen Problemstellung oder zu einer gelungenen Kommunikation eine reflektierte Rückmeldung gegeben. Zudem wird diese von Ihnen begründet und bewertet.

13. Walli Sulaiman und seine Mutter werden von Ihnen noch in der Versorgung mit dem Kompressionsanzug angeleitet. Welche Berufsgruppe können Sie noch hinzuziehen (2 P.)? Erklären Sie vier pflegerische Maßnahmen im korrekten Umgang mit dem Kompressionsanzug (4 P.). 6 Punkte

Berufsgruppe:
- Orthopädietechniker
- Sanitätsfachangestellte
- Physiotherapeuten

Pflegerische Maßnahmen:
- Kompressionsanzüge müssen maßgefertigt sein
- Kompressionsbanzüge müssen gut sitzen
- Oben genanntes Fachpersonal misst den Kompressionsanzug aus
- Der Kompressionsanzug muss immer getragen werden (außer zur Körperpflege, Narbenmassage)
- Erst wenn die Narben ausgereift sind, Kompressionstherapie langsam reduzieren

Kompetenzen und Operatoren

Diese Aufgabe besteht aus zwei Aufgabenteilen, welche beide den Kompetenzschwerpunkten I.1 und II.1 (Anlage 2, PflAPrV) zugeordnet werden können. Der Operator „Nennen Sie …" fordert, dass Kenntnisse, Daten und Aussagen zielgerichtet zusammengetragen werden. Der Operator „Erklären Sie …" erfordert, dass Sachverhalte korrekt eingeordnet und diese in einen begründeten und fallorientierten Zusammenhang gebracht werden.

- Mind. zwei passende Garnituren anfertigen lassen, um einen Wechsel der Garnitur zu ermöglichen
- Anpassungen je nach Wachstum frühzeitig dem Fachpersonal aufzeigen

Kompetenzen und Operatoren
Diese Aufgabe kann den Kompetenzschwerpunkten I.1 und II.1 (Anlage 2, PflAPrV) zugeordnet werden. Der Operator „Setzen Sie sich mit … auseinander" fordert eine begründete Bewertung in ganzen Sätzen, während der Operator „Geben Sie an …" selbstständige Ausführungen in Bezug auf die Fallsituation erfordert.

14. *„Dieser Unfall ruiniert noch meine ganze Familie"*. Setzen Sie sich mit dieser Aussage auseinander und geben Sie zwei verschiedene Interpretationen an (je 2 P.). 4 Punkte

Die Mutter kann diesen Satz geäußert haben, da sie mit dem Unfall und den Langzeitfolgen überfordert ist und nicht weiß, wie ihr neuer Familienalltag aussehen könnte. Aktuell ist noch nicht abzuschätzen, inwieweit ihr Kind pflegebedürftig bleibt und sie weitere Hilfen in Anspruch nehmen muss.

Der Satz kann auch von der Mutter geäußert worden sein, da ihr Mann ursächlich für den Unfall war. Viele Familien zerbrechen an den Schuldzuweisungen, die gegenseitig gemacht werden.

IMPULS

Bei thermisch verletzten Kindern sollten Sie als Pflegefachperson auf jeden Fall psychologisches Fachpersonal oder Mitarbeitende der Seelsorge oder Selbsthilfegruppen, z. B. Paulinchen e. V., hinzuziehen. Die Fachkräfte kümmern sich um die betroffenen zu pflegenden Kinder und deren Familien, damit sie das psychische Trauma gemeinsam bewältigen zu können.

LITERATUR

1. Cordes C. Verbrennungen bei Kindern und Jugendlichen. ProCare, 2021; 5: 30–23.
2. Deutsche Gesellschaft für Verbrennungsmedizin e. V. (DGV e. V.) (Hrsg.). AWMF-S2k-Leitlinie: Leitlinie zur Behandlung brandverletzter Kinder – Thermische Verletzungen im Kindesalter (Verbrennung, Verbrühung). 2015. Aus: https://register.awmf.org/assets/guidelines/006-128l_S2K_Thermische_Verletzungen_Kinder_2015-04-abgelaufen.pdf (letzter Zugriff: 08. April 2023).
3. Deutsches Netzwerk für Qualitätsentwicklung in der Pflege (DNQP) (Hrsg.). Expertenstandard Schmerzmanagement in der Pflege. 1. Akt. Osnabrück: DNQP, 2020.
4. Zideman DA et al. Erste Hilfe. Leitlinien des European Resuscitation Council 2021. Notfall Rettungsmed, 2021; 24(4): 577–602. DOI: 10.1007/s10049-021-00886-w.
5. Carney DR, Cuddy AJC, Yap AJ. Power posing: brief nonverbal displays affect neuroendocrine levels and risk tolerance. Psychol Sci. 2010; 21(10): 1363-8. DOI: 10.1177/0956797610383437
6. Smith KM, Apicella CL. Winners, losers, and posers: The effect of power poses on testosterone and risk-taking following competition. Horm Behav. 2017, 92(6): 172-181. DOI: 10.1016/j.yhbeh.2016.11.003

17.12 Zwölftes Prüfungsbeispiel (> Kap. 15.1)

Maren Höpfner

17.12.1 Fallsituation: Stationäre Langzeitpflege

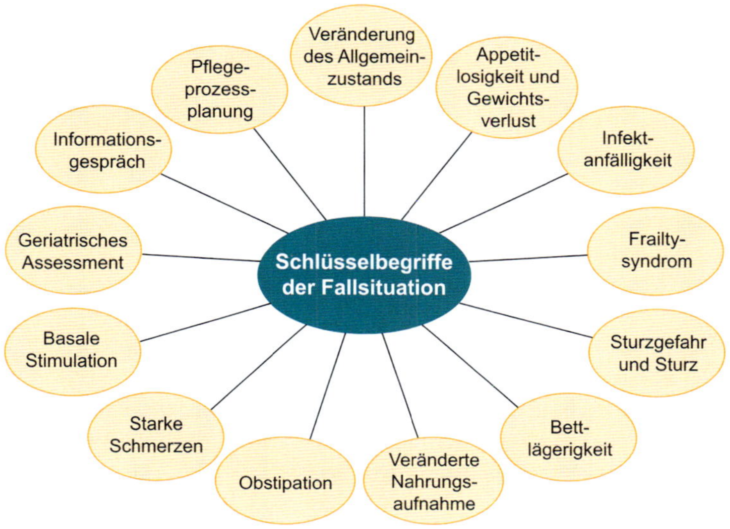

1. Erarbeiten Sie für Herrn Böhm eine Pflegeplanung mit drei Pflegeproblemen (3 P.), jeweils einer Ressource (3 P.), einem Pflegeziel (3 P.) und zwei Pflegemaßnahmen (6 P.). 15 Punkte

Z. B.

- Pflegeproblem: Immobilität/Bettlägerigkeit.
- Ressource: Herr Böhm kann Positionsveränderungswünsche äußern und unbequeme Positionen ansprechen.
- Pflegeziel: Herr Böhm macht 3× täglich aktive Bewegungsübungen; die Gelenke am Oberkörper und am linken Bein sind in ihren Freiheitsgraden weiterhin beweglich.
- Pflegemaßnahmen:
  - Bei jeder pflegerischen Maßnahme die Gelenke durchbewegen.
  - Bewegungsförderungsplan erstellen.
  - Aktive Bewegungsübungen anbieten, für das rechte Bein assistive Bewegungsübungen einüben.

Oder

- Pflegeproblem: Appetitlosigkeit/Nahrungsverweigerung beim Mittagessen.
- Ressource: Herr Böhm äußert sein Empfinden.
- Pflegeziel: Herr Böhm isst selbstständig drei Mahlzeiten pro Tag; er erlangt neue Selbstsicherheit beim Essen im Liegen.

Kompetenzen und Operatoren

Diese Aufgabe besteht aus vier Aufgabenteilen, die alle dem Kompetenzschwerpunkt I.1 (Anlage 2, PflAPrV) zugeordnet werden können. Der Operator „Erarbeiten Sie …" erfordert, dass Sie aus dem Fall Sachverhalte oder Leitgedanken herausarbeiten und diese in einen logischen Zusammenhang bringen.

- Pflegemaßnahmen:
  - Herzbettpositionierung zum Mittagessen.
  - Gezielt Hilfsmittel einsetzen (z. B. Servierten, Handtuch), sodass ein Kleckern auf die Kleidung reduziert werden kann.
  - Nach Speisen fragen, die Herr Böhm besser im Liegen zu sich nehmen kann und diese ermöglichen.

Oder

- Pflegeproblem: Schmerzen
- Ressource: Herr Böhm kann die Schmerzen lokalisieren und frühzeitig äußern
- Pflegeziel: Herr Böhm hat Schmerzen ≤ 3 in der NRS, Herr Böhm akzeptiert Maßnahmen zur Schmerzreduktion
- Pflegemaßnahmen:
  - Schmerzassessment zunächst alle 3 Stunden durchführen (NRS)
  - Medikamentengabe n. ä. A.
  - Kälteanwendungen am operierten Bein anbieten.

Oder

- Pflegeproblem: Obstipation.
- Ressource: Kann Stuhldrang frühzeitig äußern.
- Pflegeziel: Herr Böhm akzeptiert die Maßnahmen der Stuhlentleerung mit Hilfsmitteln; sieht die Notwendigkeit der regelmäßigen Stuhlentleerung ein und hält keinen Stuhlgang mehr zurück.
- Pflegemaßnahmen:
  - Wärmekissen oder feucht-warme Auflagen zur Reduzierung der Bauchschmerzen anbieten.
  - Ausscheidungsumgebung so weit wie möglich anpassen, sodass Herr Böhms Intimsphäre so weit wie möglich gewahrt wird.
  - Mind. 1,5 Liter Flüssigkeitszufuhr gewährleisten.

Kompetenzen und Operatoren

Diese Aufgabe besteht aus zwei Aufgabenteilen, die beide dem Kompetenzschwerpunkt I.1 (Anlage 2, PflAPrV) zugeordnet werden können. Der Operator „Nennen Sie …" fordert, dass Kenntnisse und Aussagen zielgerichtet zusammengetragen werden. Anschließend wird durch den Operator „Bewerten Sie …" die Fallsituation mit eigenen Wertmaßstäben, die sich aus Normen und Werten der Gesellschaft ableiten lassen, die Situation beurteilt.

2. Nennen Sie drei Ressourcen von Herrn Böhm (3 P.) Bewerten Sie zudem die Ressourcen bezogen auf die Fallsituation (3 P.). 6 Punkte

Ressource	Fallbezug
Gedichte schreiben	• Die Ressource kann er aktuell durch die Konzentrationsschwäche und dem Stift-fallen-Lassen nur bedingt einsetzen. • Hier könnte man die Tochter einbinden, welche die Gedichte für ihren Vater bei den Besuchen aufschreibt, sodass dieser nur diktieren muss.
Lieblingsgericht Spaghetti Bolognese	• Das Lieblingsgericht von Herrn Böhm hat sich nicht geändert. • Durch eine korrekte Positionierung im Bett und eine ausreichende Bedeckung seiner Kleidung kann sein Lieblingsgericht weiterhin angeboten werden. • Alternative Speisen anbieten, die er gerne isst.
Tochter Ute Meier	• Seine Tochter Ute Meier besucht ihn dreimal pro Woche. • Diese Ressource wird trotz seiner Bettlägerigkeit und Veränderungen im Allgemeinzustand weiterhin genutzt. • Die Tochter ist gewillt, neue pflegerische Konzepte anzuwenden, um ihren Vater etwas Gutes zu tun.
Lavendel	• Diese Ressource kann im Alltag von Hans Böhm neu eingesetzt werden. • Je nach Bedarf kann Lavendelduft im Zimmer eingesetzt werden.

3. Begründen Sie mit zwei Aspekten, warum es aktuell sinnvoll ist, dass Pflegefachfrau Anita eine Evaluation der Pflegeprozessplanung bei Herrn Böhm durchführt. 4 Punkte

Kompetenzen und Operatoren

Diese Aufgabe kann dem Kompetenzschwerpunkt I.1 (Anlage 2, PflAPrV) zugeordnet werden. Der Operator „Begründen Sie …" erfordert, dass komplexe Argumente schlüssig zu einem Sachverhalt ausgeführt werden. Zudem ist die Einbeziehung der Fallsituation erforderlich.

Das **Frailty-Syndrom** führte bei Hans Böhm zu einer deutlichen Veränderungen sowie Reduzierung des Allgemeinzustandes. Es sind neue Pflegeprobleme aufgetreten, welche eine Überarbeitung der Pflegeprozessplanung notwendig machen.

Nach einem **Aufenthalt in einer anderen Gesundheitseinrichtung** (z. B. stationäre Akutpflege) ist es immer sinnvoll, die Pflegeplanung anzupassen. Aus dem Verlegungsbericht können neue Informationen und Veränderungen des Gesundheitszustandes gewonnen und eingearbeitet werden.

4. Nennen Sie vier mögliche Pflegeprobleme, welche durch die neu aufgetretene Bettlägerigkeit entstehen können, wenn Sie an den Schwerpunkt „Prophylaxen" denken. 4 Punkte

Kompetenzen und Operatoren

Diese Aufgabe kann dem Kompetenzschwerpunkt I.1 und I.6 (Anlage 2, PflAPrV) zugeordnet werden. Der Operator „Nennen Sie …" fordert, dass Kenntnisse zielgerichtet zusammengetragen werden.

- Dekubitus
- Kontrakturen
- Pneumonie
- Thrombose
- Intertrigo
- Obstipation

5. Wählen Sie für Herrn Böhm ein (in Aufgabe 4) genanntes Pflegeproblem aus, welchem Sie die höchste Priorität einräumen (1 P.). Begründen Sie Ihre Auswahl. (3 P.) Nennen Sie anschließend vier Pflegemaßnahmen, welche das Pflegeproblem minimieren können (4 P.). 8 Punkte

Kompetenzen und Operatoren

Diese Aufgabe besteht aus drei Aufgabenteilen, die alle den Kompetenzschwerpunkten I.1 und I.6 (Anlage 2, PflAPrV) zugeordnet werden können. Der Operator „Wählen Sie aus …" und „Begründen Sie …" erfordern, dass Sie eine priorisierte fallbezogene Einschätzung vornehmen und diese fachlich mit Argumenten absichern.

Die **höchste Priorität** hat das mögliche Pflegeproblem des **Dekubitus**.

Begründung:

Herr Böhm ist seit dem Sturz bettlägerig und in seiner Bewegung stark eingeschränkt. Zudem kann er sein rechtes Bein kaum bewegen, sodass er vor allem an der rechten Ferse stark dekubitusgefährdet ist.

Pflegemaßnahmen:

- Weichlagerungsmatratze nach ärztlicher Anordnung organisieren.
- Zunächst passive, dann im weiteren Verlauf aktive Bewegungsübungen durchführen. Dabei Kontraindikationen beachten.
- Bewegungsförderungsplan erstellen.
- Die Eigenbewegungen von Herrn Böhm fördern.
- Mikropositionierungen anwenden.

LERNTIPP

Nach jeder Mobilisation oder jedem Transfer wird eine Kontrolle der Haut durch den „Finger-Test" durchgeführt.

Kompetenzen und Operatoren

Diese Aufgabe besteht aus zwei Aufgabenteilen, die beide dem Kompetenzschwerpunkt I.1 und dem Kompetenzbereich IV (Anlage 2, PflAPrV) zugeordnet werden können. Der Operator „Definieren Sie …" fordert eine begründete Auseinandersetzung in Satzform. Der zweite Operator „Arbeiten Sie heraus …" erfordert, dass aus dem Fall Sachverhalte hervorgehoben und in einen logischen Zusammenhang gebracht werden.

6. Definieren Sie den Begriff Frailty-Syndrom (2 P.) und arbeiten Sie vier Pflegemaßnahmen heraus, welche das Syndrom verhindern können (4 P.). 6 Punkte

Definition:

„Die Altersschwäche wird auch als Frailty-Syndrom – von engl. frailty ≈ „Gebrechlichkeit" – bezeichnet" (Amboss 2023).

IMPULS

Die Definition wird im aktuellen ICD-11-Katalog noch nicht berücksichtigt.

Pflegemaßnahmen:

- Individuelle Bewegungsförderung
- Zunächst eine stabile Schmerzsituation erreichen und darauf aufbauend eine Schmerzfreiheit ermöglichen
- Entspannungsübungen aufzeigen
- Unterstützung bei der Selbstversorgung anbieten

Kompetenzen und Operatoren

Diese Aufgabe kann dem Kompetenzschwerpunkt I.1 (Anlage 2, PflAPrV) zugeordnet werden. Der Operator „Erklären Sie …" fordert, dass Sachverhalte korrekt eingeordnet und diese in einem begründeten Zusammenhang gebracht werden.

7. Erklären Sie den Unterschied zwischen Bettruhe (2 P.) und Bettlägerigkeit (2 P.). Stellen Sie die verschiedenen Merkmale tabellarisch gegenüber. 4 Punkte

Bettruhe	Bettlägerigkeit
• Bettruhe ist vorübergehend • Wird zur körperlichen Schonung angewendet • Die Bettruhe wird von den Ärzten deutlich weniger und immer kürzer verordnet	• Bettlägerigkeit ist häufig langfristiger • Der zu pflegende Mensch liegt die meiste Zeit im Bett • Selbst das Sitzen findet vermehrt im Bett mit verschiedenen Positionsmöglichkeiten statt

8. Nennen Sie die fünf Phasen der Entstehung der Bettlägerigkeit (5 P.). Ermitteln Sie anschließend zu jeder Phase zwei konkrete Pflegemaßnahmen im Rahmen der Prävention (10 P.). 15 Punkte

Phase der Bettlägerigkeit	Präventive Pflegemaßnahmen
1. Instabilität	• Bewegungskonzepte aufzeigen, z. B. Kinästhetik • Informationsgespräche anbieten: – Über das Mobilbleiben im Alter – Zum Thema Sturzprophylaxe • Mobilität täglich fördern: – Gleichgewichts-/Bewegungsübungen – Körperliche Betätigung (z. B. Schwimmen)
2. Ereignis	• Bewegungen in jede pflegerische Maßnahme beim zu pflegenden Menschen sinnvoll einsetzen • Mobilisationshilfen korrekt auswählen und beim Transfer einsetzen • Sicherheit und Ruhe vermitteln
3. Immobilität im Raum	• Pflegefachpersonen sind den zu pflegenden Menschen freundlich zugewandt und helfen gerne bei Positionsveränderungen • Korrekte Hilfsmittel und Sitzmöbel für den zu pflegenden Menschen auswählen und einsetzen • Bezugspersonen in Transfers oder Positionsveränderungen einbeziehen
4. Ortsfixierung	• Für sinnvolle Beschäftigung sorgen, z. B. Kreuzworträtsel für die geistige Anregung • Soziale Kontakte ermöglichen • Nach Möglichkeit das Zimmer verlassen und den Betroffenen mit Hilfsmitteln nach draußen bringen
5. Bettlägerigkeit	• Anleitung zu aktiven Bewegungsübungen im Bett • Vorhandene Ressourcen bei jeder Bewegung des zu pflegenden Menschen einsetzen • Respektieren, dass der zu pflegende Mensch im Bett liegt und er seinen Wohnraum nicht selbstständig verändern kann, somit nicht ungefragt aufräumen etc.

LERNTIPP

Das Phasenmodell der Entstehung von Bettlägerigkeit wurde von Professorin Angelika Zegelin erarbeitet.

Kompetenzen und Operatoren

Diese Aufgabe besteht aus zwei Aufgabenteilen, die beide dem Kompetenzschwerpunkt I.6 und dem Kompetenzbereich IV (Anlage 2, PflAPrV) zugeordnet werden können. Der Operator „Nennen Sie ..." fordert, dass Kenntnisse und Daten zielgerichtet zusammengetragen werden. Der Operator „Ermitteln Sie ..." erfordert, dass aus dem Fall Sachverhalte herausgearbeitet und diese in einen Zusammenhang gebracht werden.

Kompetenzen und Operatoren
Diese Aufgabe kann dem Kompetenzbereich IV (Anlage 2, PflAPrV) zugeordnet werden. Der Operator „Listen Sie auf …" erfordert, dass Kenntnisse zielgerichtet zusammengetragen werden.

9. Listen Sie vier Folgen oder Komplikationen auf, welche durch eine Bettlägerigkeit entstehen können. 4 Punkte

- Auswirkungen auf die Bewegungsfähigkeit, z. B. Abnahme der Gelenkbeweglichkeit
- Veränderungen der Kognition, z. B. Konzentrationsschwäche
- Veränderungen des Atmungssystems, z. B. Sekretstau in der Lunge
- Veränderungen des Herz-Kreislauf-Systems, z. B. Hypotonie
- Wahrnehmungsveränderungen, z. B. Verlust der Orientierung im Raum

ACHTUNG
Wenn bei einem pflegebedürftigen Menschen Bettlägerigkeit ins Spiel kommt, müssen die damit assoziierten Pflegegefahren quasi automatisch mitgedacht werden. Umgekehrt bedeutet dies, dass eine wichtige Aufgabe der Pflege darin besteht, Menschen möglichst bald wieder aus dem Bett zu holen und Eigenbewegung anzubahnen.

Kompetenzen und Operatoren
Diese Aufgabe kann dem Kompetenzschwerpunkt II.1 (Anlage 2, PflAPrV) zugeordnet werden. Der Operator „Zeigen Sie auf …" erfordert, dass Sachverhalte strukturiert und in logischen Zusammenhängen beschrieben werden.

10. Zeigen Sie anhand von drei Aspekten, wieso die korrekte Umsetzung der Sprache in einem Informationsgespräch so wichtig ist, um die Bezugspersonen zu erreichen. 6 Punkte

Verwendung einfacher Sprache
In einem Informationsgespräch ist es wichtig, dass Sie eine einfache Sprache für die Bezugspersonen wählen, sodass sie Ihre Informationen auch verarbeiten und aufnehmen können. Somit ist es wichtig, dass Sie die Muttersprache verwenden und die medizinischen Begriffe mit Umgangssprache umschreiben.
Verwendung prägnanter Sprache
Im Gespräch nutzen Sie prägnante, kurze und eindeutige Sätze. Von Redundanz ist Abstand zu nehmen.
Zielgruppenorientierte Sprache
Das Informationsgespräch wird so vorbereitet, dass es auf den Adressaten zugeschnitten wird. Das bedeutet, Sie schauen vorher, wer beim Gespräch anwesend ist. Kennt sich die Person, mit der Sie das Gespräch führen, mit dem Thema bereits aus oder ist es neu?
Aufbau und Gliederung des Gespräches
In einem Informationsgespräch wird dieses so aufgebaut, dass die Informationen sinnvoll aufeinander aufbauen und im Gespräch ein roter Faden zu erkennen ist.

11. Beschreiben (3 P.) und begründen (3 P.) Sie, warum das Konzept der Basalen Stimulation® für Herrn Böhm geeignet ist. 6 Punkte

Kompetenzen und Operatoren

Diese Aufgabe besteht aus zwei Aufgabenteilen, die beide dem Kompetenzschwerpunkt I.6 und IV (Anlage 2, PflAPrV) zugeordnet werden können. Die Operatoren „Beschreiben Sie …" und „Begründen Sie …" erfordern, dass Sachverhalte strukturiert und in logische Zusammenhänge gebracht werden. Dazu werden Sie mit komplexen Argumenten schlüssig aufgeführt.

Beschreibung des Konzeptes:

Die Basale Stimulation® ist ein therapeutisches, pflegerisches sowie pädagogisches Konzept. Das Konzept fördert zu pflegende Menschen mit einer ganzheitlichen körperbezogenen Kommunikation. Durch verschiedene Angebote wird die Orientierung, (um sich selbst und/oder um die Abgrenzung des Körpers und seiner Umgebung) wieder spürbar gemacht.

Begründung:

- Es fördert beeinträchtigte Menschen mit Wahrnehmungs-, Kommunikations- und Bewegungsveränderungen. Bei Herrn Böhm trifft der letzte Schwerpunkt zu.
- Autonomie und Verantwortung erleben und fördern. Bedingt durch die neu entstandene Bettlägerigkeit ist die Möglichkeit der Autonomieförderung in andern Bereichen für Herrn Böhm wichtig.
- Leben erhalten und Entwicklung erfahren. Die Tochter von Herrn Böhm möchte weiterhin ihren Vater unterstützen und ihn bei Positionsveränderungen im Bett fördern. Mit diesem Konzept kann sie ihn weiterhin unterstützen und das Leben (auch im Bett) weiter unterstützen.

IMPULS

Das Konzept der Basalen Stimulation® wurde von Andreas Fröhlich zur Wahrnehmungsförderung von Kindern und Jugendlichen mit Einschränkungen entwickelt. In den 1980er Jahren wurde es dann wissenschaftlich von Christel Bienstein und Andreas Fröhlich auf weitere Bereiche in der Pflege überprüft. Seitdem gilt es als ein pflegewissenschaftliches Konzept.

12. Erläutern Sie Ute Meier vier Wahrnehmungs-/Kommunikationsangebote der Basalen Stimulation®. Nutzen Sie zur Ausarbeitung die folgenden drei Aspekte: Erläuterung, Sinnesorgan und ein konkretes Beispiel. 12 Punkte

Kompetenzen und Operatoren

Diese Aufgabe kann den Kompetenzschwerpunkten I.6 und II.1 (Anlage 2, PflAPrV) zugeordnet werden. Der Operator „Erläutern Sie …" erfordert, dass Sie eine priorisierte Einschätzung vornehmen und diese fachlich und sachlich mit Argumenten absichern.

Angebot	Erläuterung, Sinnesorgan und Beispiel
Auditive/akustische Stimulation	• Erfahrungen hören lassen • Hörsinn (z. B. Geräusche, Musik hören, Singen, Vorlesen)
Gustatorische/orale Stimulation	• Erfahrungen schmecken lassen • Geschmackssinn (z.B. Kausäckchen, Flüssigkeiten, Fruchtsauger, Lieblingsessen)
Olfaktorische Stimulation	• Erfahrungen riechen lassen • Geruchsinn (z.B. Aromatherapie, Heimatgerüche, Düfte)
Taktil-haptische Stimulation	• Erfahrungen tasten lassen • Tastsinn (z.B. Betasten/Greifen von Gegenständen, die sich in Form, Größe und Oberflächenbeschaffenheit unterscheiden)
Visuelle Stimulation	• Erfahrungen sehen lassen • Sehsinn (z.B. Bilder, Filme, Fotos)

Kompetenzen und Operatoren
Diese Aufgabe besteht aus zwei Aufgabenteilen, die beide dem Kompetenzschwerpunkt I.1 (Anlage 2, PflAPrV) zugeordnet werden können. Der Operator „Definieren Sie …" fordert eine begründete Auseinandersetzung in Satzform. Der zweite Operator „Nennen Sie …" fordert, dass Daten zielgerichtet zusammengetragen werden.

13. Definieren Sie den Begriff geriatrisches Assessment (2 P.) und nennen Sie drei Assessments, welche in diesem Bereich eingesetzt werden können (3 P.). 5 Punkte

Definition:
Ein Assessment wird eingesetzt, um mithilfe eines standardisierten Instruments eine Einschätzung des gesundheitlichen Status zu erheben und zu dokumentieren. Das geriatrische Assessment erfasst die körperlichen und psychischen Probleme sowie Ressourcen eines alternden zu pflegenden Menschen. Im Bereich der Geriatrie wird das Assessment angewendet, um den Behandlungsbedarf zu erfassen und um unnötige Therapien zu vermeiden.
Mögliche geriatrische Assessments:
- Geriatrische Depressionsskala (GDS)
- Geriatrisches Screening nach Lachs
- Mobilitätstests, z. B. Timed Up and Go Test
- Tests der Kognition, z. B. Uhrentest
- Test der Alltagsaktivitäten, z. B. Barthel-Index
- Sozialstatus, z. B. in den Bereichen Wohnumfeld

Kompetenzen und Operatoren
Diese Aufgabe kann dem Kompetenzschwerpunkt I.1 (Anlage 2, PflAPrV) zugeordnet werden. Der Operator „Erarbeiten Sie …" erfordert, dass Sie Inhalte und Zusammenhänge strukturieren.

14. Erarbeiten Sie drei Besonderheiten im Umgang mit geriatrisch zu pflegenden Menschen. 3 Punkte

- Ältere Menschen können in neuer Umgebung verunsichert sein. Daher sollten immer wiederkehrende und gleiche Handlungsabläufe in die Versorgung geriatrischer zu pflegender Menschen eingebaut und durchgeführt werden.
- Auch geriatrisch zu pflegende Menschen haben Ressourcen und Fördermöglichkeiten. Daher ist eine aktivierende und fördernde Pflege angesagt.
- Geriatrisch zu pflegende Menschen sind in hohem Maß von der Umgebung beeinflusst. Ein angenehmes Umfeld unterstützt die Situation und das Wohlbefinden.
- Geriatrisch zu pflegende Menschen brauchen in besonderem Maß soziale Kontakte. Diese sollten ermöglicht und Bezugspersonen eingebunden werden.

15. *„Anita, werde ich jemals wieder auf die Beine kommen?".* Interpretieren Sie diese Aussage. 2 Punkte

Eine konkrete Aussage über die Gehfähigkeit zu machen, ist in der aktuellen Situation schwierig. Eine Verbesserung der Mobilität ist für alle Beteiligten das wichtigste Nahziel in der Pflegeprozessplanung. Folgende Aspekte sprechen für eine Möglichkeit, die Gehfähigkeit wiederzuerlangen:

- Anita hat das Frailty-Syndrom erkannt und kann Präventionsmaßnahmen einleiten.
- Das rechte Bein wurde in der stationären Akutpflege versorgt und die anderen drei Extremitäten sind noch gut funktionsfähig.
- Die Pflegeprozessplanung wird mit allen Beteiligten besprochen und mit dem Schwerpunkt der Mobilitätsförderung überarbeitet.

Kompetenzen und Operatoren

Diese Aufgabe kann den Kompetenzschwerpunkten I.1 und II.1 (Anlage 2, PflAPrV) zugeordnet werden. Der Operator „Interpretieren Sie ..." fordert eine begründete Bewertung in ganzen Sätzen.

LITERATUR

1. Amboss. Übersicht Geriatrie. Aus: https://www.amboss.com/de/wissen/%C3%9Cbersicht_Geriatrie (letzter Zugriff: 28.04.2023).
2. Bienstein C, Fröhlich A. Basale Stimulation® in der Pflege – Die Grundlagen. 8. Aufl. Bern: Hogrefe, 2016.
3. Deutsches Netzwerk für Qualitätsentwicklung in der Pflege (DNQP) (Hrsg.). Expertenstandard Dekubitusprophylaxe in der Pflege. 2. Akt. Osnabrück: DNQP, 2017.
4. Herrmann E. Aspekte des Alterns. In: Böhmer-Breuer R, Herrmann E. (Hrsg.). PFLEGEN Fokus Alter Mensch. München: Elsevier, 2021. S. 2–13.
5. Lühnen J, Albrecht M, Mühlhauser I, Steckelberg A. Leitlinie evidenzbasierte Gesundheitsinformation. 2017. Aus: http://www.leitliniegesundheitsinformation.de/ (letzter Zugriff: 28.04.2023).
6. Schröder S, Rey J. (Hrsg.). Pflege konkret Innere Medizin. 8. Aufl. München: Elsevier, 2022

17.13 Trainingsfinale Powerpack Tag 1 (➤ Kap. 16.1)

Roland Böhmer-Breuer

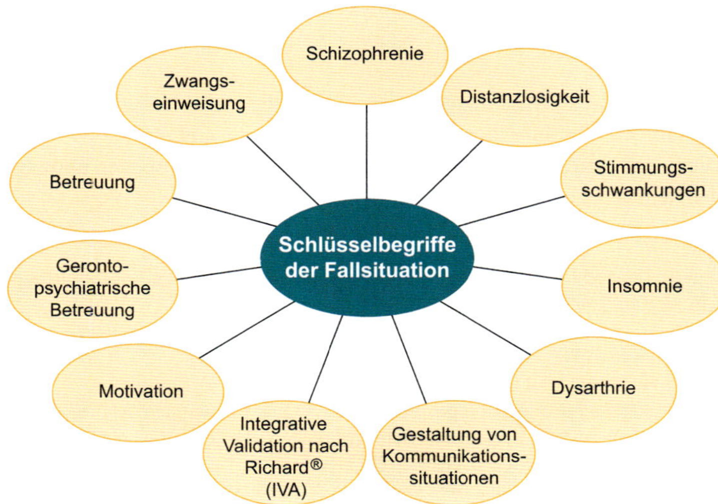

Kompetenzen und Operatoren

Diese Aufgabe besteht aus zwei Aufgabenteilen, die beide dem Kompetenzschwerpunkt I.1 (Anlage 2, PflAPrV) zugeordnet werden können. Der Operator „Arbeiten Sie heraus …" erfordert eine ausführliche, strukturierte Antwort in Sätzen mit Fallbezug.

1. Arbeiten Sie vier vorrangige Pflegeprobleme (8 P.) und jeweils eine passende Ressource (4 P.) zu der Fallsituation von Herrn Wagner heraus. 12 Punkte

- **Pflegeproblem:** Herr Wagner droht soziale Isolation aufgrund von unpassendem Verhalten.
- **Ressource:** Herr Wagner lässt sich durch Interventionen des Pflegepersonals beeinflussen.

Oder

- **Pflegeproblem:** Herr Wagner hat Schlafprobleme.
- **Ressource:** Herr Wagner kann die Probleme äußern.

Oder

- **Pflegeproblem:** Aufgrund der Dysarthrie ist die Kommunikation von Herrn Wagner beeinträchtigt.
- **Ressource:** Wenn Herr Wagner Zeit bekommt, kann er sich verständlich machen.

Oder

- **Pflegeproblem:** Herrn Wagner drohen Hautschädigungen aufgrund mangelnder Compliance bei der Körperpflege.

- **Ressource:** Altenpflegehelfer Jakob Todt kann Herrn Wagner erfolgreich zur Körperpflege motivieren.

Oder

- **Pflegeproblem:** Herr Wagner hat Phasen tiefer Trauer und Selbstzweifel.
- **Ressource:** Herr Wagner akzeptiert, das Pflegende ihm zuhören.

2. Formulieren Sie zu zwei der in Aufgabe 1 genannten Pflegeprobleme je zwei Pflegeziele. 8 Punkte

Kompetenzen und Operatoren

Diese Aufgabe kann dem Kompetenzschwerpunkt I.1 (Anlage 2, PflAPrV) zugeordnet werden. Die Aufgabe ermöglicht acht Punkte. Der Operator „Formulieren Sie …" erfordert, dass Sachverhalte mit den korrekten Worten wiedergegeben werden.

- **Pflegeproblem 1:**
  - Herr Wagner ist sozial akzeptiert.
  - Herr Wagner fühlt sich vom Pflegepersonal wertgeschätzt.
- **Pflegeproblem 2:**
  - Herr Wagner kann ruhig einschlafen.
  - Herr Wagner schläft fünf Stunden durch.
- **Pflegeproblem 3:**
  - Herr Wagner fühlt sich verstanden.
  - Herr Wagner kann Sachverhalte prägnant artikulieren.
- **Pflegeproblem 4:**
  - Herr Wagner verfügt über ein gepflegtes äußeres Erscheinungsbild.
  - Herr Wagner ist zur täglichen Körperpflege motiviert.
- **Pflegeproblem 5:**
  - Herr Wagner empfindet sich in seinen Selbstzweifeln akzeptiert.
  - Herr Wagners Stimmung ist ausgeglichener.

3. Beschreiben Sie sechs Informationen, die Ihnen zur Steuerung des Pflegeprozesses fehlen (6 P.) und erläutern Sie jeweils, warum die entsprechende Information für Ihr weiteres Vorgehen relevant ist (6 P.). 12 Punkte

Kompetenzen und Operatoren

Diese Aufgabe besteht aus zwei Aufgabenteilen, die den Kompetenzschwerpunkten I.1 und I.6 (Anlage 2, PflAPrV) zugeordnet werden können. Der Operator „Beschreiben und erläutern Sie …" erfordert, dass Sie fallbezogen fehlende Informationen aufsuchen und Ihre Auswahl begründen.

- Wie ist die soziale Situation? Begründung: Soziale Beziehungen sind entscheidende Faktoren innerhalb des Pflegeprozesses.
- Seit wann leidet Herr Wagner unter der Schizophrenie? Begründung: Ein längerer Krankheitsverlauf weist darauf hin, dass bereits Strategien zur Bewältigung des Krankheitsgeschehens vorhanden sein können.
- Warum will sich Herr Wagner nicht waschen? Begründung: Die Information weist ggf. auf die Problemlösung hin.
- Wie ist das Verhältnis von Herrn Wagner zu seinem Betreuer? Begründung: Der Betreuer hat eine zentrale Stellung im Zusammenhang mit allen Entscheidungen von Herrn Wagner.
- Bei welchen Situationen ist eine Zwangseinweisung bisher notwendig geworden? Begründung: Mit dieser Information kann ggf. situationsabhängig eine Deeskalation erreicht werden.
- Wie reagiert Herr Wagner auf männliche Pflegende und Bewohner? Begründung: Mit dieser Information kann abgeschätzt werden, ob das unangepasste Verhalten von Herrn Wagner geschlechtsabhängig ist.

- Spielt bei Herrn Wagner das Phänomen Polypharmazie eine Rolle? Begründung: Polypharmazie ist bei diesen vielen Diagnosen möglich und bedingt ggf. zu überprüfende Wechselwirkungen bei der Medikation.

IMPULS

Die Übung, sich klarzumachen, welche Informationen in einer Fallsituation fehlen, baut die Kompetenz auf, in unklaren Situationen (z. B. Not- und Gefahrensituationen, Situationen, die zu interpretieren sind) die richtigen Fragen zu stellen und ein Gefühl für die Gesamtsituation zu entwickeln.

Kompetenzen und Operatoren

Diese Aufgabe kann dem Kompetenzschwerpunkt I.5 (Anlage 2, PflAPrV) zugeordnet werdenDer Operator „Beschreiben Sie …" fordert, dass Kenntnisse, Daten und Aussagen zielgerichtet mit Bezug zur Fallsituation zusammengetragen werden.

4. In welchen Lebensbereichen könnte Jakob Todt Herrn Wagner bei der Lebensgestaltung unterstützen? Beschreiben Sie für vier Lebensbereiche je zwei Unterstützungsangebote (je 2 P.). 8 Punkte

- Unterstützungsangebot im Bereich sich beschäftigen, lernen und entwickeln: Zeitung lesen, handwerklich tätig sein
- Unterstützungsangebot im Bereich sich kleiden: Anregung für andere Kleidung, Anregung die Kleidung selbst auszuwählen
- Unterstützungsangebot im Bereich kommunizieren: Lautstärke üben („be loud"), Rhythmus einhalten (z. B. mit einem Pacingboard)
- Unterstützungsangebot im Bereich existenzielle Erfahrungen: religiöse/spirituelle Angebote machen, mit Herrn Wagner regelmäßig über seine ihm wichtigen Themen sprechen
- Unterstützungsangebot im Bereich essen und trinken: biografisch orientierte Vorlieben und Abneigungen berücksichtigen, durch Mahlzeitenangebot auf Gewichtsreduktion hinwirken

Kompetenzen und Operatoren

Diese Aufgabe kann dem Kompetenzschwerpunkt I.1 (Anlage 2, PflAPrV) zugeordnet werden. Der Operator „Erläutern Sie …" fordert, dass Kenntnisse, Daten und Aussagen zielgerichtet zusammengetragen werden.

5. Erläutern Sie anhand von vier Beispielen, auf welche Weise Herr Wagner in einer gerontopsychiatrischen Station in seiner Entwicklung gefördert werden könnte (je 2 P.). 8 Punkte

- Die gerontopsychiatrische Station bietet einen geschützten Rahmen zur individuellen Entfaltung.
- Das Personal auf einer solchen Station ist für die Bedürfnisse der gerontopsychiatrisch veränderten Menschen geschult.
- Auf gerontopsychiatrischen Stationen erfolgt regelmäßig ein Facharztkonsil.
- Die Tagesstruktur auf gerontopsychiatrischen Stationen schafft Orientierung und Sicherheit.
- Der Pflegeprozess auf solchen Stationen ist auf maximale Akzeptanz und Flexibilität bei gleichzeitiger Wahrung der Rechte aller ausgerichtet.

LERNTIPP

Bei den Überlegungen, welcher Elemente zu der Förderung der Entwicklung gehören, lohnt es sich, sich mit der eigenen Lebenswelt zu befassen und zu reflektieren, welche Lebensbereiche einen selbst stabilisieren und voranbringen.

6. Beschreiben Sie die Integrative Validation nach Richard®. Gehen Sie dabei auf die Stichwörter Ziele (2 P.), Zielgruppen (2 P.), Grundhaltung (2 P.) und Methode (4 P.) ein. 10 Punkte

Kompetenzen und Operatoren

Diese Aufgabe kann dem Kompetenzschwerpunkt II.1 (Anlage 2, PflAPrV) zugeordnet werden. Der Operator „Beschreiben Sie ..." erfordert, dass ein Sachverhalt strukturiert entfaltet wird.

Die Integrative Validation nach Richard® ist eine Methode, die auf gelingende Kommunikation mit demenzkranken Menschen aller Schweregrade abzielt. Ziele sind die Ressourcen der Betroffenen zu aktivieren sowie Brücken zu der Welt der demenzerkrankten Menschen zu bauen. Die Grundhaltung ist

- ressourcenorientiert,
- wertschätzend und
- personzentriert, also die Individualität und Würde des Menschen in den Mittelpunkt stellend.

Die Methode baut auf eine empathische Grundhaltung mit verbaler, nonverbaler und paraverbaler Kommunikation sowie der Stärkung der Person durch Bestätigung im Prinzip des Agierens und Reagierens. Sie ist in vier Schritte gegliedert:

1. Gefühle und Antriebe wahrnehmen,
2. bestätigendes Nachfragen,
3. individuelles Wertschätzen und
4. verallgemeinernde Wertschätzung (z. B. durch ein passendes Sprichwort).

ACHTUNG

Die Integrative Validation nach Richard® ist eine wertvolle Kommunikationsmethode. Sie ist aber nicht zu verwechseln mit Naomi Feils Validation

7. Erläutern Sie mit einem theoretischen Modell, warum eine an sich negativ wirkende Gesprächsstrategie in diesem Fall angebracht ist. 8 Punkte

Kompetenzen und Operatoren

Diese Aufgabe kann dem Kompetenzschwerpunkt II.1 (Anlage 2, PflAPrV) zugeordnet werden. Der Operator „Erläutern Sie ..." fordert, dass Sie theoretische Kenntnisse dazu benutzen, die Hintergründe eines konkreten Sachverhalts zu erhellen.

Die sechs Interventionsstrategien nach J. Heron beschreiben Möglichkeiten, je nach Situation und Person des Pflegebedürftigen unterschiedlich auf den Menschen einzuwirken. Die Interventionen werden in zwei Hauptkategorien und je drei Interventionsarten eingeteilt:

- Autoritative Interventionen:
  - Verordnende Intervention
  - Informative Intervention
  - Konfrontierende Intervention
- Unterstützende (facilitative) Interventionen:
  - Kathartische Interventionen
  - Katalytische Interventionen
  - Unterstützende Interventionen.

Bei der verordnenden Intervention wird erkannt, dass dem Klienten lediglich Anweisungen und Rezepte helfen. Eine ausufernde Kommunikation wird hier bewusst vermieden.

Kompetenzen und Operatoren
Diese Aufgabe kann dem Kompetenzschwerpunkt II.1 (Anlage 2, PflAPrV) zugeordnet werden. Der Operator „Führen Sie aus …" erfordert, dass der Sachverhalt anhand der Vorgabe veranschaulicht wird.

8. Distanzlosigkeit wird von vielen Menschen als unangenehm empfunden. Führen Sie anhand des Modells von Edward T. Hall aus, wie Herr Wagner die soziale Distanz seiner Gegenüber verletzt. 8 Punkte

Edward T. Hall entwickelte das Konzept der Proxemik. Er unterschied vier soziale Hauptdistanzzonen:
- intime Distanzzone (Reichweite 0–60 cm),
- persönliche Distanzzone (Reichweiten 60 cm bis 1,20 m),
- soziale Distanzzone (Reichweite 1,20–3 m) und
- öffentliche Distanzzone (Reichweite mehr als 3 m).

Eine Verletzung der jeweiligen Distanzzone wird als unangenehm empfunden, wenn die Person nicht autorisiert ist (z. B. ein Partner oder ein Arzt). Somit stellt das Verhalten von Herrn Wagner in der Fallsituation ein Ereignis dar, auf das das Gegenüber unwillkürlich physisch und psychisch reagiert.

ACHTUNG
Das Konzept der sozialen Distanzzonen ist stark kulturspezifisch geprägt und unterliegt vielen situationsspezifischen Faktoren. Daher sollte es nicht kritiklos verallgemeinert werden.

Kompetenzen und Operatoren
Diese Aufgabe besteht aus mehreren Unterpunkten, die dem Kompetenzbereich IV (Anlage 2, PflAPrV) zugeordnet werden können Der Operator „Beschreiben Sie …" fordert eine umfangreiche Darstellung in Satzform, der Operator „Nennen Sie …" das strukturierte Aufführen von Einzelaspekten.

9. Beschreiben Sie die Eckpunkte der rechtlich geregelten Betreuung – Gesetzbuch (2 P.), Zielgruppe (2 P.), Sinn und Zweck (2 P.), zuständiges Gericht (2 P.) – und nennen Sie vier Aufgabenkreise (4 P.). 12 Punkte

Die Eckpunkte der rechtlich geregelten Betreuung sind wie folgt:
- **Gesetzbuch:** BGB (§§ 1814 ff.).
- **Zielgruppe:** Volljährige, die aufgrund einer psychischen Krankheit oder einer körperlichen, geistigen oder seelischen Behinderung ihre Angelegenheiten ganz oder teilweise nicht besorgen können. Es darf keine Vollmacht vorliegen.
- **Sinn und Zweck:** Die Betreuung muss dem Wohle des Betreuten dienen.
- **Zuständiges Gericht:** das Betreuungsgericht.
- **Aufgabenkreise:**
  - Post- und Fernmeldeangelegenheiten,
  - Gesundheitsfürsorge,
  - Aufenthaltsbestimmungen,
  - Vermögensangelegenheiten und
  - freiheitsentziehende Maßnahmen.

Kompetenzen und Operatoren
Diese Aufgabe kann dem Kompetenzbereich IV (Anlage 2, PflAPrV) zugeordnet werden. Der Operator „Erläutern Sie …" erfordert, dass Informationen als Hintergrund für eine Intervention aufgeführt werden.

10. Erläutern Sie, welche Voraussetzungen gelten müssen, damit eine Zwangseinweisung erfolgen kann. 8 Punkte

Die gesetzlichen Grundlagen für die Zwangseinweisung legt das Unterbringungsgesetz (UBG; Bayern, Baden-Württemberg, Saarland) bzw. das Gesetz für psychisch Kranke (PsychKG; restliche Bundesländer) fest. Folgende Voraussetzungen und Regelungen gelten:
- Es muss eine akute und erhebliche Selbstgefährdung (z. B. suizidale Handlungen) vorliegen.

- Es muss eine akute und erhebliche Fremdgefährdung (z. B. Gewalt gegenüber Angehörigen oder Mitbewohnern) vorliegen.
- Die Zwangseinweisung soll zum Wohle des Betroffenen und/oder seiner Umwelt erfolgen.
- Es besteht keine andere Möglichkeit für mildere Maßnahmen, den Erkrankten oder seine Umgebung zu schützen.
- Der Patient muss unverzüglich, mindestens innerhalb von 24 Stunden von einem Facharzt begutachtet werden.
- Eine richterliche Genehmigung ist zwingend erforderlich, wenn die Gefährdung fortbesteht.

LERNTIPP

Beachten Sie die drei möglichen Varianten bei der Einweisung:
- Einweisung auf eigenen Wunsch (keine Zwangseinweisung
- Einweisung durch den Betreuer/Bevollmächtigten
- Einweisung durch das Amtsgericht

11. In der Situation mit Herrn Wagner und den anderen Bewohnerinnen und Bewohnern treffen unterschiedliche Bedürfnisse aufeinander. Beschreiben Sie diesen Konflikt unterschiedlicher Interessen (2 P.) und erarbeiten Sie Ansätze zur Konfliktlösung (4 P.). 6 Punkte

Kompetenzen und Operatoren

Diese Aufgabe besteht aus zwei Teilfragen, die dem Kompetenzschwerpunkt I.6 (Anlage 2, PflAPrV) zugeordnet werden können. Der Operator „Beschreiben Sie …" erfordert die Darstellung der Ausgangslage, der Operator „Erarbeiten Sie …" erfordert, dass Sie die gewonnenen Erkenntnisse mit Handlungsansätzen erweitern.

Konflikt:

Herr Wagner hat unmittelbar empfundene Bedürfnisse von Nähe, Ausleben von Intimität, ggf. auch Bestätigung und Körperkontakt. Die Bewohner haben das Bedürfnis nach Sicherheit und einer intakten Intimsphäre unter Wahrung einer bestimmten, selbst regulierten Distanz. Da Herr Wagner gerade gegenüber körperlich kleineren Bewohnerinnen distanzlos agiert, zeigt sich hier ein Konflikt unterschiedlicher Bedürfnisse.

Mögliche Lösungen:
- Angebote für Herrn Wagner, ihn im Alltag zu beschäftigen (interesse- und/oder biografieorientiert)
- Einüben von Schlüsselsätzen zur Begrenzung von Herrn Wagners distanzlosem Verhalten
- Einbezug eines Facharztes zur Anpassung der Medikation
- Einbezug einer Sexualbegleitung
- Kündigung des Heimplatzes und Unterbringung von Herrn Wagner in einer gerontopsychiatrischen Einrichtung

ACHTUNG

Die Kündigung eines Heimplatzes ist nur sehr eingeschränkt möglich. Manchmal aber rechtfertigen besondere Umstände diesen Schritt und helfen möglicherweise allen Beteiligten.

17.13 TRAININGSFINALE POWERPACK TAG 1 (> KAP. 16.1)

LITERATUR

1. BGB. Bürgerliches Gesetzbuch in der Fassung der Bekanntmachung vom 2. Januar 2002 (BGBl. I S. 42, 2909; 2003 I S. 738), das zuletzt durch Artikel 1 des Gesetzes vom 14. März 2023 (BGBl. 2023 I Nr. 72) geändert worden ist. Aus: https://www.gesetze-im-internet.de/bgb/BJNR001950896.html (letzter Zugriff: 29.05.2023).
2. Hall ET. Die Sprache des Raumes. Düsseldorf: Schwann, 1976.
3. Richard N, Richard M, Gunzelmann T. Integrative Validation nach Richard®. Menschen mit Demenz wertschätzend begegnen. 2. Aufl. Bollendorf: Eigenverlag Institut für Integrative Validation GbR, 2016.
4. Stoy A. John Herons Interventionskonzept – ein Konzept für die Seelsorge? Das Phänomen Seelsorge. Saarbrücken: AV Akademikerverlag, 2014.

17.14 Trainingsfinale Powerpack Tag 2 (➢ Kap. 16.3)

Nadine Regnet

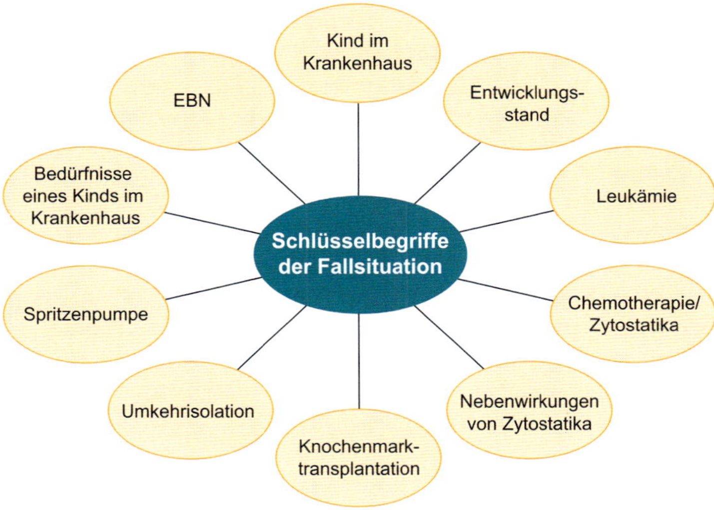

1. Beschreiben Sie Timmis Krankheitsbild (4 P.). Stellen Sie anschließend die unterschiedlichen Leukämieformen (8 P.) gegenüber. 12 Punkte

Kompetenzen und Operatoren

Diese Aufgabe besteht aus zwei Aufgabenteilen, die beide dem Kompetenzschwerpunkt II.2 (Anlage 2 PflAPrV) zugeordnet werden können.
Der Operator „Beschreiben Sie" erfordert die Darstellung von Sachverhalten in sachlich und fachsprachlich richtigen eigenen Worten, während der Operator „Stellen Sie … gegenüber" das Herausarbeiten von Unterschieden verschiedener Sachverhalte verlangt.

Beschreibung:

Eine Leukämie ist eine neoplastische (bösartige) Erkrankung der Vorläuferzellen der Leukozyten im Knochenmark. Sie entsteht durch eine unkontrollierte Vermehrung unreifer Stammzellen der Leukopoese. Das heißt, Leukozyten werden ungehemmt produziert, reifen je nach Krankheitsform nicht aus und sind funktionsuntüchtig. Dies führt zu einer Störung aller anderen blutbildenden Zellen.

Leukämieformen:

- **ALL** – akute lymphatische Leukämie
- **CLL** – chronische lymphatische Leukämie
- **AML** – akute myeloische Leukämie
- **CML** – chronische myeloische Leukämie

Form	Beschreibung
Lymphatische Leukämie	Entartung der Vorläuferzellen der Lymphozytenreihe
Myeloische Leukämie	Entartung der Vorläuferzellen der Granulozytenreihe
Akute Leukämie	Akute, schnell verlaufende Erkrankung. Rapide Verschlechterung des Gesundheitszustands
Chronische Leukämie	Schleichender, langsamer Krankheitsverlauf

ACHTUNG

Die chronische lymphatische Leukämie (CLL) zählt zu den malignen Lymphomen *(Non-Hodgkin-Lymphomen).*

IMPULS

- Erarbeiten Sie die Symptome der einzelnen Leukämieformen.
- Kennen Sie auch den Unterschied zwischen Leukämien und malignen Lymphomen?

Kompetenzen und Operatoren

Diese Aufgabe kann dem Kompetenzschwerpunkt II.2 (Anlage 2 PflAPrV) zugeordnet werden kann. Der Operator „Begründen Sie" fordert, Argumente zu einem Sachverhalt schlüssig aufzuführen.

2. Begründen Sie, weshalb Timmi Symptome der Anämie, eine Blutungsneigung sowie eine Infektanfälligkeit zeigt. 6 Punkte

Als Folge der ungehemmten Vermehrung der Blasten im Knochenmark kommt es zur Veränderung aller normalen Zellreifungsreihen.

- **Infektanfälligkeit:** Bei einer Leukämie teilen sich die Leukozyten ungehemmt, jedoch reifen sie nicht aus *(Blasten)* und haben demzufolge nur noch eine geringe bzw. keine Funktion.
- **Symptome der Anämie und Blutungsneigung:** Leukämiezellen verdrängen die Erythrozyten und Thrombozyten im Knochenmark. Aus diesem Grund entsteht schließlich ein Mangel dieser Blutzellen und es kommt zu den genannten Symptomen.

Kompetenzen und Operatoren

Diese Aufgabe besteht aus vier Aufgabenteilen, die alle dem Kompetenzschwerpunkt II.2 (Anlage 2 PflAPrV) zugeordnet werden können. Der Operator „Geben Sie … an" erfordert das Zusammentragen von Kenntnissen. Der Operator „beschreiben Sie" verlangt eine umfangreiche Beantwortung in Sätzen, während der Operator „Nennen Sie" das ausschließliche Zusammentragen von Informationen fordert. Der Operator „erschließen Sie" verlangt, dass bestimmte Sachverhalte in die Entscheidung miteinbezogen werden, auch wenn sie nicht explizit genannt werden müssen.

3. Geben Sie an, aus welchem Grund Timmi isoliert werden muss (2 P.), und beschreiben Sie, um welche Isolation es sich handelt (2 P.). Nennen Sie die zu berücksichtigenden Prinzipien dieser Isolation (3 P.) und erschließen Sie je zwei konkrete Pflegemaßnahmen, die Sie bei Timmi durchführen (6 P.). 13 Punkte

Grund und Art der Isolation

Timmi muss aufgrund seiner **Immunabwehrschwäche** durch die Leukämie und der Therapie (Chemo) isoliert werden (Risikogruppe 3 gemäß der Schweregradeinteilung des Robert Koch-Instituts). Diese Isolationsmaßnahme wird als **Umkehrisolation** (protektive Isolierung) bezeichnet. Timmi soll durch die Isolation vor Infektionen geschützt werden.

Prinzipien der Isolation und daraus resultierende Pflegemaßnahmen

Bei der Umkehrisolation müssen **drei Prinzipien** beachtet werden :

Prinzipien	Konkrete Pflegemaßnahmen
1. Keimreduktion in der Umgebung des Patienten	• Timmi wird in einem Einzelzimmer mit Schleuse und Nasszelle untergebracht • Gewährleistung von Luft- und Wasserfilter • Timmi darf das Zimmer nur wenn unbedingt nötig verlassen

Prinzipien	Konkrete Pflegemaßnahmen
	• Reduktion der Keimeinschleppung durch: – Händedesinfektion vor Kontakt – auch von Besuchern – Alle Kontaktpersonen tragen Schutzkittel und Mundschutz; evtl. kann es abhängig von Timmis Zustand Ausnahmen für Besucher geben (hausinternen Standard beachten) – Alle Kontaktpersonen/Besucher müssen gesund sein – Timmis Brüder und sein bester Freund dürfen nicht zu ihm aufgrund des Risikos für Kinderinfektionskrankheiten – Besucher dürfen keinen Körperkontakt zu Timmi haben (Ausnahme: Eltern-Kind-Kontakt) und sich nicht auf sein Bett setzen – Tägliche Desinfektion des Zimmers und der Gegenstände – Blumen und Pflanzen sind im Zimmer nicht gestattet • Keimarme Nahrung – Z. B. schälbares Obst, pasteurisierte Milchprodukte, Obst-, Gemüse und Salat-konserven – Speziell gefiltertes oder mind. 1 Minute abgekochtes Wasser – Angebrochene Verpackungen werden nach 24 Stunden entsorgt
2. Reduzierung der körpereigenen Keime	• Täglicher Wechsel von Kleidung und Bettwäsche sowie Handtüchern oder Waschlappen • Wäsche muss mind. bei 60 °C gewaschen werden • Timmi muss Gummisandalen oder gut desinfizierbare Hausschuhe tragen • Timmi muss sich täglich mit einem Antiseptikum duschen, um Körper und Haare zu desinfizieren • Sorgfältige Intertrigoprophylaxe • Timmi muss sich nach jedem Toilettengang und vor jeder Mahlzeit die Hände desinfizieren • Timmi muss zur Zahnpflege eine weiche Zahnbürste benutzen, um Verletzungen zu vermeiden, und anschließend und nach jeder Mahlzeit (hausinternen Standard beachten) den Mund mit Schleimhautdesinfektionsmittel ausspülen
3. Früherkennung und Frühbehandlung von Infektionen	• Temperaturkontrolle 2 × täglich (nicht rektal!) • Eintrittsstelle des Portkatheters und der PEJ auf Entzündungszeichen inspizieren • Beobachtung auf Anzeichen einer Infektion: z. B. Fieber, Frösteln, Kopfschmerzen, Husten, Auswurf, Übelkeit, Diarrhö, veränderte Urinausscheidung, Veränderungen an Haut und Schleimhäuten • Subjektives Krankheitsgefühl von Timmi erfragen und ernst nehmen

ACHTUNG

Typische Infektionszeichen können bei immunsupprimierten Patienten wie Timmi sehr abgeschwächt sein oder ganz fehlen! Aus diesem Grund sind Pflegeinterventionen zur Früherkennung von Infektionen nicht zu unterschätzen.

Kompetenzen und Operatoren

Diese Aufgabe besteht aus zwei Aufgabenteilen, die beide dem Kompetenzschwerpunkt II.2 (Anlage 2 PflAPrV) zugeordnet werden können. Der Operator „Erklären Sie" fordert das Darstellen eines Sachverhalts auf der Basis von eigenen Kenntnissen. Der Operator „geben Sie … an" verlangt die Wiedergabe von Kenntnissen.

4. Erklären Sie die Wirkung von Zytostatika (2 P.) und geben Sie die Ziele (2 P.) einer Chemotherapie an. 4 Punkte

Wirkung von Zytostatika

Körperzellen (bei Timmi Zellen der Hämatopoese) werden durch die Verringerung der Zellteilung in ihrem Wachstum verlangsamt bzw. gestoppt.

Ziele der Zytostatikatherapie

Remission, d. h., die vollständige und dauerhafte Vernichtung aller bösartigen Zellen.

Kompetenzen und Operatoren

Diese Aufgabe besteht aus zwei Aufgabenteilen, die beide den Kompetenzschwerpunkten I.2 und II.2 (Anlage 2 PflAPrV) zugeordnet werden können. Der Operator „Geben Sie … an" verlangt das Zusammentragen von Kenntnissen, während der Operator „leiten Sie … ab" erfordert, dass bestimmte Sachverhalte in die Entscheidung miteinbezogen werden, auch wenn sie nicht explizit genannt werden müssen.

5. Timmi hat durch die Zytostatikatherapie mit einigen Nebenwirkungen zu kämpfen. Geben Sie zwei pflegerelevante Nebenwirkungen von Timmi an (2 P.) und leiten Sie daraus je drei pflegerische Maßnahmen ab (6 P.). 8 Punkte

- **Mukositis/Stomatitis**
  - Tägliche Mundhöhleninspektion
  - Mundspülung mit Lösung nach ärztlicher Anordnung durchführen (lassen)
  - Zahnreinigung mit weicher Zahnbürste
  - Zahnzwischenräume mit Zahnseide oder Interdentalbürsten säubern (lassen)
  - Bei Thrombozytenwerten unter 10.000 µl Zahnreinigung unterlassen!
- **Infektanfälligkeit/Leukopenie**
  - Umkehrisolation
  - Keimarme Kost
  - Einhaltung hygienischer Richtlinien
- **Blutungsneigung/Thrombozytopenie**
  - Keine harte Zahnbürste nutzen
  - Nägel feilen statt schneiden
  - Für weichen Stuhlgang sorgen (um Bauchpresse und dadurch Verletzungen von Gefäßen vermeiden)
  - Keine unnötigen Venenpunktionen (Timmi hat einen Portkatheter)
- **Übelkeit/Erbrechen**
  - Große, schwere Mahlzeiten vermeiden
  - Oft bessere Verträglichkeit kalter Speisen (da geringerer Geruch)
  - Entspannungsmaßnahmen anleiten, z. B. autogenes Training, Musiktherapie
  - Anleitung zur Selbst-Akupressur, z. B. Nei-Kuan-Akupressurpunkt zeigen
  - Ingwertee anbieten

IMPULS

Welche weiteren Nebenwirkungen können bei einer Chemo- oder einer Strahlentherapie auftreten? Erarbeiten Sie auch hierfür notwendige pflegerische Interventionen.

6. Arbeiten Sie drei bei Timmi vorliegende Ressourcen heraus und begründen Sie deren Nutzen für die pflegerische Versorgung. 6 Punkte

- Altersbedingte Krankheitseinsicht (Timmi ist 12 Jahre alt).

Timmi versteht, dass er krank ist und die Therapie notwendig ist. Daher können Informations- und Beratungsgespräche Timmis Adhärenz stärken.

- Timmi ist grundsätzlich ein lebensfroher und lustiger Mensch.
  - Intrinsische Motivation – fördert die Adhärenz des Therapieplans.
  - Manche Situationen können durch Humor einfacher hingenommen werden.
- Halt durch Familie: *„Aufgeben wäre für mich zwar einfacher, aber für meine Eltern nicht. Deshalb kämpfe ich."*

Grundsätzlich will Timmi leben. Intrinsische Motivation – fördert die Adhärenz des Therapieplans.

- Tablet für Video-Telefonie

Timmi kann trotz Umkehrisolation mit Freunden und seinen Geschwistern in Kontakt treten. Durch gemeinsame Online-Spiele wird Langeweile reduziert.

- Mutter ist als Begleitperson bei Timmi *(Rooming-in).*
  - Timmis Ängste können von der Mutter wahrgenommen werden.
  - Psychische Stütze, wenn es Timmi schlecht geht. Er ist nie allein.
  - Verringerung von Stress und Ängsten. Pflegeinterventionen können daher einfacher durchgeführt werden.
  - Positive Auswirkung auf den Genesungsprozess.

Kompetenzen und Operatoren

Diese Aufgabe besteht aus zwei Aufgabenteilen, die beide dem Kompetenzschwerpunkt I.2 (Anlage 2 PflAPrV) zugeordnet werden können.
Der Operator „Arbeiten Sie … heraus" fordert, dass bestimmte Sachverhalte in die Entscheidung miteinbezogen werden, auch wenn sie nicht explizit genannt werden müssen. Der Operator „begründen Sie" verlangt das schlüssige Aufführen von Argumenten zu einem Sachverhalt.

IMPULS

Überlegen Sie sich Maßnahmen, die Timmis Adhärenz in Bezug auf sein Krankheitsbild und die Therapie stärken.

7. Erklären Sie Timmi vier Risiken, die sich durch seine Manipulation an der Spritzenpumpe ergeben können (4 P.), und begründen Sie ihm Ihre Handlungsanweisung auf der Grundlage von zwei rechtlichen Vorschriften des Medizinprodukterecht-Durchführungsgesetzes (MPDG) (2 P.). 6 Punkte

Manipulationsrisiken

- Gefahr eines Paravasats.
- Abschalten des Alarms → Gefahren können nicht (rechtzeitig) erkannt werden.
- Versehentliches Abschalten → Okkludieren des Portkatheters.
- Verminderung der Laufrate → Abweichung vom Chemoplan.
- Steigerung der Laufrate → Abweichung vom Chemoplan.

Rechtliche Vorschriften

- Die Bedienung medizinischer Geräte ist ausschließlich dem Pflegefach- und dem ärztlichen Personal vorbehalten.
- Pflegefachpersonen und das ärztliche Personal müssen vor der Bedienung in die Betreibung des Geräts eingewiesen werden.

Kompetenzen und Operatoren

Diese Aufgabe besteht aus zwei Aufgabenteilen, die beide dem Kompetenzschwerpunkt II.2 (Anlage 2 PflAPrV) zugeordnet werden können.
Der Operator „Erklären Sie" erfordert das Darstellen eines Sachverhalts auf der Basis von Kenntnissen. Der Operator „begründen Sie" verlangt, Argumente zu einem Sachverhalt schlüssig aufzuführen.

Kompetenzen und Operatoren

Diese Aufgabe besteht aus drei Aufgabenteilen, die alle den Kompetenzschwerpunkten I.2 und V.1 (Anlage 2 PflAPrV) zugeordnet werden können. Der Operator „Bestimmen Sie" fordert, Aussagen und Sachverhalte aufzuführen, ohne diese zu kommentieren. Der Operator „begründen Sie" verlangt, Argumente zu einem Sachverhalt schlüssig aufzuführen. Der Operator „geben Sie … an" fordert das Zusammentragen von Kenntnissen.

8. Bei der Visite spricht Dr. Brunner über eine präventive Therapie nach Abschluss der Chemotherapie. Bestimmen (1 P.) und begründen (2 P.) Sie die Präventionsform und geben Sie in Bezug auf Timmi das Ziel an (1 P.). 4 Punkte

- Es handelt sich um eine Maßnahme der tertiären Prävention.
- Zielgruppe der tertiären Prävention sind bereits Erkrankte nach der Akutbehandlung.
- Mit dieser Nachsorge sollen Folgeschäden und Rückfälle verhindert werden.
- In Bezug auf Timmi ist Ziel der Prävention, Spätfolgen, z. B. ein Rezidiv, zu erkennen und zu vermeiden.

Kompetenzen und Operatoren

Diese Aufgabe kann dem Kompetenzschwerpunkt II.2 (Anlage 2 PflAPrV) zugeordnet werden.
Der Operator „Erläutern Sie" fordert eine ausführliche Erklärung, die an der Fallsituation orientiert ist.

9. Erläutern Sie Frau Thurnwald den Einfluss von zwei alterstypischen Entwicklungsmerkmalen auf das Verhalten von Timmi. 4 Punkte

Timmi ist dem Entwicklungsabschnitt des Jugendalters/Pubertät zuzuordnen.

Entwicklungsmerkmale

- Loslösung vom Elternhaus: Verdeutlichung über Selbstbestimmung (Anschnauben der Mutter: *„Aufschneiden lasse ich mich sowieso nicht!"*).
- Autonomiebestrebung: Timmi möchte selbst über sich und die Behandlung bestimmen. Deshalb manipuliert er eigenmächtig die Infusionspumpe und äußert Abneigung gegenüber der Behandlung.
- Metakognition: Entwicklung eines eigenen Wertesystems, zu dem das kritische Hinterfragen der Vorstellungen der Erwachsenen gehört. Daher stellt Timmi Behandlungsmöglichkeiten wie Chemotherapie und Knochenmarktransplantation infrage bzw. lehnt sie ab.

10. Beurteilen Sie die Aussage der Mutter: „Du hast hier gar nichts zu entscheiden! Du bist ein Kind und ein krankes noch dazu!" (4 P.) Beziehen Sie sich dabei auch auf die European Association for Children in Hospital (EACH-Charta) (4 P.). 8 Punkte

Timmis Mitspracherecht

- Timmi gilt als „einsichtsfähig", da er Art und Umfang der Pflegeinterventionen und Therapien grundsätzlich versteht. Ab einem Alter von ca. 12 Jahren ist es sinnvoll, Kinder in Entscheidungen mit einzubeziehen, wenn zuvor eine adäquate Aufklärung stattgefunden hat.
- Timmis Mutter hat demnach Unrecht. Timmi sollte in die Entscheidung miteinbezogen werden, wenn davor ein Informationsgespräch/eine Aufklärung stattgefunden hat.

Bezug auf die EACH-Charta

- Die EACH-Charta beschreibt die Rechte von Kindern im Krankenhaus. Dabei bezieht sie sich in einem der zehn Artikel auch auf das Recht der Mitentscheidung.

Kompetenzen und Operatoren

Diese Aufgabe besteht aus zwei Aufgabenteilen, die beide den Kompetenzschwerpunkten I.2 und V.1 (Anlage 2 PflAPrV) zugeordnet werden können. Der Operator „Beurteilen Sie" erfordert, ein eigenständiges Urteil zu einem Sachverhalt auf der Grundlage von Fachwissen zu formulieren und zu begründen. Die Zusatzinformation „Beziehen Sie sich … auf" verlangt die Bearbeitung der Fragestellung mit einem bestimmten Fokus.

TIPP

EACH-Charta, Art. 5

(1) Kinder und Eltern haben das Recht, in alle Entscheidungen, die ihre Gesundheitsfürsorge betreffen, einbezogen zu werden.
(2) Jedes Kind soll vor unnötigen medizinischen Behandlungen und Untersuchungen geschützt werden. [1]

- Auf der Grundlage der EACH-Charta hat Timmi das Recht, in alle Entscheidungen, die seine Gesundheit betreffen, einbezogen zu werden. Die Aussage der Mutter ist deshalb nicht richtig.

11. Kranke Kinder wie Timmi haben besondere Bedürfnisse, die im Krankenhausalltag zu berücksichtigen sind. Analysieren Sie vier Bedürfnisse. 4 Punkte

- Kontakt zu anderen (Kindern): Timmi ist in Umkehrisolation und darf deshalb keinen Besuch haben.
- Bestehenbleiben des Familienkontakts: Timmi darf wegen der Umkehrisolation seine Geschwister nicht sehen.
- Kindgemäße pflegerische Betreuung: Timmi hat bereits ein Krankheitsverständnis.
- Pädiatrische Betreuung durch ein Behandlungs- und Pflegeteam.
- Kinderfreundliche Umgebung: Freundliche Gestaltung der Räume. Das Spiel-/Aufenthaltszimmer soll auch mit Rollstuhl erreicht werden können etc.
- Kindgerechte Beschäftigung: Ermöglichung altersentsprechender Angebote. Der schulische Unterricht kann, wenn es der gesundheitliche Zustand zulässt, als E-Learning fortgesetzt werden (bei Timmi eher unwahrscheinlich).
- Kindgerechter Speiseplan: Auch bei keimarmer Kost sollten Timmi Wahlmöglichkeiten zur Verfügung stehen und Vorlieben berücksichtigt werden.

Kompetenzen und Operatoren

Diese Aufgabe kann dem Kompetenzschwerpunkten I.2 und V.1 (Anlage 2 PflAPrV) zugeordnet werden. Der Operator „Analysieren Sie" erfordert das Herausarbeiten von Sachverhalten, Hintergründen und Beziehungen und das Einordnen in systematische Zusammenhänge.

Kompetenzen und Operatoren
Diese Aufgabe kann dem Kompetenzschwerpunkt II.2 (Anlage 2 PflAPrV) zugeordnet werden.
Der Operator „Erläutern Sie" erfordert die Darstellung eines Sachverhalts auf Basis eigener Kenntnisse, wobei der Sachverhalt mit zusätzlichen Informationen veranschaulicht und der Fallbezug hergestellt wird.

12. Erläutern Sie Ihre Haltung als beratende Person auf der Grundlage des personenzentrierten Beratungsansatzes nach C. Rogers in Bezug auf das Gespräch mit Timmi und seiner Mutter. 9 Punkte

Nach Carl Rogers sind **drei Bedingungen/Haltungen** für das Gelingen eines helfenden Gesprächs Voraussetzung:

- **Empathie:**
  - Einfühlendes, nicht wertendes Verstehen: Hineinversetzen in die Situation des Klienten, also von Timmi und seiner Mutter.
  - Klient fühlt sich verstanden, wenn die beratende Person sensibel ist.
  - Alle Mitteilungen des Klienten durch Sprache, Ausdruck, Körperhaltung und Verhaltensweisen werden von der beratenden Person beobachtet. Das Ergebnis des Gespürten teilt diese dem Klienten mit, damit dieser ein tieferes Verständnis für sich selbst entwickeln kann.

Fallbezug: Nachvollziehen der Reaktion von Timmis Mutter (sie macht sich Sorgen, will nicht, dass Timmi stirbt). Timmi ist an einem Punkt angelangt, an dem Angst vor Neuem (Knochenmarktransplantation) sowie Leid und Schmerzen eine große Rolle spielen. → Der Mutter und Timmi die Sichtweisen aufzeigen und Verständnis dafür zeigen.

- **Akzeptanz:**
  - Unbedingte Wertschätzung: Gesprächssituationen sind dann angstfrei und vertrauensvoll, wenn der Klient vorbehaltslos wertgeschätzt wird.
  - Das heißt aber nicht, dass jedes Verhalten des Klienten in Ordnung ist.

Fallbezug: Timmi sagen, dass seine Meinung akzeptiert wird und dass er ein Recht auf Mitbestimmung hat.

- **Kongruenz:**
  - Echtheit, keine Fassade errichten, z. B. kein professionelles Lächeln aufsetzen.
  - Die Haltung der beratenden Person muss echt, kongruent sein. Dies wird erreicht, wenn ihre Äußerungen mit dem, was sie fühlt und denkt, übereinstimmen.
  - Dem Klienten als authentische Person gegenübertreten, nichts vorspielen.

Fallbezug: Timmi direkt darauf ansprechen, weshalb er heute so wütend ist. Ihm eventuell seinen Leitgedanken in Erinnerung bringen: *„Aufgeben wäre für mich zwar einfacher, aber für meine Eltern nicht. Deshalb kämpfe ich."*

ACHTUNG
Ziel des personenzentrierten Beratungsansatzes ist es, Bedingungen zu schaffen, unter denen sich der Klient wieder entfalten und Blockaden beseitigen kann.

LERNTIPP

Kennen Sie die sieben Leitsätze nach C. Rogers?

1. Ich verhalte mich ehrlich und zeige meine ehrlichen Interessen.
2. Ich akzeptiere den anderen so, wie er ist.
3. Ich versuche, über das Akzeptieren des anderen hinaus ihn auch zu verstehen.
4. Ich fange da an, wo der andere steht.
5. Ich prüfe kritisch die Gefühle, die der andere in mir auslöst.
6. Ich meide rechthaberisches Argumentieren und Diskutieren.
7. Ich beurteile den anderen nicht nach meinem Wertmaßstab.

13. Begründen Sie auf der Basis des Evidence-based Nursing (EBN) Ihr Handeln, Ingwertee zu kochen. 10 Punkte

Kompetenzen und Operatoren

Diese Aufgabe kann dem Kompetenzschwerpunkt V.1 (Anlage 2 PflAPrV) zugeordnet werden.
Der Operator „Begründen Sie" fordert, erklärende Argumente und komplexe Grundgedanken zu einem Sachverhalt schlüssig auszuführen.

Evidence-based Nursing (EBN) ist zum einen ein Konzept für die Pflegepraxis (Problemlöseprozess), aber auch eine Methode, mit der Pflegefachpersonen persönliche Erfahrungen und Wissen (interne Evidenz) mit wissenschaftlichen Erkenntnissen aus der Pflegeforschung verknüpfen. EBN basiert auf **vier Punkten:**

- **Vorstellungen/Bedürfnissen des Patienten:** Johanna kennt Ingwertee und verspürt nach dem Verzehr eine Besserung ihrer Übelkeit.
- **Erfahrungen der Pflegefachperson:** Sie erkennt die Besserung der Übelkeit beim zu pflegenden Menschen.
- **Belegbare wissenschaftliche Begründungen:** Es gibt einige Studien, die belegen, dass der Stoff der Ingwerwurzel das Brechzentrum und damit den Brechreiz blockiert.
- **Ressourcen/Umgebungsbedingungen:** Ingwer kann in der Küche bestellt werden. Tee ist wohltuend und entspannend, Teetrinken möglicherweise ein Ritual.

TIPP

Evidence-based Nursing ist die Integration der derzeit besten wissenschaftlichen Belege in die tägliche Pflegepraxis unter Einbezug **theoretischen Wissens** und der **Erfahrungen der Pflegenden,** der **Vorstellungen des zu pflegenden Menschen** und der **vorhandenen Ressourcen** [8].

14. Nennen Sie die sechs Schritte des EBN-Prozesses. 6 Punkte

Kompetenzen und Operatoren

Diese Aufgabe kann dem Kompetenzschwerpunkt V.1 (Anlage 2 PflAPrV) zugeordnet werden kann.
Der Operator „Nennen Sie" fordert, einen Prozess begrifflich präzise darzustellen.

1. Klärung der Aufgabenstellung
2. Formulierung einer präzisen Frage
3. Literaturrecherche
4. Kritische Beurteilung der Rechercheergebnisse
5. Implementierung/Veränderung der Pflegepraxis
6. Evaluation

17.14 TRAININGSFINALE POWERPACK TAG 2 (➤ KAP. 16.3)

LITERATUR

1. Aktionskomitee KIND IM KRANKENHAUS (AKIK) Bundesverband e.V. (Hrsg.). Für die Rechte von Kindern und Jugendlichen im Krankenhaus. Die EACH CHARTA mit Erläuterungen. Frankfurt/Main: 2018. Aus: www.uniklinik-ulm.de/fileadmin/default/02_Kliniken-Zentren/Downloads/EACH-CHARTA.pdf (letzter Zugriff: 11.7.2023).
2. DKMS. Über Blutkrebs. Leukämien. 2021. Aus: www.dkms.de/informieren/ueber-blutkrebs/leukamien (letzter Zugriff: 11.7.2023).
3. Kommission für Krankenhaushygiene und Infektionsprävention (KRINKO) beim Robert Koch-Institut. Anforderungen an die Infektionsprävention bei der medizinischen Versorgung von immunsupprimierten Patienten. Bundesgesundheitsblatt. 2021; 64: 232–264. Aus: www.rki.de/DE/Content/Infekt/Krankenhaushygiene/Kommission/Downloads/Infektionspraevention_immunsupprimierte_Patienten.pdf?__blob=publicationFile (letzter Zugriff: 11.7.2023).
4. Kullik K. Kinder und Familienunterstützung. In: Hoehl M, Kullick K (Hrsg.). Gesundheits- und Kinderkrankenpflege. 5. A. Stuttgart: Thieme, 2019. S. 216–242.
5. Menche N. Pflege bei hämatologischen und onkologischen Erkrankungen. In: Menche N, Keller C, Teigeler B (Hrsg.). PflegeHeute. 8. A. München: Elsevier, 2023. S. 708–739.
6. Quack E. Evidence-based Nursing (EBN). Aus: https://icare.thieme.de/ebooks/cs_11485596#/ebook_cs_11485596_cs2398 (letzter Zugriff: 11.7.2023).
7. Steinberger A. Erleben und Bewältigen von Gesundheitsstörungen im Kindes- und Jugendalter. In: Hoehl M, Kullick K (Hrsg.). Gesundheits- und Kinderkrankenpflege. 5. A. Stuttgart: Thieme, 2019. S. 171–185.
8. Universitätsklinikum Halle. EBN-Zentrum. Aus: www.medizin.uni-halle.de/einrichtungen/institute/gesundheits-und-pflegewissenschaften/leistungsspektrum/wissenswertes/ebn-zentrum (letzter Zugriff: 11.7.2023).

17.15 Trainingsfinale Powerpack Tag 3 (➢ Kap. 16.5)

Erik Herrmann

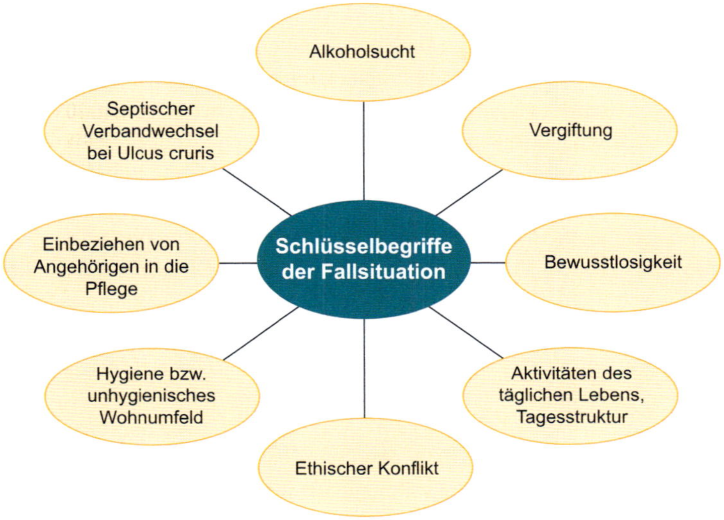
Alkoholsucht
Vergiftung
Bewusstlosigkeit
Aktivitäten des täglichen Lebens, Tagesstruktur
Ethischer Konflikt
Hygiene bzw. unhygienisches Wohnumfeld
Einbeziehen von Angehörigen in die Pflege
Septischer Verbandwechsel bei Ulcus cruris
Schlüsselbegriffe der Fallsituation

1. Die Alkoholsucht ist der Ausgangspunkt für Herrn Putows gesundheitliche Einschränkungen. Nennen Sie sechs Symptome von Herrn Putow, die mit der Alkoholsucht in Verbindung gebracht werden können (6 P.), und begründen Sie diese jeweils (6 P.). 12 Punkte

Kompetenzen und Operatoren

Diese Aufgabe besteht aus zwei Aufgabenteilen, die beide dem Kompetenzschwerpunkt I.3 (Anlage 2 PflAPrV) zugeordnet werden können.
Der Operator „Nennen Sie" erfordert, wesentliche Informationen zu einem Begriff unkommentiert und unbegründet wiederzugeben. Der Operator „begründen Sie" verlangt, komplexe Grundgedanken argumentativ schlüssig zu entwickeln und im Zusammenhang mit eigenen Worten darzustellen.

Symptom	Begründung
Verwahrlosung	Die Alkoholsucht tritt bei Herrn Putow so in den Vordergrund, dass alles andere nebensächlich wird und er sich nicht mehr um sich und seine Wohnung kümmert. Es zählt nur noch der Genussmittelmissbrauch
Körperliche Einschränkungen, die zur Arbeitsunfähigkeit führen	Die Alkoholsucht hat Herrn Putow so geschädigt, dass er aufgrund hirnorganischer Veränderungen arbeitsunfähig geworden ist. Zum Beispiel sind neben Denk- und Konzentrationsstörungen Zittern in den Händen und eine eingeschränkte Koordination zu erwarten
Einschlafstörung	Alkoholkonsum wurde zum beruhigenden Einschlafritual, ohne fühlt sich Herr Putow unruhig
Inkontinenz	Fehlende Selbstkontrolle durch übermäßigen Alkoholkonsum, Harn- und Stuhldrang werden nicht mehr wahrgenommen
Chronische Wunde	Alkohol als toxischer Stoff stört das Immunsystem, und es kann zu Durchblutungsstörungen kommen
Aggression und körperliche Übergriffe	Eingeschränkte Selbstbeherrschung
Bewusstlosigkeit	Vergiftungserscheinungen aufgrund von übermäßigem Alkoholkonsum

Kompetenzen und Operatoren
Diese Aufgabe kann dem Kompetenzschwerpunkt I.3 (Anlage 2 PflAPrV) zugeordnet werden.
Der Operator „Erklären Sie" erfordert, die Informationen mithilfe eigenen Wissens und eigener Einsichten in einen begründeten Zusammenhang zu stellen.

2. Erklären Sie, warum es oftmals schwierig ist, alkoholabhängige Menschen wie Herrn Putow bei täglichen Verrichtungen zu unterstützen und sie dazu zu beraten. 10 Punkte

- Herr Putow ist übermäßigen Alkoholkonsum seit Jahren gewöhnt; bereits seit seiner Jugend konsumiert er regelmäßig hochprozentigen Alkohol wie Wodka. Sowohl kulturell als auch durch seinen Freundes- und Bekanntenkreis wird es als „normal" betrachtet, hochprozentigen Alkohol in größeren Mengen zu konsumieren. Vermutlich haben auch schon seine Eltern Alkohol getrunken, was zur erhöhten Akzeptanz des Konsums geführt haben kann. Zudem ist eine erbliche Veranlagung möglich. Es gibt und gab in Herrn Putows sozialen Umfeld also kaum Hinweise, dass sein Verhalten falsch sein könnte. Wenn der Pflegedienst ihm dies nun deutlich machen will, wird er es ggf. nicht glauben. Die zuvor durch eine veränderte Sicht und Bewertung aufgebaute Scheinwelt kann nicht so einfach zerstört werden.
- Für Herrn Putow ist der Alkoholkonsum Ritual und fester Lebensinhalt. Viele andere Dinge haben sich in seinem Leben dem Konsum bzw. Missbrauch von Alkohol untergeordnet. Es besteht kein oder maximal ein sehr geringes Verständnis dafür, dass seine gesundheitlichen Einschränkungen in einem direkten Zusammenhang mit seinem Alkoholmissbrauch stehen. Durch diese fehlende Einsicht ist für ihn auch nicht nachvollziehbar, warum er keinen Alkohol mehr trinken sollte.
- Herr Putow ist alkoholsüchtig und befindet sich in einer körperlichen und psychischen Abhängigkeit. Die Angst vor Entzugssymptomatiken ist meist größer als der Wunsch und die Erkenntnis, etwas verändern zu müssen. Der Entzug wäre aus pflegerischer Sicht aber ein wichtiger Punkt, um eine Verbesserung der gesundheitlichen Situation erreichen zu können. Diesen Beratungsinhalt durch den Pflegedienst wird Herr Putow also vermutlich eher ablehnen.
- Herrn Putows Exfrau scheint sich in einer Co-Abhängigkeit zu befinden. Sie hat sein Verhalten über Jahre akzeptiert und wohnt trotz Scheidung und körperlicher Übergriffe gegen sie noch bei ihm. Dies zeigt eine gewisse Akzeptanz der Situation oder zumindest eine Unfähigkeit, aktiv etwas zu verändern.
- Die körperlichen Übergriffe stellen für das Pflegepersonal ebenfalls ein Risiko dar. Gewalt scheint für Herrn Putow eine Reaktionsstrategie zu sein, wenn er etwas nicht wahrhaben oder umsetzen will. Diese Wahrnehmung ist auch bei pflegerischer Unterstützung und vor allem der Beratung durch den Pflegedienst möglich. Hier ist der Eigenschutz sehr wichtig.
- Der Alkohol wirkt als Giftstoff im Körper, der u.a. Hirnzellen zerstört. Dadurch wird ein logisches Verständnis zunehmend schwieriger. Das Verstehen von Beratungsinhalten kann stark eingeschränkt sein.

3. Erklären Sie die Komplikationen, die bei Herrn Putow durch die Alkoholintoxikation bereits bestehen oder noch entstehen können. 16 Punkte

- **Vergiftungserscheinungen,** die das Gehirn und das dort befindliche Atemzentrum beeinträchtigen, akut zu Bewusstlosigkeit führen und lebensbedrohlich sein können.
- Der Körper kann den Alkohol als Giftstoff erkennen und löst als natürliche Schutzreaktion einen Brechreiz aus. Bei Erbrechen unter Alkoholeinfluss ist die Gefahr einer **Aspiration** stark erhöht, selbst eine **Erstickung** ist in der Folge möglich.
- Durch dauerhaften Konsum prägt sich eine **Sucht** aus. Diese besteht bei Herrn Putow aufgrund jahrelangen Alkoholmissbrauchs. Einfach mit dem Trinken aufzuhören ist nicht mehr möglich.
- **Verwahrlosung,** da die Aufmerksamkeit irgendwann nur noch auf dem Alkoholkonsum liegt und sowohl die Körperpflege wie auch das Sauberhalten des Wohnumfelds eine untergeordnete Rolle spielen.
- **Gesundheitliche Komplikationen in verschiedenen Organsystemen.** Dazu gehören u. a. Erkrankungen der Leber, der Bauchspeicheldrüse, des Magens, des Herzens und der Muskulatur. Der Alkohol als Giftstoff schädigt das Gewebe vieler Organe, und es kommt zu Entzündungen und anderen Erkrankungen.
- Alkoholmissbrauch ist einer der häufigsten Auslöser von **Krebserkrankungen.**
- Durch Verringerung des Reaktionsvermögens, des Gleichgewichtssinns und der Koordinationsfähigkeit ist die **Sturzgefahr** deutlich erhöht.
- **Verhaltensänderungen:** Stimmungsschwankungen, Aggression und Gewalt sind oft die Reaktion in Situationen, die von den Betroffenen als unangenehm wahrgenommen werden. Dadurch kann es auch zu **Veränderungen im Sozialverhalten** kommen. Zunächst schränkt sich oft der Freundeskreis ein, später ist in vielen Fällen eine komplette **Isolation** erkennbar.
- Alkoholmissbrauch führt oft zu **eingeschränkter Leistungsfähigkeit** und Fehlern, die im **Verlust des Arbeitsplatzes** enden können.

ACHTUNG

Alkohol ist ein Giftstoff, der Schäden in allen Organen verursachen und sowohl zur körperlichen als auch psychischen Abhängigkeit führen kann. Neben der Trinkhäufigkeit ist die Trinkmenge ein entscheidender Faktor für die Einschätzung, ob es sich um eine Alkoholabhängigkeit handelt.

Kompetenzen und Operatoren

Diese Aufgabe kann dem Kompetenzschwerpunkt I.3 (Anlage 2 PflAPrV) zugeordnet werden.
Der Operator „Erklären Sie" erfordert, die Informationen mittels eigenen Wissens und eigener Einsichten in einen begründeten Zusammenhang zu stellen.

TIPP

Zu einer Alkoholabhängigkeit können verschiedene Ursachen und Verhaltensweisen führen. Diesen entsprechend sind die geeigneten Therapieansätze zu wählen. Die unterschiedlichen Trinkmuster werden nach *Jellinek* folgendermaßen eingeteilt:

- **Alpha-Trinker** oder Sorgen- bzw. Erleichterungstrinker: Diese trinken, um zu entspannen, Angst, Verstimmungen oder Ärger zu beseitigen. Der Alkoholgenuss baut bei ihnen Hemmungen ab. Sie entwickeln eine psychische Abhängigkeit, gelten aber noch nicht als alkoholkrank.
- **Beta-Trinker** oder Gelegenheitstrinker: Der Alkoholgenuss wird durch das soziale Umfeld mitbestimmt, und das Trinken wird zur Gewohnheit. Beta-Trinker sind weder körperlich noch psychisch abhängig, aber gefährdet.
- **Gamma-Alkoholiker:** Betroffene können ihren Alkoholkonsum nicht steuern und erleiden einen Kontrollverlust. Sie müssen trinken, da der Körper nach Alkohol verlangt (körperliche Abhängigkeit), es gibt jedoch auch alkoholfreie Episoden.
- **Delta-Alkoholiker** oder Spiegeltrinker: Die Betroffenen entwickeln sich von gewohnheitsmäßigen Trinkern zu Spiegeltrinkern. Sie brauchen einen gewissen Alkoholpegel, um sich wohlzufühlen und im sozialen Umfeld nicht aufzufallen. Eine Abstinenz ist nicht mehr möglich.
- **Epsilon-Alkoholiker** oder Quartalstrinker: Die Betroffenen haben in zeitlichen Abständen einen unwiderstehlichen Drang, Alkohol zu konsumieren. Dies kündigt sich bereits Tage zuvor durch Unruhe und Reizbarkeit an. Nach tagelangem Rauschzustand mit Kontrollverlust folgen wieder wochenlange Phasen ohne das Bedürfnis nach Alkohol.

Kompetenzen und Operatoren

Diese Aufgabe kann dem Kompetenzschwerpunkt I.4 (Anlage 2 PflAPrV) zugeordnet werden.
Der Operator „Beschreiben Sie" fordert, dass wesentliche Informationen aus dem Text bzw. Ihrem Wissen zusammenhängend und schlüssig mit eigenen Worten wiedergegeben werden.

4. Beschreiben Sie Maßnahmen im Rahmen der Ersten Hilfe vom Auffinden des bewusstlosen Herrn Putow bis zum Eintreffen des Rettungsdienstes. 10 Punkte

- Beim Auffinden Vitalzeichen (Bewusstsein, Atmung) prüfen, um davon alle weiteren Maßnahmen abhängig zu machen.
  - Prüfen des Bewusstseins: Beobachten, ob sich Herr Putow bewegt und ob es Auffälligkeiten gibt. Ist keine Bewegung erkennbar oder diese anders als erwartet, wird Herr Putow laut angesprochen und seine Reaktion wird abgewartet. Reagiert er darauf nicht, wird er leicht an den Schultern gerüttelt und erneut laut angesprochen. Erfolgt auch hier keine Reaktion, wird ein Schmerzreiz gesetzt (z. B. Reiben mit den Fingerknöcheln am Brustbein). Bleiben alle drei Schritte reaktionslos, ist Herr Putow tatsächlich bewusstlos.
  - Prüfen der Atmung nach dem Schema „sehen – hören – fühlen": Zunächst beobachten, ob sich der Brustkorb hebt und senkt oder anderweitig eine Atemtätigkeit zu sehen ist. Im zweiten Schritt wird das Ohr über Mund und Nase von Herrn Putow gelegt, um zu prüfen, ob Atemgeräusche zu hören sind. Eventuell sind diese sehr leise, aber der Atemzug am Ohr zu spüren. Schließlich wird mit der Hand auf dem Brustkorb gefühlt, ob sich dieser hebt und senkt als Hinweis darauf, dass die Person atmet.
    - Ist die Atmung vorhanden, wird Herr Putow in die stabile Seitenlage gebracht.
    - Ist keine Atmung vorhanden oder diese sehr instabil, ist eine Herz-Lungen-Wiederbelebung nötig.
- Davon ausgehend, dass Herr Putow atmet, aber bewusstlos ist, wird er in die stabile Seitenlage gebracht und der Notruf getätigt, um professionelle

Unterstützung durch den Rettungsdienst zu erhalten. Danach ist die Pflegedienstleitung des ambulanten Pflegedienstes zu informieren, da sich der Ablauf der weiteren Tour ändern wird.

- Herr Putow wird nicht allein gelassen, und In regelmäßigen Abständen (Zeitabstand je nach Situation ca. 2–5 Min.) werden erneut Bewusstsein und Atmung geprüft. Sollte er langsam zu sich kommen, wird mit ihm gesprochen und ihm die Situation erklärt. Nebenbei kann ein Überleitungsbogen für Rettungsdienst und Krankenhaus ausgefüllt werden.
- Da in der Fallsituation zwei Ersthelferinnen vor Ort sind, kann eine von ihnen die Haustür öffnen, damit der Rettungsdienst den Notfallort schneller findet und eintreten kann.
- Nach Eintreffen des Rettungsdienstes wird Herr Putow diesem übergeben. Der Rettungsdienst entscheidet über weitere Maßnahmen.
- Notfall und weitere Maßnahmen werden dokumentiert und innerhalb des Pflegedienstes übergeben.

ACHTUNG

Im Rahmen der Notfallversorgung gibt es verschiedene Merksätze und Schemen.

Zur Feststellung des Bewusstseins die 3 As:

- **A**nschauen
- **A**nsprechen
- **A**nfassen

Zur Feststellung der Atmung:

- Sehen (Heben und Senken des Brustkorbs)
- Hören (Atemgeräusche)
- Fühlen (Atemluft bzw. Heben und Senken des Brustkorbs durch aufgelegte Hand

xABCDE-Schema:

- **x** – Exsanguination (Ausblutung)
- **A** – Airway (Atemweg)
- **B** – Breathing (Beatmung)
- **C** – Circulation (Kreislauf)
- **D** – Disability (Defizit, neurologisches)
- **E** – Exposure/Environment (Exposition)

5. Begründen Sie den Zusammenhang zwischen der Alkoholintoxikation und der Bewusstlosigkeit in der aktuellen Situation, indem Sie auf die Wirkungsweise des Alkohols eingehen. 8 Punkte

Kompetenzen und Operatoren

Diese Aufgabe kann den Kompetenzschwerpunkten I.3 und I.4 (Anlage 2 PflAPrV) zugeordnet werden.
Der Operator „Begründen Sie" erfordert, komplexe Grundgedanken argumentativ schlüssig zu entwickeln und im Zusammenhang mit eigenen Worten darzustellen.

- Trinkalkohol (Ethanol) ist ein farbloser, brennbarer Stoff mit scharf brennendem Geschmack. Alkohol wird vor allem als Genussmittel konsumiert und zeichnet sich je nach Situation durch eine dämpfende oder belebende Wirkung aus. Diese Wirkung wird durch bestimmte Prozesse im Gehirn ausgelöst.
- Grundsätzlich ist Alkohol ein Zellgift, welches sich nach der Aufnahme im Körper verteilt. Verschiedene Botenstoffe, die dafür verantwortlich sind, Informationen zwischen Zellen auszutauschen, werden durch den Alkohol beeinflusst. Dadurch werden Wahrnehmung und Reaktionsvermögen verlangsamt. Zusätzlich wird das Belohnungssystem im Gehirn aktiviert, neben einer dämpfenden Wirkung stellt sich ein Wohlgefühl ein.

Das Gehirn speichert diese positiven Erfahrungen, und in der Folge können schon bestimmte Gerüche oder Situationen den Wunsch steigern, erneut Alkohol zu konsumieren. Dies macht es Süchtigen sehr schwer, vom Alkohol wegzukommen.
- In großen Mengen wirkt Alkohol betäubend. Diese betäubende Wirkung entsteht durch das Ausschalten bestimmter Informationsübertragungen und zum Teil werden durch den Giftstoff Alkohol Nervenzellen abgetötet.
- Der Alkohol wird zum größten Teil über die Leber abgebaut. Nachdem zuvor der Alkoholspiegel im Körper über viele Minuten (maximale Blutalkoholkonzentration etwa 45–75 Min. nach oraler Aufnahme) aufgebaut wurde, wird dieser durch Ab- und Umbauprozesse wieder reduziert (etwas mehr als 0,1 Promille/Std.). Dabei wird reichlich Flüssigkeit verbraucht.
- Die Bewusstlosigkeit ist vermutlich auf eine übermäßige Einnahme von Alkohol zurückzuführen, wodurch das Hirngewebe geschädigt wurde. Durch den dauerhaften Konsum von Alkohol können bereits andere Organe geschädigt sein, was den Alkoholabbau einschränken kann. Während geringe Alkoholmengen selektiv auf bestimmte Hirnregionen wirken, wird durch höhere Dosen das gesamte zentrale Nervensystem gelähmt. Orientierungsstörungen und ein vermindertes Reaktionsvermögen sind erste Symptome einer Bewusstseinseinschränkung. Bei gesteigerter Alkoholaufnahme setzen bestimmte Funktionen komplett aus. Es kommt zu Störungen der Denkfunktion, Störungen der Wahrnehmung und Bewusstseinsstörungen oder Bewusstlosigkeit.

ACHTUNG

Bei Bewusstlosigkeit oder alkoholischem Koma kommt es zu einem Ausfall der Schutzreflexe, und ein Atemstillstand ist möglich. Ohne schnelle Hilfe kann die Alkoholvergiftung auch zum Tod führen.

Kompetenzen und Operatoren

Diese Aufgabe kann dem Kompetenzschwerpunkt II.3 (Anlage 2 PflAPrV) zugeordnet werden.
Der Operator „Beschreiben Sie" fordert, dass wesentliche Informationen aus dem Text bzw. Ihrem Wissen zusammenhängend und schlüssig mit eigenen Worten wiedergegeben werden. Der Zusatz „unter Zuhilfenahme" gibt einen konkreten Hinweis, welcher fachliche Inhalt bei der Bearbeitung der Aufgabe mit einbezogen werden soll.

6. Ihnen ist bewusst, dass Herrn Putows täglicher Alkoholkonsum seine Gesundheit gefährdet. Beschreiben Sie die bestehende ethische Konfliktsituation unter Zuhilfenahme der passenden ethischen Prinzipien. 8 Punkte

Die ethischen Prinzipien in der Pflege lauten:
- Autonomieprinzip
- Fürsorgeprinzip
- Schadensvermeidungsprinzip
- Gerechtigkeitsprinzip

Auf Herrn Putows Position passt das **Autonomieprinzip,** das den zu pflegenden Menschen und seine Autonomie in den Vordergrund stellt. Herr Putow möchte selbst entscheiden, was gut für ihn ist. Für ihn gehört der Alkoholkonsum zu seinem Alltag. Durch seine Abhängigkeit kann er auch nicht mehr ohne Alkohol leben. Selbst wenn er zeitweise feststellen sollte, dass der Alkohol einen negativen Einfluss auf ihn hat, überwiegt dennoch seine Vorstellung, dass ein Entzug eine zu große Hürde für ihn darstellen und ihn im ersten Moment „schaden" würde, da die Entzugssymptomatik negativ wahrgenommen wird. Vielleicht hat er bereits negative Symptome durch einen Entzug in der Vergangenheit erlebt.

Dem gegenüber stehen das Schadensvermeidungs- und Fürsorgeprinzip. Unter das **Schadensvermeidungsprinzip** fällt, dass dem Pflegepersonal bewusst ist, dass der Alkohol Herrn Putow und seinem Körper schadet. Alkohol ist ein Giftstoff, der in entsprechender Konzentration, Menge und Häufigkeit Zellen verschiedener Organe schädigt, abhängig machen kann und Risiken auslöst. Um Schaden von Herrn Putow abzuwenden, wäre eine sofortige Alkoholkarenz wichtig.

Das **Fürsorgeprinzip** hat zum Ziel, das individuelle Wohlergehen zu fördern. Das Pflegepersonal erkennt, dass es Herrn Putow nicht gut geht. Verschiedene Maßnahmen sind notwendig, um sein Wohlbefinden zu steigern. Dazu würde auch der Alkohol als Ursache vieler Pflegeprobleme reduziert oder entfernt werden müssen.

Damit besteht der **Hauptkonflikt** in der Fragestellung, ob der Alkohol weiterhin wichtigster Bestandteil im Leben von Herrn Putow bleiben soll. Hierzu haben Herr Putow und die Mitarbeiter des Pflegedienstes vermutlich komplett widersprüchliche Meinungen. Im Sinne des **Gerechtigkeitsprinzips** ist Herr Putow dabei genauso zu versorgen, wie jeder andere zu pflegende Mensch, selbst dann wenn die Frage einer Schuldzuweisung für das Pflegepersonal ggf. recht eindeutig ist.

ACHTUNG

Ethische Konflikte können in der Pflege aus verschiedenen Gründen auftreten. Aus der Wahrnehmung verschiedener ethischer Prinzipien können unterschiedliche Wünsche und Ziele resultieren. So können – wie im Beispiel – Herr Putow und das Pflegepersonal jeweils nur das Beste wollen und trotzdem völlig unterschiedliche Ansätze verfolgen.

7. Julia nimmt das direkte Wohnumfeld von Herr Putow als sehr unhygienisch wahr. Erläutern Sie die Zusammenhänge zwischen einer unhygienischen Umgebung und einer erhöhten Infektionsgefahr. 6 Punkte

Kompetenzen und Operatoren

Diese Aufgabe kann dem Kompetenzschwerpunkt III.2 (Anlage 2 PflAPrV) zugeordnet werden.
Der Operator „Erläutern Sie" erfordert ein differenziertes Darstellen auf Basis von Textaussagen und eigenen Kenntnissen.

Herrn Putows Wohnumgebung wird als sehr unhygienisch beschrieben. Dies ist auf eine beschriebene Verwahrlosung mit eingeschränkter oder eingestellter Haushaltsführung zurückzuführen. Ebenfalls wird in der Wohnung geraucht, was die Situation verschlimmert. Durch die fehlende Grundreinigung in der Wohnung kommt es zu einer Ansammlung verschiedener Keime, die Krankheiten auslösen können. Herrn Putows Inkontinenz führt zu einer weiteren Verkeimung der Wohnung mit Anstieg der Infektionsgefahr.

Neben der erhöhten Keimbelastung in der Wohnung ist das Immunsystem von Herrn Putow durch den jahrelangen Alkoholkonsum und dessen negative Auswirkung auf seine Gesundheit eingeschränkt.

Je höher die Keimbelastung in der Wohnumgebung ist, umso größer ist die Infektionsgefahr für die darin lebenden Menschen. Diese Gefahr wird noch erhöht, wenn diese – wie Herr Putow – eine offene Wunde besitzen.

ACHTUNG

Der Infektionsschutz in der ambulanten Versorgung ist generell sehr stark von der individuellen Einstellung des Klienten abhängig. Dies betrifft sowohl die Lebensweise und Haushaltsführung als auch die persönliche Hygiene und Maßnahmen des Infektionsschutzes. Meist sind die hygienischen Möglichkeiten in der ambulanten Versorgung im Vergleich zu stationären Einrichtungen deutlich eingeschränkt. Allerdings ist im Gegensatz dazu das Auftreten von multiresistenten Erregern in Krankenhäusern viel wahrscheinlicher.

TIPP

Für die Umsetzung hygienischer Maßnahmen gibt es zahlreiche Hinweise von verschiedenen Instituten, die sich mit Hygienethemen beschäftigen.
Informationen erhält man z. B. auf folgenden Seiten:

- Deutsche Gesellschaft für Krankenhaushygiene: www.dgkh.de
- Deutsche Gesellschaft für Hygiene und Mikrobiologie: www.dghm.org
- Robert Koch-Institut: www.rki.de
- Kommission für Krankenhaushygiene und Infektionsprävention (KRINKO): www.rki.de/DE/Content/Kommissionen/KRINKO/krinko_node.html

Kompetenzen und Operatoren

Diese Aufgabe besteht aus zwei Aufgabenteilen, die beide dem Kompetenzschwerpunkt I.3 (Anlage 2 PflAPrV) zugeordnet werden können. Der Operator „Beschreiben Sie ... " fordert, dass wesentliche Informationen aus dem Text bzw. Ihrem Wissen zusammenhängend und schlüssig mit eigenen Worten wiedergegeben werden. Der Operator „bewerten Sie" erfordert ein selbstständiges Urteil aufgrund von Fachwissen, verbunden mit der Offenlegung begründeter eigener Wertmaßstäbe.

8. Beschreiben Sie Möglichkeiten, Herrn Putows Exfrau in die Pflege mit einzubeziehen (10 P.), und bewerten Sie, ob dies eine gute Idee ist (5 P.). 15 Punkte

Möglichkeiten der Einbeziehung von Frau Putow

- Grundsätzlich ist Frau Putow eine in der Wohnung lebende Angehörige, der einfache pflegerische Aufgaben zugemutet werden könnten. Eine Anleitung dieser pflegerischen Verrichtungen durch die Mitarbeitenden des Pflegedienstes ist empfehlenswert.
- Folgende pflegerische Maßnahmen könnten durch Frau Putow umgesetzt werden:
  - Unterstützung bei der Körperpflege, z.B. Waschen des Rückens
  - Unterstützung beim Duschen oder Baden mit dem Fokus auf ausreichende Reinigung und Sturzvermeidung
  - Zubereitung von Mahlzeiten, die gemeinsam eingenommen werden
  - Anbieten alkoholfreier Getränke, um sicherzustellen, dass Herrn Putows Flüssigkeitsbedarf gedeckt wird
  - Gemeinsame Spaziergänge
  - Gemeinsames Erledigen der Einkäufe mit dem Fokus, dass möglichst geringe Mengen an alkoholischen Getränken gekauft werden
  - Begleitung in der Wohnung, um die Sturzgefahr zu minimieren
  - Unterstützung beim Erbrechen, z.B. Bereitstellung von Eimer und Taschentüchern
  - Unterstützung beim Gang zur Toilette, bei Bedarf Bereitstellung und Unterstützung beim Gebrauch von Inkontinenzprodukten
  - Entwickeln von gemeinsamen Einschlafritualen, sodass Herr Putow auf Alkohol verzichten bzw. diesen reduzieren kann
  - Gemeinsame Beschäftigungen, gemeinsame Gespräche

- In Notfallsituationen Information des Pflege- oder Rettungsdienstes, Ergreifen von Erste-Hilfe-Maßnahmen, z.B. Kontrolle von Bewusstsein und Atmung, Positionierung in stabiler Seitenlage

Bewertung der Einbeziehung von Frau Putow

Es ist bekannt, dass Herr Putow gegenüber seiner Exfrau übergriffig geworden war und diese ihm grundsätzlich nur widerwillig hilft. Ohne die Bereitschaft ihrerseits ist es nicht sinnvoll, Frau Putow von der Übernahme pflegerischer Maßnahmen an ihrem Exmann zu überzeugen oder sie dazu anzuleiten. Es scheint, als ob Frau Putow in eine Co-Abhängigkeit verfallen wäre. Sie hat über Jahre das Verhalten ihres Mannes miterlebt und geduldet bzw. dulden müssen. Aus der Fallsituation geht auch hervor, dass es der Auszubildenden Julia Schwartzkopf nicht klar ist, warum die beiden überhaupt noch zusammen leben. Die Situation wird von ihr als „krass“ empfunden. Herr Putow könnte in Situationen, in denen ihm seine Frau aus pflegerischen Gründen nahekommen müsste, ggf. wieder übergriffig werden. Um sie zu schützen, sollte die Idee, sie in die Pflege mit einzubeziehen, besser nicht weiter verfolgt werden.

9. Beschreiben Sie den standardisierten Verbandwechsel am rechten Unterschenkel von Herrn Putow. 15 Punkte

Kompetenzen und Operatoren

Diese Aufgabe kann dem Kompetenzschwerpunkt III.2 (Anlage 2 PflAPrV) zugeordnet werden.

Der Operator „Beschreiben Sie“ fordert, dass wesentliche Informationen aus dem Text bzw. Ihrem Wissen zusammenhängend und schlüssig mit eigenen Worten wiedergegeben werden.

- **Vorbereitung:**
  - Ärztliche Anordnung prüfen und das Einverständnis von Herr Putow einholen.
  - Standards zur Durchführung von Verbandwechseln sowie Hygienestandard des Pflegedienstes beachten.
  - Die Materialien werden entsprechend der Anordnung bereitstellen: Prontosan-Wundspüllösung, sterile Mullkompressen, Mullverband, Abwurf, Unterlage, Händedesinfektionsmittel, Handschuhe. Ggf. sterile oder sterile Handschuhe (gemäß Standard).
  - Die Materialien so anordnen, dass sterile Materialien näher an der Wunde sind (Schwarz-Weiß-Trennung)
  - Herrn Putow bitten, sich so positionieren bzw. ihn dabei zu unterstützen, dass es für ihn bequem ist und gleichzeitig die Wunde gut erreichbar und einsehbar ist
- **Durchführung:**
  - Hände desinfizieren und Handschuhe anziehen
  - Saubere Unterlage unter die Wunde am rechten Unterschenkel legen
  - Alten Wundverband entfernen, auf Wundabsonderungen (Blut, Eiter, Wundexsudat, Durchfeuchtungsgrad) inspizieren und in den Abwurf werfen
  - Wunde begutachten (Größe, Wundgrund, Wundrand, Exsudat, Geruch) und nach Wundschmerz fragen
  - Handschuhwechsel inklusive Händedesinfektion
  - Reinigung der Wundumgebung und Wunde mit Prontosan-Wundspüllösung und sterilen Mullkompressen
  - Ggf. weiterer Handschuhwechsel inklusive Händedesinfektion

  - Wunde mit sterilen Mullkompressen abdecken
  - Kompressen mit Mullverband fixieren
  - Handschuhe ausziehen, Hände desinfizieren
- **Nachbereitung:**
  - Herrn Putow nach Wunsch beim Positionieren unterstützen
  - Materialien entsorgen bzw. aufräumen. Dabei Bestand prüfen und ggf. Materialien nachbestellen
  - Alle benutzten Flächen desinfizieren
  - Hände desinfizieren
  - Durchführung des Verbandwechsels, Wundzustand und Auffälligkeiten dokumentieren

LITERATUR

1. Bergen P. Hygiene in ambulanten Pflegediensten. In: Hygiene für Pflegeberufe. 5. A. München: Elsevier, 2015. S. 183–186.
2. Felchner C, Fromm A. Alkoholvergiftung. Netdoktor.de. 2021. Aus: www.netdoktor.de/krankheiten/alkoholvergiftung (letzter Zugriff: 10.8.2023).
3. Gatterer G. Gerontopsychiatrische Erkrankungen. In: Böhmer-Breuer R. Altenpflege konkret. Gesundheits- und Krankheitslehre. 6. A. München: Elsevier, 2020. S. 423–524.
4. Gesundheit.gv.at – Öffentliches Gesundheitsportal Österreichs. Was ist eine Alkoholabhängigkeit? 2022. Aus: www.gesundheit.gv.at/krankheiten/sucht/alkoholismus/alkohol-substanz-wirkung.html (letzter Zugriff: 10.8.2023).
5. Renz-Polster H. Notfälle. In: Huch R, Jürgens KD (Hrsg.). Mensch Körper Krankheit. 9. A. München: Elsevier, 2022. S. 463–476.
6. Schmitz-Eggen L. ABCDE-Schema: Das kleine Einmaleins für Rettungskräfte. Rettungsdienst.de. 2019. Aus: www.rettungsdienst.de/tipps-wissen/abcde-schema-das-kleine-einmaleins-fuer-rettungskraefte-52845 (letzter Zugriff: 10.8.2023).
7. Stiftung Gesundheitswissen. Risikofaktor Alkohol. 2020. Aus: www.stiftung-gesundheitswissen.de/wissen/risikofaktor-alkohol/hintergrund (letzter Zugriff: 10.8.2023).

Register